国家卫生健康委员会"十三五"规划教材

全国中医药高职高专教育教材

供中医学、针灸推拿、中医骨伤、护理等专业用

西医妇产科学

第 4 版

主　编　冯　玲　黄会霞

副主编　刘志宏　赵　萍　陈　霞

编　委　（按姓氏笔画排序）
　　　　田　群（江西中医药高等专科学校）
　　　　冯　玲（湖北中医药高等专科学校）
　　　　冯艳奇（河南医学高等专科学校）
　　　　刘志宏（山东中医药高等专科学校）
　　　　李硕熙（黑龙江中医药大学）
　　　　张　争（湖北中医药高等专科学校）
　　　　陈　霞（遵义医药高等专科学校）
　　　　赵　萍（南阳医学高等专科学校）
　　　　高　寒（长春医学高等专科学校）
　　　　黄会霞（河南医学高等专科学校）

人民卫生出版社

图书在版编目（CIP）数据

西医妇产科学 / 冯玲，黄会霞主编 . —4 版 . —北京：人民卫生出版社，2018

ISBN 978-7-117-26506-5

Ⅰ.①西⋯ Ⅱ.①冯⋯②黄⋯ Ⅲ.①妇产科学 – 医学院校 – 教材 Ⅳ.①R71

中国版本图书馆 CIP 数据核字（2018）第 133124 号

| 人卫智网 | www.ipmph.com | 医学教育、学术、考试、健康，购书智慧智能综合服务平台 |
| 人卫官网 | www.pmph.com | 人卫官方资讯发布平台 |

西医妇产科学
第 4 版

主　　编：冯　玲　黄会霞
出版发行：人民卫生出版社（中继线 010-59780011）
地　　址：北京市朝阳区潘家园南里 19 号
邮　　编：100021
E - mail：pmph @ pmph.com
购书热线：010-59787592　010-59787584　010-65264830
印　　刷：三河市博文印刷有限公司
经　　销：新华书店
开　　本：787 × 1092　1/16　印张：20
字　　数：461 千字
版　　次：2005 年 6 月第 1 版　　2018 年 8 月第 4 版
　　　　　2023 年 6 月第 4 版第 5 次印刷（总第 11 次印刷）
标准书号：ISBN 978-7-117-26506-5
定　　价：49.00 元
打击盗版举报电话：010-59787491　E-mail：WQ @ pmph.com
　　（凡属印装质量问题请与本社市场营销中心联系退换）

《西医妇产科学》数字增值服务编委会

主　编　冯　玲　黄会霞

副主编　刘志宏　赵　萍　陈　霞

编　委　（按姓氏笔画排序）

田　群（江西中医药高等专科学校）

冯　玲（湖北中医药高等专科学校）

冯艳奇（河南医学高等专科学校）

刘志宏（山东中医药高等专科学校）

李硕熙（黑龙江中医药大学）

张　争（湖北中医药高等专科学校）

陈　霞（遵义医药高等专科学校）

赵　萍（南阳医学高等专科学校）

高　寒（长春医学高等专科学校）

黄会霞（河南医学高等专科学校）

修 订 说 明

　　为了更好地推进中医药职业教育教材建设,适应当前我国中医药职业教育教学改革发展的形势与中医药健康服务技术技能人才的要求,贯彻落实《国家中长期教育改革和发展规划纲要(2010—2020年)》《医药卫生中长期人才发展规划(2011—2020年)》《中医药发展战略规划纲要(2016—2030年)》精神,做好新一轮中医药职业教育教材建设工作,人民卫生出版社在教育部、国家卫生健康委员会、国家中医药管理局的领导下,组织和规划了第四轮全国中医药高职高专教育、国家卫生健康委员会"十三五"规划教材的编写和修订工作。

　　本轮教材修订之时,正值《中华人民共和国中医药法》正式实施之际,中医药职业教育迎来发展大好的际遇。为做好新一轮教材出版工作,我们成立了第四届中医药高职高专教育教材建设指导委员会和各专业教材评审委员会,以指导和组织教材的编写和评审工作;按照公开、公平、公正的原则,在全国1400余位专家和学者申报的基础上,经中医药高职高专教育教材建设指导委员会审定批准,聘任了教材主编、副主编和编委;启动了全国中医药高职高专教育第四轮规划第一批教材,中医学、中药学、针灸推拿、护理4个专业63门教材,确立了本轮教材的指导思想和编写要求。

　　第四轮全国中医药高职高专教育教材具有以下特色:

　　1. 定位准确,目标明确　　教材的深度和广度符合各专业培养目标的要求和特定学制、特定对象、特定层次的培养目标,力求体现"专科特色、技能特点、时代特征",既体现职业性,又体现其高等教育性,注意与本科教材、中专教材的区别,适应中医药职业人才培养要求和市场需求。

　　2. 谨守大纲,注重三基　　人卫版中医药高职高专教材始终坚持"以教学计划为基本依据"的原则,强调各教材编写大纲一定要符合高职高专相关专业的培养目标与要求,以培养目标为导向、职业岗位能力需求为前提、综合职业能力培养为根本,同时注重基本理论、基本知识和基本技能的培养和全面素质的提高。

　　3. 重点考点,突出体现　　教材紧扣中医药职业教育教学活动和知识结构,以解决目前各高职高专院校教材使用中的突出问题为出发点和落脚点,体现职业教育对人才的要求,突出教学重点和执业考点。

　　4. 规划科学,详略得当　　全套教材严格界定职业教育教材与本科教材、毕业后教育教材的知识范畴,严格把握教材内容的深度、广度和侧重点,突出应用型、技能型教育内容。基础课教材内容服务于专业课教材,以"必须、够用"为度,强调基本技能的培养;专业课教材紧密围绕专业培养目标的需要进行选材。

5. 体例设计，服务学生 本套教材的结构设置、编写风格等坚持创新，体现以学生为中心的编写理念，以实现和满足学生的发展为需求。根据上一版教材体例设计在教学中的反馈意见，将"学习要点""知识链接""复习思考题"作为必设模块，"知识拓展""病案分析(案例分析)""课堂讨论""操作要点"作为选设模块，以明确学生学习的目的性和主动性，增强教材的可读性，提高学生分析问题、解决问题的能力。

6. 强调实用，避免脱节 贯彻现代职业教育理念。体现"以就业为导向，以能力为本位，以发展技能为核心"的职业教育理念。突出技能培养，提倡"做中学、学中做"的"理实一体化"思想，突出应用型、技能型教育内容。避免理论与实际脱节、教育与实践脱节、人才培养与社会需求脱节的倾向。

7. 针对岗位，学考结合 本套教材编写按照职业教育培养目标，将国家职业技能的相关标准和要求融入教材中。充分考虑学生考取相关职业资格证书、岗位证书的需要，与职业岗位证书相关的教材，其内容和实训项目的选取涵盖相关的考试内容，做到学考结合，体现了职业教育的特点。

8. 纸数融合，坚持创新 新版教材最大的亮点就是建设纸质教材和数字增值服务融合的教材服务体系。书中设有自主学习二维码，通过扫码，学生可对本套教材的数字增值服务内容进行自主学习，实现与教学要求匹配、与岗位需求对接、与执业考试接轨，打造优质、生动、立体的学习内容。教材编写充分体现与时代融合、与现代科技融合、与现代医学融合的特色和理念，适度增加新进展、新技术、新方法，充分培养学生的探索精神、创新精神；同时，将移动互联、网络增值、慕课、翻转课堂等新的教学理念和教学技术、学习方式融入教材建设之中，开发多媒体教材、数字教材等新媒体形式教材。

人民卫生出版社医药卫生规划教材经过长时间的实践与积累，其中的优良传统在本轮修订中得到了很好的传承。在中医药高职高专教育教材建设指导委员会和各专业教材评审委员会指导下，经过调研会议、论证会议、主编人会议、各专业编写会议、审定稿会议，确保了教材的科学性、先进性和实用性。参编本套教材的 800 余位专家，来自全国 40 余所院校，从事高职高专教育工作多年，业务精纯，见解独到。谨此，向有关单位和个人表示衷心的感谢！希望各院校在教材使用中，在改革的进程中，及时提出宝贵意见或建议，以便不断修订和完善，为下一轮教材的修订工作奠定坚实的基础。

人民卫生出版社有限公司

2018 年 4 月

全国中医药高职高专院校第四轮第一批规划教材书目

教材序号	教材名称	主编		适用专业
1	大学语文(第4版)	孙　洁		中医学、针灸推拿、中医骨伤、护理等专业
2	中医诊断学(第4版)	马维平		中医学、针灸推拿、中医骨伤、中医美容等专业
3	中医基础理论(第4版)*	陈　刚	徐宜兵	中医学、针灸推拿、中医骨伤、护理等专业
4	生理学(第4版)*	郭争鸣	唐晓伟	中医学、中医骨伤、针灸推拿、护理等专业
5	病理学(第4版)	苑光军	张宏泉	中医学、护理、针灸推拿、康复治疗技术等专业
6	人体解剖学(第4版)	陈晓杰	孟繁伟	中医学、针灸推拿、中医骨伤、护理等专业
7	免疫学与病原生物学(第4版)	刘文辉	田维珍	中医学、针灸推拿、中医骨伤、护理等专业
8	诊断学基础(第4版)	李广元	周艳丽	中医学、针灸推拿、中医骨伤、护理等专业
9	药理学(第4版)	侯　晞		中医学、针灸推拿、中医骨伤、护理等专业
10	中医内科学(第4版)*	陈建章		中医学、针灸推拿、中医骨伤、护理等专业
11	中医外科学(第4版)*	尹跃兵		中医学、针灸推拿、中医骨伤、护理等专业
12	中医妇科学(第4版)	盛　红		中医学、针灸推拿、中医骨伤、护理等专业
13	中医儿科学(第4版)*	聂绍通		中医学、针灸推拿、中医骨伤、护理等专业
14	中医伤科学(第4版)	方家选		中医学、针灸推拿、中医骨伤、护理、康复治疗技术专业
15	中药学(第4版)	杨德全		中医学、中药学、针灸推拿、中医骨伤、康复治疗技术等专业
16	方剂学(第4版)*	王义祁		中医学、针灸推拿、中医骨伤、康复治疗技术、护理等专业

续表

教材序号	教材名称	主编	适用专业
17	针灸学（第4版）	汪安宁　易志龙	中医学、针灸推拿、中医骨伤、康复治疗技术等专业
18	推拿学（第4版）	郭　翔	中医学、针灸推拿、中医骨伤、护理等专业
19	医学心理学（第4版）	孙　萍　朱　玲	中医学、针灸推拿、中医骨伤、护理等专业
20	西医内科学（第4版）*	许幼晖	中医学、针灸推拿、中医骨伤、护理等专业
21	西医外科学（第4版）	朱云根　陈京来	中医学、针灸推拿、中医骨伤、护理等专业
22	西医妇产科学（第4版）	冯　玲　黄会霞	中医学、针灸推拿、中医骨伤、护理等专业
23	西医儿科学（第4版）	王龙梅	中医学、针灸推拿、中医骨伤、护理等专业
24	传染病学（第3版）	陈艳成	中医学、针灸推拿、中医骨伤、护理等专业
25	预防医学（第2版）	吴　娟　张立祥	中医学、针灸推拿、中医骨伤、护理等专业
1	中医学基础概要（第4版）	范俊德　徐迎涛	中药学、中药制药技术、医学美容技术、康复治疗技术、中医养生保健等专业
2	中药药理与应用（第4版）	冯彬彬	中药学、中药制药技术等专业
3	中药药剂学（第4版）	胡志方　易生富	中药学、中药制药技术等专业
4	中药炮制技术（第4版）	刘　波	中药学、中药制药技术等专业
5	中药鉴定技术（第4版）	张钦德	中药学、中药制药技术、中药生产与加工、药学等专业
6	中药化学技术（第4版）	吕华瑛　王　英	中药学、中药制药技术等专业
7	中药方剂学（第4版）	马　波　黄敬文	中药学、中药制药技术等专业
8	有机化学（第4版）*	王志江　陈东林	中药学、中药制药技术、药学等专业
9	药用植物栽培技术（第3版）*	宋丽艳　汪荣斌	中药学、中药制药技术、中药生产与加工等专业
10	药用植物学（第4版）*	郑小吉　金　虹	中药学、中药制药技术、中药生产与加工等专业
11	药事管理与法规（第3版）	周铁文	中药学、中药制药技术、药学等专业
12	无机化学（第4版）	冯务群	中药学、中药制药技术、药学等专业
13	人体解剖生理学（第4版）	刘　斌	中药学、中药制药技术、药学等专业
14	分析化学（第4版）	陈哲洪　鲍　羽	中药学、中药制药技术、药学等专业
15	中药储存与养护技术（第2版）	沈　力	中药学、中药制药技术等专业

续表

教材序号	教材名称	主编	适用专业
1	中医护理(第3版)*	王 文	护理专业
2	内科护理(第3版)	刘 杰 吕云玲	护理专业
3	外科护理(第3版)	江跃华	护理、助产类专业
4	妇产科护理(第3版)	林 萍	护理、助产类专业
5	儿科护理(第3版)	艾学云	护理、助产类专业
6	社区护理(第3版)	张先庚	护理专业
7	急救护理(第3版)	李延玲	护理专业
8	老年护理(第3版)	唐凤平 郝 刚	护理专业
9	精神科护理(第3版)	井霖源	护理、助产专业
10	健康评估(第3版)	刘惠莲 滕艺萍	护理、助产专业
11	眼耳鼻咽喉口腔科护理(第3版)	范 真	护理专业
12	基础护理技术(第3版)	张少羽	护理、助产专业
13	护士人文修养(第3版)	胡爱明	护理专业
14	护理药理学(第3版)*	姜国贤	护理专业
15	护理学导论(第3版)	陈香娟 曾晓英	护理、助产专业
16	传染病护理(第3版)	王美芝	护理专业
17	康复护理(第2版)	黄学英	护理专业
1	针灸治疗(第4版)	刘宝林	针灸推拿专业
2	针法灸法(第4版)*	刘 茜	针灸推拿专业
3	小儿推拿(第4版)	刘世红	针灸推拿专业
4	推拿治疗(第4版)	梅利民	针灸推拿专业
5	推拿手法(第4版)	那继文	针灸推拿专业
6	经络与腧穴(第4版)*	王德敬	针灸推拿专业

* 为"十二五"职业教育国家规划教材

第四届全国中医药高职高专教育教材建设指导委员会

主 任 委 员　方家选　胡志方

副主任委员　（按姓氏笔画排序）
王义祁　王之虹　刘　斌　李　丽　何文彬
张立祥　张先庚　陈　刚　陈林兴　周建军
秦晓明　郭争鸣

委　　　员　（按姓氏笔画排序）
王秀兰　卞　瑶　孔令俭　刘　勇　李灿东
李治田　李景儒　李榆梅　吴　彬　张　科
张美林　张登山　张震云　陈文松　陈玉奇
陈景华　金玉忠　周忠民　顾　强　徐家正
唐家奇　曹世奎　龚晋文　董维春　董辉光
谭　工　潘年松

秘　　　书　滕艺萍　范　真　马光宇

第四届全国中医药高职高专中医学专业教材评审委员会

主 任 委 员　王义祁　郭争鸣

副主任委员　张立祥　陈　刚　陈建章

委　　　员　马维平　杨德全　宋传荣
陈景华　陈林兴　徐宜兵

前　言

《西医妇产科学》是国家卫生健康委员会"十三五"规划教材,供全国中医药高职高专院校中医学、针灸推拿、中医骨伤、护理等专业使用。

2017年6月全国中医药高职高专院校教材第4版修订及新增专业教材主编人会议在北京召开。《西医妇产科学》第4版教材基于本次会议精神,以第3版为基础并广泛征求使用教材师生的意见进行修编。编写指导思想以培养目标为导向、职业需求为前提,坚持三基(基本理论、基本知识、基本技能)、五性(思想性、科学性、先进性、启发性、实用性)、三特定(学制、专业方向、对象),确保理论的系统性与完整性,结合临床岗位和执业(助理)医师资格考试,反映妇产科专业新成果,体现"专科特色、技能特点、时代特征"。

新版教材保留了第3版教材的基本内容,全书共27章,第1~25章为教学内容,由产科、妇科、计划生育和妇女保健组成;第26、27章为妇产科常用检查方法和常用手术,供自学和参考使用。新版教材与时俱进,新增二维码数字增值服务,纸数融合方便教学,获取课程资源。

《西医妇产科学》第4版教材编写人员共10人,来自8所高等院校临床教学科研一线,所编写内容尽量与编写人员研究方向一致。

在本教材修订过程中参考了有关教材和专家的著作,在此谨表诚挚谢意。感谢第1~3版教材的编者特别是主编周梅玲老师为本教材打下了良好基础。

由于编者水平有限,本书难免存在不足,敬请广大读者提出宝贵意见。

《西医妇产科学》编委会

2017年10月

目　录

绪　论

 学习要点

1. 掌握　妇产科学概念与范畴。
2. 熟悉　妇产科学的特点。
3. 了解　妇产科学新进展。
4. 培养高尚的医德医风,具备高度的责任感、爱心和同情心。

一、妇产科学的概念与范畴

妇产科学是专门研究妇女特有的生理和病理以及生殖调控的一门临床学科,包括产科学、妇科学和计划生育三部分。

产科学是一门关系到妇女妊娠、分娩和产褥全过程,并对该过程中孕产妇、胚胎与胎儿及新生儿所发生的生理、心理、病理改变进行诊治的医学学科。产科学包括产科学基础、生理产科学、病理产科学和胎儿医学四部分。随着医学科学的发展,围生医学运用医用电子学、细胞遗传学、畸胎学等学科成果,发展成以研究胚胎发育、胎儿生理与病理、早期新生儿和孕产妇疾病的诊治的新型交叉学科。母胎医学基于母子统一管理,致力于降低孕产妇及围生儿死亡率,减少出生缺陷,促进母婴健康。

妇科学是一门研究妇女非妊娠期生殖系统的生理和病理改变,并对其进行诊治的医学学科。妇科学包括妇科学基础、女性生殖器炎症、女性生殖器肿瘤、生殖内分泌疾病、女性生殖器损伤、女性生殖器发育异常及女性其他生殖器疾病。

计划生育是我国的基本国策,主要研究女性生育的调控,包括避孕、绝育、优生等内容。

二、妇产科学的特点

妇产科学虽然已经成为一门独立学科,但与女性的整体密不可分,与人体其他系统有不可分割的联系。女性月经周期调节主要受大脑皮质 - 下丘脑 - 垂体 - 卵巢调节,其他内分泌腺激素对月经周期也有影响,如甲状腺、肾上腺及胰腺功能异常,均可致月经失调,甚至闭经。女性生殖器官变化同样影响其他系统变化,如绝经卵巢功能衰退,可导致骨代谢及糖脂代谢异常,增加骨质疏松及心血管疾病的风险。

妇产科学虽然人为分为产科学、妇科学和计划生育三部分,但三者却有共同基础即女性生殖器官,诸多产科疾病与妇科疾病互为因果关系。不少妇科疾病是产科问题的延续,如分娩时盆底软组织损伤可导致子宫脱垂、妊娠期及产褥期可引起子宫肌瘤红色样变等。不少产科问题是妇科疾病所致,如输卵管慢性炎症可以引起输卵管妊娠、不孕,子宫肿瘤、子宫发育不良及畸形可引起原发性子宫收缩乏力等。人工流产损伤子宫内膜发生 Asherman 综合征,则是子宫性闭经的最常见原因。

妇产科学是临床医学,也是预防医学。做好孕期保健可以预防妊娠并发症;做好产时监护与处理,能预防滞产、感染、产伤、出血和新生儿窒息;开展产前诊断可以及早发现遗传性疾病和先天畸形;定期进行妇女病普查可以发现早期宫颈癌等。

三、妇产科学的近代进展

(一) 产科学进展

1. 产科理论体系转变　母子统一管理是近代产科学的理论体系,它取代了既往以母亲为中心的产科理论体系。这一理论体系的转变,促进了围生医学、新生儿学等新兴学科的诞生。开展围生期电子监护,产科与新生儿科密切配合,极大地降低了围生儿的死亡率。

2. 产前诊疗技术创新　孕期开展遗传咨询、产前筛选及产前诊断,在妊娠早期、中期诊断出某些遗传性疾病和先天畸形,减少出生缺陷,提高了人口素质。

3. 辅助生殖技术发展　生殖生理理论促进辅助生殖技术发展。随着辅助生殖技术的开展,如体外受精-胚胎移植技术、卵母细胞单精子显微注射、种植前遗传学诊断、配子输卵管内移植、宫腔内配子移植、供胚移植等,解决了女性不孕,促进了生殖生理学发展。

(二) 妇科学进展

1. 女性内分泌学发展　女性内分泌学的临床研究已从器官水平发展到分子水平。许多新药在女性月经失调、生殖功能失调疾病的临床诊治中取得了很好的疗效,激素替代治疗为围绝经期及绝经后期女性带来了福音,女性内分泌学已发展成为一门新兴学科。

2. 妇科诊治新技术创新　妇科应用性基础研究探析了妇科肿瘤发生发展与女性激素、病毒、癌基因以及细胞因子之间的关系。影像学检查及肿瘤标志物检查,使妇科肿瘤可早发现、早诊断和早治疗。妇科肿瘤根治手术和微创手术,使妇科手术水平不断提高。

3. 妇女保健学建立　根据女性生殖生理特点,建立以群体为对象、以保健为中心的妇女保健学科,根据妇女各期保健需求,综合运用临床医学、保健医学、预防医学、心理学及社会学等知识和技术,保护和促进妇女身心健康。

四、怎样学好妇产科学

妇产科学实践性很强,学习时必须理论联系实际。分系统学习和临床实习两个阶段。系统理论学习是基础,应按照教学大纲要求,扎实学好妇产科学的基础理论、基本知识、基本技能;临床实习是毕业前在上级医师指导下参加医学诊疗实践,培养临床思维,具备实际工作能力。作为一名医学生,学习妇产科学时应坚持"以人为本",

在为患者服务的过程中以高度的责任感、爱心和同情心,注重养成高尚的医德和良好医风,在医学实践中不断提高自己的医德医术水平,成为一名合格的妇产科医生。

(冯 玲)

 复习思考题

1. 简述产科学、妇科学概念。
2. 简述妇产科学的特点。

扫一扫
测一测

第二章

女性生殖系统解剖和生理

 学习要点

1. 掌握　内、外生殖器的组成、解剖结构和功能；骨盆的组成；卵巢功能及生殖器官的周期性变化。
2. 熟悉　女性内生殖器官与邻近器官的关系；月经周期调节机制。
3. 了解　骨盆底的组成；女性一生各阶段的生理特点。
4. 具备辨析女性生殖系统解剖与生理特点能力，能分析妇产科手术中可能损伤的邻近器官以及分析卵巢周期性变化及月经周期调节机制的能力。
5. 与患者及家属有效沟通，能结合女性生殖系统解剖与生理特点进行健康教育。

第一节　女性生殖系统解剖

一、外生殖器

　　女性外生殖器又称外阴，指生殖器官的外露部分，位于两股内侧之间，前为耻骨联合，后为会阴，包括阴阜、大阴唇、小阴唇、阴蒂和阴道前庭（图 2-1）。

（一）阴阜

　　为耻骨联合前面的皮肤隆起，皮下脂肪组织丰富。青春期该部皮肤开始生长阴毛，分布呈尖端向下的三角形。

（二）大阴唇

　　为两股内侧的一对纵行隆起

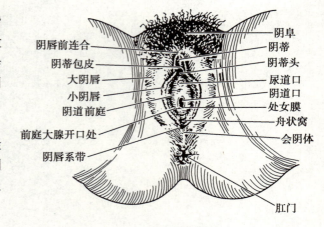

图 2-1　女性外生殖器

的皮肤皱襞，前接阴阜，后连会阴。大阴唇内侧面湿润似黏膜，皮下为疏松结缔组织和脂肪组织，含丰富血管、淋巴管和神经，局部外伤易形成血肿。

（三）小阴唇

系位于大阴唇内侧的一对薄皮肤皱襞。表面湿润、色褐、无毛，富含神经末梢。两侧小阴唇前端相互融合包绕阴蒂。小阴唇后端与大阴唇后端会合，在正中线形成横皱襞称阴唇系带。

（四）阴蒂

位于两小阴唇顶端的联合处，与男性阴茎海绵体相似，有勃起性。富含神经末梢，为性反应器官。

（五）阴道前庭

为两小阴唇之间的菱形区。其前为阴蒂，后为阴唇系带。此区内结构有：

1. 前庭球 又称球海绵体，位于前庭两侧，由一对细长的勃起组织构成。

2. 前庭大腺 又称巴多林腺，位于大阴唇后部，亦为球海绵体肌覆盖，如黄豆大，左右各一。腺管细长 1~2cm，向内侧开口于阴道前庭后方小阴唇与处女膜之间的沟内。性兴奋时，分泌黏液起润滑作用。正常情况下此腺不能触及。若腺管开口闭塞，可形成前庭大腺囊肿或前庭大腺脓肿。

3. 尿道外口 位于阴蒂头的后下方，略呈圆形，其后壁上有一对并列腺体，称尿道旁腺。该腺体开口小，细菌容易潜伏。

4. 阴道口及处女膜 阴道口位于尿道外口后方的前庭后部。其周缘覆有一层较薄的黏膜皱襞，称处女膜，其间含结缔组织、血管与神经末梢。处女膜的厚薄因人而异。处女膜可因性交或剧烈运动而破裂，受分娩影响，产后仅留有处女膜痕。

二、内生殖器

女性内生殖器位于真骨盆内，包括阴道、子宫、输卵管及卵巢，后两者合称子宫附件（图 2-2）。

（一）阴道

阴道是性交器官，也是月经血排出和胎儿娩出的通道。

1. 位置和形态 位于真骨盆下部中央，呈上宽下窄的管道，前壁长 7~9cm，与膀胱和尿道相邻；后壁长 10~12cm，与直肠贴近。上端包绕宫颈阴道部，下端开口于阴道前庭后部。环绕宫颈周围的部分称阴道穹隆，按

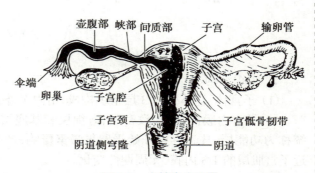

图 2-2 女性内生殖器

其位置分为前、后、左、右四部分,其中后穹隆最深,与盆腔最低的直肠子宫陷凹紧密相邻,临床上可经此处穿刺或引流。

2. 组织结构　阴道壁自内向外由黏膜、肌层和纤维组织膜构成。阴道黏膜呈淡红色,由复层鳞状上皮覆盖,无腺体,有很多横行皱襞,伸展性较大,受性激素影响有周期性变化。阴道壁富有静脉丛,损伤后易出血或形成血肿。

(二) 子宫

子宫是产生月经、孕育胚胎及胎儿的器官。

1. 形态　子宫为一壁厚、腔小的肌性器官。成年人子宫呈前后略扁的倒置梨形,重约 50~70g,长 7~8cm,宽 4~5cm,厚 2~3cm,宫腔容量约 5ml。子宫上部较宽称宫体,子宫体顶部称宫底,宫底两侧为宫角,与输卵管相通。子宫下部较窄呈圆柱状称宫颈。宫体与宫颈的比例,儿童期为 1∶2,成年妇女为 2∶1,老年期为 1∶1。

子宫腔为上宽下窄的三角形。在宫体与宫颈之间形成最狭窄的部分称子宫峡部,非孕期长约 1cm,妊娠末期可达 7~10cm,形成子宫下段,成为软产道的一部分。峡部上端因解剖上较狭窄,称为解剖学内口;下端因子宫内膜在此处转变为宫颈黏膜,称为组织学内口。子宫颈内腔呈梭形,称为宫颈管,成年妇女长约 2.5~3.0cm,其下端称宫颈外口。宫颈以阴道为界,分为上下两部,在阴道以上的部分称宫颈阴道上部,伸入阴道内的部分称宫颈阴道部;宫颈阴道上部和宫颈阴道部之比为 2∶1。未产妇的宫颈外口呈圆形;已产妇的宫颈外口受分娩影响形成横裂,被分为前唇和后唇(图 2-3)。

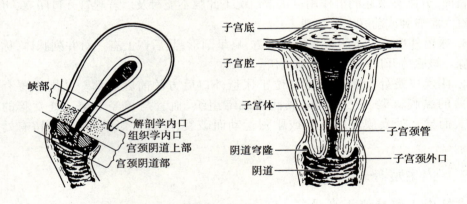

图 2-3　子宫各部

2. 组织结构

(1) 子宫体:宫体壁由 3 层组织构成,由内至外为子宫内膜、肌层、浆膜层。

1) 子宫内膜层:分为致密层、海绵层和基底层。表面 2/3 层为致密层和海绵层,统称为功能层,从青春期开始受卵巢激素影响,产生周期性变化而脱落;基底层为靠近子宫肌层的 1/3 内膜,无周期性变化。

2) 子宫肌层:较厚,非孕时厚约 0.8cm,分 3 层:内层环行排列,中层交叉排列,外层纵行排列,在血管周围形成"8"字围绕血管,子宫收缩时可压迫血管,有效制止子宫出血。

3）子宫浆膜层：为覆盖宫底部及宫体前后面的脏腹膜，在子宫前面近子宫峡部处向前反折覆盖膀胱，形成膀胱子宫陷凹。在子宫后面，腹膜沿子宫壁向下，至宫颈后方及阴道后穹隆再折向直肠，形成直肠子宫陷凹，也称道格拉斯陷凹。

（2）子宫颈：主要由结缔组织构成，亦含有平滑肌纤维、血管及弹力纤维。宫颈管黏膜上皮呈单层高柱状，黏膜内腺体分泌碱性黏液，形成黏液栓堵塞宫颈管。黏液栓成分和性状受性激素的影响，发生周期性变化。宫颈阴道部为复层鳞状上皮覆盖，表面光滑。宫颈外口柱状上皮与鳞状上皮交界处是宫颈癌的好发部位。

3. 位置　子宫位于盆腔中央，前为膀胱，后为直肠，下端接阴道，两侧有输卵管和卵巢。

4. 子宫韧带　共有四对（图2-4）。

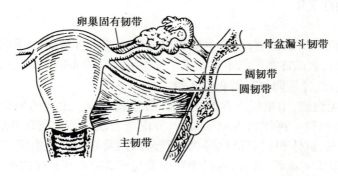

图2-4　子宫各韧带

（1）圆韧带：呈圆索状得名，长10~12cm，由结缔组织与平滑肌组成。起于子宫角的前面、输卵管近端的下方，在阔韧带前叶的覆盖下向前外侧走行，到达骨盆侧壁后，再穿过腹股沟管终于大阴唇前端。使子宫保持前倾位置。

（2）阔韧带：位于子宫两侧，为一对双层翼状腹膜皱襞，由覆盖在子宫前后壁的腹膜自子宫侧缘向两侧延伸达到骨盆壁而形成，能限制子宫向两侧倾斜。其上缘游离，内2/3部包围输卵管，外1/3部移行为骨盆漏斗韧带或称卵巢悬韧带，卵巢动静脉由此穿过。卵巢内侧与宫角之间的阔韧带稍增厚，称卵巢固有韧带或卵巢韧带。卵巢与阔韧带后叶相接处称卵巢系膜。在宫体两侧的阔韧带中有丰富的血管、神经、淋巴管及大量疏松结缔组织，称宫旁组织。子宫动静脉和输尿管均从阔韧带基底部穿过。

（3）主韧带：在阔韧带的下部，横行于宫颈两侧和骨盆侧壁之间，为一对坚韧的平滑肌与结缔组织纤维束，又称宫颈横韧带，起固定宫颈位置、防止子宫下垂的作用。

（4）宫骶韧带：起自宫颈后面的上侧方（相当于组织学内口水平），向两侧绕过直肠到达第2、3骶椎前面的筋膜。韧带含平滑肌和结缔组织，外有腹膜遮盖，短厚有力，向后向上牵引宫颈，维持子宫前倾位置。

（三）输卵管

为一对细长而弯曲的肌性管道，位于子宫阔韧带的上缘内，内侧与宫角相连通，外端游离，与卵巢接近。全长约8~14cm。为卵子与精子相遇的场所，也是向宫腔运送受精卵的管道。按输卵管的形态由内向外可分为4部分（图2-5）：①间质部：为潜行于子宫壁内的部分，狭窄而短，长1cm。②峡部：在间质部外侧，管腔狭窄，长2~3cm。

③壶腹部：在峡部外侧，壁薄，管腔宽大且弯曲，长 5~8cm，内含丰富皱襞。④伞部：为输卵管的末端，开口于腹腔，长约1~1.5cm，游离端呈漏斗状，有许多细长的指状突起，有"拾卵"作用。

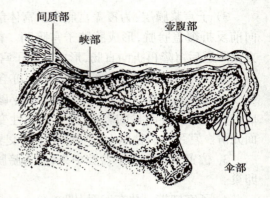

图 2-5　输卵管纵切面

输卵管壁由 3 层构成：外层为浆膜层；中层为平滑肌层，常有节律性地收缩，能引起输卵管由远端向近端的蠕动；内层为黏膜层。输卵管肌肉的收缩和黏膜上皮细胞的形态、分泌及纤毛摆动均受性激素影响，有周期性变化。

（四）卵巢

为一对扁椭圆形的性腺，具有生殖和内分泌功能。青春期前，卵巢表面光滑；青春期开始排卵后，表面逐渐凹凸不平。成年女性的卵巢约 4cm×3cm×1cm 大小，重约5~6g，呈灰白色；绝经后卵巢萎缩变小变硬。

卵巢表面无腹膜，由单层立方上皮覆盖，称生发上皮。上皮的深面有一层致密纤维组织，称卵巢白膜。再往内为卵巢实质，分皮质与髓质。皮质在外层，由大小不等的各级发育卵泡、黄体和它们退化形成的残余结构及间质组织组成；髓质在中心，含疏松结缔组织及丰富血管、神经、淋巴管及少量与卵巢韧带相延续的平滑肌纤维。

三、内生殖器邻近器官

女性生殖器官与骨盆腔其他器官相邻，当某一器官有病变时，如创伤、感染、肿瘤等，易累及邻近器官。

（一）尿道

为一肌性管道，位于耻骨联合和阴道前壁之间，长 4~5cm，直径约 0.6cm，始于膀胱三角尖端，穿过泌尿生殖膈，终于阴道前庭部的尿道外口。女性尿道短而直，又邻近阴道，易引起泌尿系统感染。

（二）膀胱

为一囊状肌性器官。排空的膀胱位于耻骨联合与子宫之间，膀胱充盈时可突向盆腔甚至腹腔。膀胱充盈影响子宫及阴道，故妇科检查及手术时必须排空膀胱。

（三）输尿管

为一对圆索状肌性管道，从肾盂开始沿腰大肌前面下降（腰段），在骶髂关节处进入骨盆腔（骨盆段）继续下行，于宫颈外侧约 2.0cm 处，在子宫动脉的下方穿过，在宫颈阴道上部的外侧 1.5~2.0cm 处，斜向前内穿越输尿管隧道进入膀胱（膀胱段）。在结扎子宫动脉和打开输尿管隧道时，应避免损伤输尿管。

（四）直肠

直肠前面与阴道后壁相连，盆底肌肉及筋膜受损伤，常与阴道后壁一并脱出。阴道分娩时应注意保护会阴，避免损伤肛管。

（五）阑尾

状似蚯蚓，通常位于右髂窝内，下端有时可达右输卵管及卵巢部。妊娠时增大的子宫可使阑尾向外上方移位,故患阑尾炎时可能累及右侧附件及子宫。

四、血管、淋巴及神经

(一)血管

女性内外生殖器的血液供应主要来自卵巢动脉、子宫动脉、阴道动脉及阴部内动脉。卵巢动脉自腹主动脉分出(左侧可来自左肾动脉)。子宫动脉、阴道动脉及阴部内动脉均为髂内动脉分支。子宫动脉在阔韧带基底部,距宫颈内口水平约 2cm 处横跨输尿管至子宫侧缘,此后分为上、下两支:上支较粗,走行于阔韧带内,沿子宫体侧缘迂曲上行,称宫体支,至宫角处又分为宫底支(分布于宫底部)、输卵管支(分布于输卵管)、卵巢支(与卵巢动脉末梢吻合);下支较细,分布于宫颈及阴道上段,称宫颈-阴道支。盆腔静脉均与同名动脉伴行,并在相应器官及周围形成静脉丛,且互相吻合,故盆腔静脉感染容易蔓延。

(二)淋巴

女性生殖器官和盆腔具有丰富的淋巴系统,分为外生殖器淋巴与盆腔淋巴两组。淋巴回流进入沿髂动脉的各淋巴结,注入腹主动脉周围的腰淋巴结,最后汇入第二腰椎前方的乳糜池。当生殖器官发生感染或肿瘤时,可沿各部回流的淋巴管扩散或转移。

(三)神经

1. 外生殖器的神经支配　主要由阴部神经支配。由第Ⅱ、Ⅲ、Ⅳ骶神经分支组成,含感觉和运动神经纤维,与阴部内动脉走行途径相同。在坐骨结节内侧下方分成 3 支,即会阴神经、阴蒂背神经及肛门神经(又称痔下神经),分布于会阴、阴唇、阴蒂及肛门周围。

2. 内生殖器的神经支配　主要由交感神经与副交感神经支配。交感神经纤维自腹主动脉前神经丛分出,下行入盆腔后分为卵巢神经丛和骶前神经丛两部分。子宫平滑肌有自主节律活动,完全切除其神经后仍能有节律收缩,还能完成分娩活动。临床上可见低位截瘫的产妇仍能顺利自然分娩。

五、骨盆

女性骨盆是胎儿经阴道娩出时必经的骨性产道,其大小、形状直接影响分娩过程。通常女性骨盆较男性骨盆宽而浅,有利于胎儿娩出。

(一)骨盆的组成

1. 骨盆的骨骼　骨盆由骶骨、尾骨及左右两块髋骨组成。每块髋骨又由髂骨、坐骨及耻骨融合而成;骶骨由 5~6 块骶椎融合而成,尾骨由 4~5 块尾椎融合而成(图 2-6)。

2. 骨盆的关节　包括耻骨联合、骶髂关节和骶尾关节。在

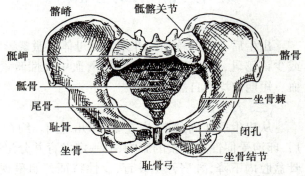

图 2-6　正常女性骨盆

骨盆的前方两耻骨之间由纤维软骨连接,形成耻骨联合。在骨盆后方由骶骨和两髂骨相连,形成骶髂关节。骶骨与尾骨相连,形成骶尾关节,该关节有一定活动度。

3. 骨盆的韧带　骨盆各部之间的韧带中有两对重要的韧带,一对是骶、尾骨与坐骨结节之间的骶结节韧带,另一对是骶、尾骨与坐骨棘之间的骶棘韧带,骶棘韧带宽度即坐骨切迹宽度,是判断中骨盆是否狭窄的重要指标。妊娠期受性激素影响,韧带松弛,有利于胎儿娩出。

(二) 骨盆的分界

以耻骨联合上缘、髂耻缘及骶岬上缘的连线为界,将骨盆分为假骨盆和真骨盆两部分。假骨盆又称大骨盆,位于骨盆分界线以上。真骨盆又称小骨盆或骨产道,位于骨盆分界线以下,是胎儿娩出的通道。真骨盆有上、下两口,即骨盆入口与骨盆出口,两者之间为骨盆腔,呈前浅后深的形态。

六、骨盆底组织

骨盆底由多层肌肉和筋膜所组成,封闭骨盆出口,承载并保持盆腔脏器于正常位置。若骨盆底结构和功能发生异常,可影响盆腔脏器的位置与功能,甚至引起分娩障碍;而分娩处理不当,亦可损伤骨盆底或影响其功能。

1. 外层　位于外生殖器、会阴皮肤及皮下组织的下面,由会阴浅筋膜及其深面 3 对肌肉及一括约肌组成。此层肌肉的肌腱汇合于阴道外口和肛门之间,形成中心腱。

2. 中层　即泌尿生殖膈。由上、下两层坚韧筋膜及两者之间的一对会阴深横肌及尿道括约肌组成。

3. 内层　即盆膈。为骨盆底最里面最坚韧层,由肛提肌及其筋膜组成,自前向后依次为尿道、阴道及直肠贯通。

会阴:广义的会阴是指封闭骨盆出口的所有软组织。狭义的会阴是指阴道口与肛门之间的软组织,又称会阴体,厚 3~4cm,呈楔状,表面为皮肤及皮下脂肪筋膜,内层为部分肛提肌和会阴中心腱。分娩时要保护此区,以免造成会阴裂伤。

第二节　女性生殖系统生理

一、女性各年龄阶段的生理特点

(一) 新生儿期

出生后 4 周内称新生儿期。受母体性激素影响,新生儿外阴较丰满,乳房略隆起或少许泌乳,出生后脱离母体循环,血中女性激素水平迅速下降,可出现少量阴道流血。短期内均能自然消失。

(二) 儿童期

从出生后 4 周到 12 岁左右,称儿童期。约在 8 岁之前,生殖器为幼稚型,约 8 岁后,卵泡受促性腺激素的影响,有一定发育并分泌性激素,子宫、输卵管及卵巢逐渐向骨盆腔内下降,乳房开始发育,女性特征开始呈现,皮下脂肪在胸、髋、肩部及耻骨前面堆积。

（三）青春期

从乳房发育等第二性征出现到生殖器官逐渐发育成熟，获得性生殖能力的生长发育阶段，称为青春期。世界卫生组织（WHO）规定青春期为 10~19 岁。这一时期的生理特点有：

1. **第一性征发育** 生殖器从幼稚型变为成人型。阴阜隆起，大、小阴唇变肥厚且有色素沉着；阴道长度及宽度增加，阴道黏膜变厚并出现皱襞；子宫增大，使宫体占子宫全长的 2/3；输卵管变粗，弯曲度减小；卵巢增大，皮质内有不同发育阶段的卵泡，使卵巢表面稍呈凹凸不平。此期已初具生育能力，但生殖系统功能尚未完善。

2. **第二性征出现** 音调变高；乳房丰满而隆起；出现阴毛及腋毛；骨盆横径发育大于前后径；胸、肩、髋部皮下脂肪增多，显现女性特有体态。其中乳房发育是青春期发动的标志。

3. **生长加速** 身高迅速增长，月经初潮后增长速度减慢。

4. **月经来潮** 第一次月经来潮，称月经初潮，是青春期开始的重要标志。但由于卵巢功能尚不健全，有时卵泡成熟却不排卵，故初潮后月经周期多无一定规律。

（四）性成熟期

性成熟期一般自 18 岁左右开始，历时约 30 年，是卵巢生殖功能和内分泌功能最旺盛的时期。此期卵巢功能成熟，已建立规律的周期性排卵并分泌性激素，生殖器官各部及乳房在卵巢性激素的作用下发生周期性变化。

（五）绝经过渡期

绝经过渡期指卵巢功能开始衰退直至绝经后一年的时期。一般从 40 岁以后开始，历时短则 1~2 年，长至 10 余年。月经永久性停止，称绝经。我国妇女的绝经年龄一般在 44~54 岁之间。在此期间内，由于雌激素水平降低，出现血管舒缩障碍和神经精神症状，表现为潮热、出汗、情绪不稳定、不安、抑郁或烦躁、失眠等，称绝经期综合征。

（六）绝经后期

绝经后期指绝经后的生命时期。60 岁后称为老年期。此期卵巢间质的内分泌功能逐渐衰退，雌激素水平更低，整个机体衰老，生殖器官进一步萎缩；骨代谢失常引起骨质疏松，易发生骨折。

二、月经及月经期的临床表现

（一）月经的定义

月经是指伴随卵巢周期性变化而出现的子宫内膜周期性脱落及出血。规律月经是生殖功能成熟的标志之一。

（二）月经初潮

月经第一次来潮称月经初潮。月经初潮年龄多在 13~14 岁之间，可早至 11~12 岁，或迟至 15~16 岁。月经初潮的迟早，主要受遗传因素控制，营养、体重也起重要作用。

（三）月经周期

出血的第 1 日为月经周期的开始，相邻两次月经第 1 日的间隔时间，称一个月经周期，一般为 21~35 天，平均为 28 天。

（四）月经持续时间及出血量

每次月经持续的时间为经期,一般为 2~8 日,平均 4~6。一次月经总的失血量为经量,月经第 2~3 日的出血量最多,正常经量为 20~60ml,超过 80ml 为月经过多。

（五）月经血的特征

月经血呈暗红色,除血液外,还有子宫内膜碎片、宫颈黏液及脱落的阴道上皮细胞。月经血中含有前列腺素和来自子宫内膜的纤维溶解蛋白酶,因此月经血的主要特点是不凝固,出血量多时可出现血凝块。

（六）月经期的症状

经期由于盆腔充血及前列腺素的作用,有些妇女可有下腹及腰骶部下坠感或子宫收缩痛,并可出现腹泻等胃肠功能紊乱症状,少数妇女可有头痛及轻度神经系统不稳定症状,不影响工作和学习。

三、卵巢功能及其周期性变化

（一）卵巢的功能

具有周期性排卵和分泌性激素两大功能。

（二）卵巢生殖功能的周期性变化

从青春期开始至绝经前,卵巢在功能和形态上发生周期性变化称卵巢周期。

1. 卵泡的发育与成熟　卵巢的基本生殖单位是始基卵泡。新生儿出生时卵泡总数约 200 万个。历经儿童期直至青春期,卵泡数下降只剩 30 万 ~50 万个。进入青春期后,性成熟期每月发育一批卵泡,一般只有一个卵泡发育成熟并排卵,其余的卵泡发育到一定程度自行退化,称卵泡闭锁。妇女一生一般只有 400~500 个卵泡发育成熟并排卵。

2. 排卵　卵细胞和它周围的卵丘颗粒细胞一起被排出的过程称排卵。多发生在下次月经来潮前 14 日左右。

3. 黄体形成及退化　排卵后,卵泡液流出,卵泡腔内压下降。卵泡壁塌陷,形成许多皱襞,卵泡颗粒细胞和卵泡内膜细胞向内侵入,周围由卵泡外膜包围,共同形成黄体。若卵子未受精,黄体在排卵后 9~10 日开始退化。黄体退化逐渐萎缩成为白体。黄体衰退后月经来潮,卵巢中又有新的卵泡发育,开始新的周期。

（三）卵巢内分泌功能的周期性变化

主要为雌激素、孕激素和少量雄激素。

1. 雌激素的周期性变化　在卵泡开始发育时,雌激素分泌量很少,随着卵泡渐趋成熟,雌激素分泌也逐渐增加,于排卵前形成一高峰,排卵后卵泡液中的雌激素释放入腹腔,使循环中的雌激素暂时下降,排卵后 1~2 天,黄体开始分泌雌激素,使循环中的雌激素又逐渐上升,至排卵后 7~8 天黄体成熟时形成第二高峰,但峰值低于第一高峰。黄体萎缩时,雌激素水平急骤下降,在月经前达最低水平。

2. 孕激素的周期性变化　在卵泡早期不合成孕激素,于排卵后黄体分泌孕激素,在排卵后 7~8 日黄体成熟时,分泌量达最高峰,以后逐渐下降,到月经来潮时降到排卵前水平。

3. 雄激素的周期性变化　主要为睾酮和雄烯二酮,大部分来自肾上腺,小部分来自卵巢。由卵巢的卵泡膜和卵巢间质合成。排卵前在黄体生成素(LH)峰作用下,卵巢合成雄激素增多,可促进非优势卵泡闭锁并提高性欲。

四、卵巢性激素的生理作用

(一)雌激素的生理作用

1. 子宫肌　促使子宫肌细胞增生和肥大,使肌层变厚,血运增加,促进和维持子宫发育,增加子宫平滑肌对缩宫素的敏感性。

2. 子宫内膜　促使子宫内膜腺体和间质增殖和修复。

3. 子宫颈　使宫颈口松弛,宫颈黏液分泌增加,质变稀薄,易拉成丝状。

4. 输卵管　促进输卵管肌层发育和上皮的分泌活动,增强输卵管平滑肌节律性收缩的振幅。

5. 阴道　使阴道上皮细胞增生和角化,黏膜变厚,细胞内糖原含量增加,维持阴道酸性环境,增强局部的抵抗力。

6. 外生殖器　使阴唇发育丰满,色素加深。

7. 卵巢　协同促卵泡激素(FSH)促进卵泡发育。

8. 第二性征　使乳腺腺管增生,乳头、乳晕着色,促使其他第二性征的发育。

9. 下丘脑、垂体　通过对下丘脑和垂体的正负反馈调节,控制促性腺激素的分泌。

10. 代谢作用　促水钠潴留;促肝脏合成高密度脂蛋白,抑制低密度脂蛋白合成,降低循环中的胆固醇水平;促钙盐及磷盐在骨质沉积,以维持正常骨质代谢。青春期在雌激素影响下可使骨骺闭合;绝经期后由于雌激素缺乏而发生骨质疏松。

(二)孕激素的生理作用

1. 子宫肌　降低子宫平滑肌兴奋性,抑制子宫收缩,降低妊娠子宫对缩宫素的敏感性,有利于胚胎及胎儿在宫内生长发育。

2. 子宫内膜　使增殖期子宫内膜转化为分泌期内膜,为受精卵着床做好准备。

3. 子宫颈　使宫颈口闭合,黏液分泌减少,质变黏稠,拉丝度降低。

4. 输卵管　抑制输卵管平滑肌节律性收缩的振幅及频率。

5. 阴道　使阴道上皮细胞脱落加快。

6. 乳房　促使乳腺小叶及腺泡发育。

7. 下丘脑、垂体　在月经中期,孕激素能增强雌激素对垂体黄体生成素(LH)排卵峰释放的正反馈作用;在黄体期,孕激素通过对下丘脑、垂体的负反馈作用,抑制促性腺激素的分泌。

8. 体温　能兴奋下丘脑体温调节中枢,使基础体温(basal body temperature,BBT)在排卵后升高 0.3~0.5℃,可作为排卵的重要指标。

9. 代谢作用　能促进水钠的排泄。

(三)雄激素的生理作用

促阴蒂、阴唇和阴阜的发育,促阴毛、腋毛的生长,促蛋白质的合成及刺激红细胞增生。

五、子宫内膜的周期性变化

卵巢的周期性变化使女性生殖器发生一系列周期性变化,以子宫内膜的周期性变化最显著。正常一个月经周期以 28 日为例,其周期性改变如下。

(一) 增殖期

月经周期第 5~14 天,相当于卵泡发育成熟阶段,雌激素使子宫内膜腺体和间质细胞呈增殖状态,内膜厚达 3~5mm。

(二) 分泌期

月经周期第 15~28 天,相当于黄体期。雌激素使子宫内膜继续增厚,腺体更加增长弯曲。孕激素使子宫内膜呈分泌反应,该阶段称分泌期。

(三) 月经期

月经周期第 1~4 日。此期雌、孕激素水平下降,子宫内膜螺旋小动脉持续痉挛收缩,导致组织变性、坏死,血管壁通透性增加,血管破裂导致内膜底部血肿形成,促使组织坏死剥脱。变性、坏死的内膜与血液相混而排出,形成月经。

六、月经周期的调节机制

月经周期的调节机制极为复杂,主要涉及下丘脑、垂体和卵巢。下丘脑分泌促性腺激素释放激素(GnRH),通过调节垂体促性腺激素的分泌,调控卵巢功能。卵巢分泌的性激素对下丘脑 - 垂体又有反馈调节作用。下丘脑 - 垂体和卵巢之间相互调节、相互影响,形成一个完整而协调的神经内分泌系统,称为下丘脑 - 垂体 - 卵巢轴(hypothalamus-pituitary-ovary axis,H-P-O axis)。由于下丘脑促性腺激素释放激素由神经细胞分泌,下丘脑 - 垂体 - 卵巢轴的调节属于神经内分泌调节。

(一) 下丘脑促性腺激素释放激素(GnRH)

由下丘脑弓状核神经细胞呈脉冲式分泌,通过垂体门脉系统输送到腺垂体。其生理作用是调节垂体促性腺激素的合成与分泌。GnRH 的分泌受来自血液的激素信号(特别是垂体促性腺激素和卵巢性激素)的反馈调节,也受神经递质的调节。激素的反馈调节按作用方式分为正反馈和负反馈,正反馈起促进作用,负反馈起抑制作用。

(二) 腺垂体生殖激素

1. 促性腺激素　包括促卵泡激素(FSH)和黄体生成激素(LH)。FSH 是卵泡发育必需的激素,促进雌二醇的合成与分泌;调节优势卵泡的选择和非优势卵泡的闭锁;在卵泡晚期与雌激素协同,诱导颗粒细胞生成 LH 受体,为排卵及黄素化作准备。LH 在卵泡期刺激卵泡膜细胞合成雄激素,为雌二醇的合成提供底物;排卵前促使卵母细胞进一步成熟和排卵;在黄体期维持黄体功能,促进孕激素和雌激素的合成与分泌。

2. 催乳素(prolactin,PRL)　由腺垂体催乳细胞分泌,主要受下丘脑分泌的多巴胺控制,具有促进乳汁合成的功能。

(三) 卵巢周期的调节

下丘脑 - 垂体 - 卵巢轴是完整而协调的神经内分泌系统。下丘脑通过分泌 GnRH 来调节垂体 FSH 和 LH 的释放,控制性腺发育及性激素的分泌。卵巢在促性腺激素的作用下发生周期性排卵,并周期性分泌性激素;而卵巢性激素对中枢生殖调节激素的合成与分泌又有反馈作用,使 FSH 和 LH 的分泌也发生周期性变化(图 2-7)。

在卵泡期,当循环中的雌激素浓度低于 200pg/ml 时,雌激素会抑制下丘脑、垂体激素的分泌(负反馈)。随着卵泡的发育,雌激素水平逐渐升高,负反馈作用逐渐加强,循环中 FSH 浓度下降;当卵泡发育接近成熟时,卵泡分泌的雌激素达高峰,循环中的

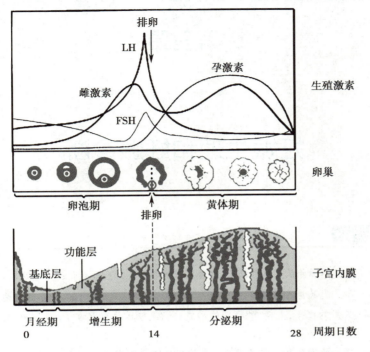

图 2-7　卵巢及子宫内膜周期性变化和激素水平关系示意图

雌激素浓度大于或等于 200pg/ml 时,对下丘脑、垂体产生正反馈,形成排卵前 LH、FSH 峰;排卵后,卵巢形成黄体,分泌雌、孕激素,两者联合使 FSH、LH 合成与分泌受抑制, 卵泡发育也受抑制;黄体萎缩时循环中的雌、孕激素下降,两者联合对 FSH、LH 的抑制被解除,循环中 FSH、LH 回升,卵泡又开始发育,新的卵巢周期开始。上述过程周而复始。若未受孕,黄体萎缩,子宫内膜失去雌、孕激素的支持而坏死、脱落、出血。月经来潮是一个性周期的结束,又是一个新性周期的开始。

（张　争）

 复习思考题

扫一扫
测一测

1. 简述女性内生殖器的组成及功能。
2. 简述女性骨盆的结构和骨性标志。
3. 简述卵巢的功能及周期性变化。
4. 子宫内膜受卵巢激素的影响有哪些周期性变化?

第三章

妊娠生理和妊娠诊断

 学习要点

1. 掌握　胎儿附属物的结构和功能；妊娠期母体各系统的生理变化；早、中晚期妊娠的诊断。
2. 熟悉　胎儿附属物的形成过程；胎儿发育的特点；胎产式、胎先露、胎方位的定义和诊断。
3. 了解　妊娠的概念，受精、受精卵的形成、发育、输送及着床过程；早、中晚期妊娠诊断的辅助检查。
4. 具有诊断妊娠期胎儿发育及母体各系统变化特点的能力。
5. 能与患者及家属进行良好的沟通，进行健康教育，做好孕期保健。

第一节　妊　娠　生　理

妊娠是胚胎（embryo）和胎儿（fetus）在母体内发育成长的过程。成熟卵子受精是妊娠的开始，胎儿及其附属物自母体排出是妊娠的终止，此过程约为 266 天。临床孕周从末次月经第 1 日开始计算，故全过程约为 280 天，即 40 周。

一、受精及受精卵的发育、输送与着床

（一）受精卵形成

获能的精子与次级卵母细胞相遇于输卵管，结合形成受精卵的过程称受精（fertilization）。受精发生在排卵后 12 小时内，整个受精过程约需 24 小时。卵子从卵巢排出后，由输卵管伞部"拾入"输卵管内。精液射入阴道内，精子经宫颈、宫腔向输卵管运行。在此运行过程中，精子顶体表面糖蛋白被女性生殖道分泌物中的酶降解，获得受精能力，此过程称为获能（capacitation）。获能的精子与卵子相遇，精子顶体外膜破裂释放顶体酶，溶解卵子外围的放射冠和透明带，称为顶体反应。精子穿越放射冠和透明带进入卵母细胞，卵原核与精原核融合形成受精卵。

受精卵形成后，借助输卵管蠕动和输卵管上皮纤毛摆动，向子宫腔方向移动。同时进行有丝分裂，在受精后 72 小时，分裂为 16 个细胞的实心细胞团，称为桑葚胚，随后早期囊胚形成。受精后第 4 日，早期囊胚进入宫腔继续分裂发育，于受精后第 5~6

日形成晚期囊胚。

(二) 受精卵着床

晚期囊胚种植于子宫内膜的过程,称受精卵着床(implantation)。着床经过定位、黏附和侵入3个过程:①定位:透明带消失,晚期囊胚以其内细胞团端接触子宫内膜。②黏附:晚期囊胚黏附在子宫内膜,囊胚表面滋养细胞分化为两层,外层为合体滋养细胞,内层为细胞滋养细胞。③侵入:滋养细胞穿透侵入子宫内膜、内1/3肌层及血管,囊胚完全埋入子宫内膜中且被内膜覆盖。

受精卵着床必须具备的条件有:①透明带消失。②囊胚细胞滋养细胞分化出合体滋养细胞。③囊胚与子宫内膜同步发育且功能协调。④孕妇体内分泌足够量的孕酮。子宫有一个极短的窗口期允许受精卵着床(图3-1)。

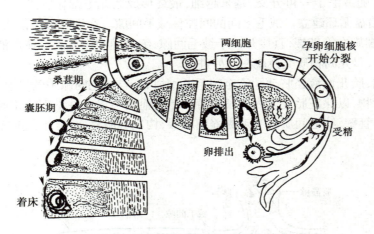

图 3-1　受精及受精卵发育、输送与着床

受精卵着床后,子宫内膜腺体增大,腺上皮细胞内糖原增加,结缔组织细胞肥大,血管充血,此时的子宫内膜称为蜕膜。按蜕膜与囊胚的关系,将蜕膜分为3部分:①底蜕膜:囊胚着床部位的子宫内膜,以后发育成胎盘的母体部分。②包蜕膜:覆盖在囊胚表面的蜕膜,随囊胚发育逐渐突向宫腔。③真蜕膜:底蜕膜及包蜕膜以外覆盖子宫腔其他部分的蜕膜(图3-2)。

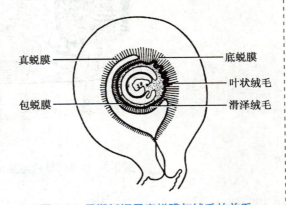

图 3-2　早期妊娠子宫蜕膜与绒毛的关系

二、胎儿附属物的形成及功能

胎儿附属物包括胎盘、胎膜、脐带和羊水,它们对维持胎儿宫内的生命及生长发育起重要作用。

(一) 胎盘

1. 胎盘的结构　由羊膜、叶状绒毛膜及底蜕膜构成。

（1）羊膜：附着在胎盘胎儿面的半透明薄膜。羊膜光滑，无血管、神经及淋巴，具有一定的弹性。

（2）叶状绒毛膜：为胎盘的主要结构。晚期囊胚着床后，着床部位的滋养层细胞迅速分裂增殖，内层为细胞滋养细胞，是分裂生长的细胞；外层为合体滋养细胞，是执行功能的细胞。滋养层内面有一层胚外中胚层，与滋养层共同组成绒毛膜。与底蜕膜相接触的绒毛因营养丰富发育良好，称为叶状绒毛膜，为胎盘的主要结构。与包蜕膜相接触的绒毛因营养缺乏而逐渐退化，称平滑绒毛膜，以后构成胎膜的一部分。叶状绒毛膜形成历经 3 个阶段：初级绒毛、次级绒毛和三级绒毛。一个初级绒毛干及其分支形成一个胎儿叶，一个次级绒毛干及其分支形成一个胎儿小叶。一个胎儿叶包括几个胎儿小叶。每个胎盘有 60~80 个胎儿叶、200 个胎儿小叶。

脐血管随绒毛干一再分支，越来越细，最终形成胎儿毛细血管进入三级绒毛，此时，胎儿-胎盘循环建立。绒毛之间的间隙称绒毛间隙。在滋养细胞侵入子宫壁的过程中，子宫螺旋血管破裂，直接开口于绒毛间隙，绒毛间隙内充满母体血液，游离绒毛悬浮于其中，母儿间物质交换就在此处进行。

妊娠期，胎儿血液经脐动脉流至绒毛毛细血管，与绒毛间隙中的母血进行物质交换和排泄废物，以保证胎儿宫内生长发育。胎儿血液与母血并不直接相通，之间隔有绒毛毛细血管壁、绒毛间质及绒毛滋养细胞层，构成母胎界面，有胎盘屏障的作用（图3-3）。

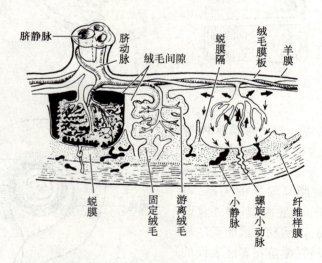

图 3-3 胎盘的结构与胎儿-胎盘循环模式图

（3）底蜕膜：来自胎盘附着部位的子宫内膜，占足月胎盘很小部分。底蜕膜与固定绒毛的滋养层细胞共同形成绒毛间隙的底，称蜕膜板。从此板向绒毛膜伸出蜕膜间隔，不超过胎盘厚度的 2/3，将胎盘母体面分成肉眼可见的 20 个左右母体叶。

妊娠足月胎盘呈圆形或椭圆形，重 450~650g，直径 16~20cm，厚 1~3cm，中间厚、边缘薄。胎盘分胎儿面和母体面。胎儿面被覆羊膜，呈灰白色，光滑半透明，脐带动静脉从附着处分支向四周呈放射状分布直达胎盘边缘。母体面表面呈暗红色，蜕膜间隔形成若干浅沟分成母体叶。

2. 胎盘的功能

（1）气体交换：母儿间 O_2 及 CO_2 在胎盘中以简单扩散方式进行交换，相当于胎儿呼吸系统的功能。

（2）营养物质供应：葡萄糖是胎儿代谢的主要能源，胎儿体内的葡萄糖均来自母体，以易化扩散方式通过胎盘。游离脂肪酸能较快地以简单扩散方式通过胎盘。氨基酸、电解质及维生素多以主动运输方式通过胎盘。

（3）排出胎儿代谢产物：胎儿代谢产物如尿素、肌酐、肌酸等，经胎盘进入母血，由母体排出体外，相当于出生后肾的功能。

（4）防御功能：胎盘的屏障作用极为有限。各种病毒（如风疹病毒、巨细胞病毒等）及大部分药物均能通过胎盘，影响胎儿。细菌、弓形虫、衣原体、螺旋体虽不能通过胎盘屏障，但可在胎盘部位形成病灶，破坏绒毛结构后进入胎体感染胚胎及胎儿。母血中免疫抗体如 IgG 能通过胎盘，使胎儿在出生后短时间内获得被动免疫力。

（5）合成功能：胎盘合体滋养细胞能合成多种激素、酶和细胞因子，对维持正常妊娠有重要作用。激素有蛋白、多肽和甾体激素，如人绒毛膜促性腺激素、人胎盘催乳素、雌激素、孕激素等。酶有缩宫素酶、耐热性碱性磷酸酶等。还能合成前列腺素、多种神经递质和多种细胞因子与生长因子。

1）人绒毛膜促性腺激素（human chorionic gonadotropin，hCG）：受精后第 6 日开始分泌，受精后第 10 日可以在孕妇血清及尿中检测到，成为诊断早孕的最敏感方法。着床后的 10 周血清 hCG 浓度达高峰，持续 10 日迅速下降，至妊娠中晚期时血清浓度仅为峰值的 10%，产后 2 周内消失。hCG 营养黄体，增加雌、孕激素的分泌，抑制植物血凝素对淋巴细胞的刺激作用，以免胚胎滋养层被母体淋巴细胞攻击，以维持妊娠等。

2）人胎盘催乳素（human placental lactogen，HPL）：于妊娠 5~6 周后出现在母血中，至妊娠 34~36 周达到高峰并维持至分娩。HPL 的主要功能是促进乳腺腺泡发育、刺激乳腺上皮细胞的蛋白合成，为产后泌乳作好准备。

3）雌激素：妊娠早期由卵巢黄体产生，妊娠 10 周后主要由胎儿 - 胎盘单位合成。可以应用测定雌三醇值来监测胎盘功能，以反映胎儿发育情况。

4）孕激素：妊娠早期由卵巢黄体产生，妊娠 8~10 周后主要由胎盘合体滋养细胞产生，随妊娠进展，母血中孕酮值逐渐增高，至妊娠末期可达高峰。孕激素在雌激素协同作用下，对妊娠期子宫内膜、子宫肌层、乳腺以及母体其他系统的生理变化起重要的作用。

（6）免疫功能：胎儿是同种半异体移植物。正常妊娠母体能容受、不排斥胎儿，其具体机制目前尚不清楚，可能与早期胚胎组织无抗原性、母胎界面的免疫耐受以及妊娠期母体免疫力低下有关。

（二）胎膜

是由外层的平滑绒毛膜和内层的羊膜组成。羊膜为无血管膜，与覆盖胎盘、脐带的羊膜层相连。胎膜转运溶质和水，参与羊水平衡的维持；能合成血管活性肽、生长因子和细胞因子，参与血管张力的调节。至妊娠晚期平滑绒毛膜与羊膜轻轻贴附并能分开。胎膜的重要作用是维持羊膜腔的完整性，对胎儿起到保护作用。胎膜含大量合成前列腺素的前身物质花生四烯酸的磷脂，且能催化磷脂生成游离花生四烯酸的溶酶体，在分娩发动上有一定作用。

(三) 脐带

是连接胎儿与胎盘的条索状组织。脐带一端附着于胎盘胎儿面,另一端连于胎儿腹壁脐轮。足月妊娠的脐带长 30~100cm,平均约 55cm,直径 0.8~2.0cm,脐带表层有羊膜覆盖呈灰白色。脐带中央有一条脐静脉,两条脐动脉,血管周围有华通胶,有保护脐血管的作用。脐带是母体与胎儿气体交换、营养物质供应和代谢产物排出的重要通道。脐带受压使血流受阻时,可致胎儿缺氧,甚至危及胎儿生命。

(四) 羊水

充满羊膜腔内的液体称为羊水。

1. 羊水的来源　妊娠早期为母体血清经胎膜进入羊膜腔的透析液。妊娠中期后,胎儿尿液是羊水的重要来源。妊娠晚期胎儿肺参与羊水的生成。另外,羊膜、脐带华通胶及胎儿皮肤渗出液也是羊水来源的一部分,但量少。

2. 羊水量、性状及成分　妊娠期羊水量逐渐增加,妊娠 38 周约 1000ml,以后逐渐减少,妊娠 40 周约为 800ml。过期妊娠羊水量明显减少,可减少至 300ml 以下。妊娠早期羊水为无色澄清液体。妊娠足月羊水略混浊,不透明,可见羊水中悬有小片状物:胎脂、胎儿脱落上皮细胞、毳毛、毛发、少量白细胞、白蛋白、尿酸盐等。羊水中含有大量激素和酶。足月妊娠时羊水比重为 1.007~1.025,pH 值约为 7.20,内含水分 98%~99%,1%~2% 为无机盐及有机物。

3. 羊水的功能

(1) 保护胎儿:保持羊膜腔内恒温,避免胎儿受到挤压,防止胎肢粘连,适量羊水可避免脐带直接受压所致的胎儿窘迫;临产宫缩时,羊水能使宫缩压力均匀分布,避免胎儿局部受压。胎儿吞咽或吸入羊水可促进胎儿消化道和肺的发育,孕期羊水过少可引起胎儿肺发育不良。

(2) 保护母体:妊娠期减少因胎动所致的不适感;临产后,前羊水囊扩张子宫颈口及阴道;破膜后羊水冲洗阴道,减少感染机会。

三、妊娠期母体的变化

在胎盘产生的激素和神经内分泌的影响下,孕妇体内各系统发生一系列生理变化以适应胎儿生长发育的需要并为分娩做准备。

(一) 生殖系统的变化

1. 子宫　妊娠期及分娩后变化最大的器官。

(1) 子宫体:妊娠期宫体逐渐增大变软,主要是肌细胞肥大、延长。妊娠足月时子宫体积达 35cm×25cm×22cm;容量约 5000ml,增加约 1000 倍;重量约 1100g,增加近 20 倍。妊娠 12 周后,增大的子宫超出盆腔,在耻骨联合上方可触及。妊娠晚期子宫轻度右旋,与盆腔左侧乙状结肠占据有关。从妊娠 12~14 周起,子宫出现不规则无痛性的收缩,特点为稀发、不规律和不对称,这种生理性宫缩不伴有宫颈的扩张,称为 Braxton Hicks 收缩。

(2) 子宫峡部:非孕时长约 1cm,妊娠后子宫峡部变软,逐渐伸展拉长变薄,扩展成宫腔一部分,临产后伸展至 7~10cm,成为软产道的一部分,称为子宫下段,是产科手术学的重要解剖结构。

(3) 子宫颈:宫颈充血、水肿,宫颈管内腺体增生、肥大,使宫颈变软,呈紫蓝色。

宫颈黏液增多,形成黏液栓,富含免疫球蛋白及细胞因子,有保护宫腔免受外来感染侵袭的作用。

2. 卵巢　卵泡发育及排卵停止。于妊娠 6~7 周前产生大量雌激素和孕激素,以维持继续妊娠。妊娠 10 周后黄体功能由胎盘取代,黄体萎缩。

3. 输卵管　妊娠期输卵管伸长,肌层不增厚。黏膜呈蜕膜样改变。

4. 阴道　阴道黏膜变软,充血水肿,外观呈紫蓝色,阴道壁皱襞增多,周围结缔组织变疏松,肌肉细胞肥大,伸展性增加,有利于分娩时胎儿的通过。阴道上皮细胞糖原增加,乳酸含量增多,阴道 pH 值降低,抑制致病菌生长,有利于防止感染。

5. 外阴　外阴部充血,会阴肥厚变软,利于胎儿娩出。由于增大的子宫压迫,部分孕妇可有外阴或下肢静脉曲张,产后多自行消失。

(二) 乳房的变化

乳腺腺管及腺泡增生,使乳房增大,充血明显。乳头变大变黑,易勃起。乳晕着色加深,乳晕区皮脂腺肥大,形成散在的结节状小隆起,称为蒙氏结节(Montgomery's tubercles)。乳腺充分发育,为泌乳做好准备,无乳汁分泌,可能与大量雌、孕激素抑制乳汁生成有关。于妊娠末期挤压乳房时,可有少量淡黄色稀薄液体溢出,称为初乳。

(三) 循环系统的变化

1. 心脏　妊娠期增大的子宫使膈肌升高,心脏向左、上、前移位,心浊音界稍扩大。心脏移位使大血管轻度扭曲,加之血流量增加和血流速度加快,部分孕妇的心尖区可闻及Ⅰ~Ⅱ级柔和吹风样收缩期杂音。心脏容量至妊娠末期增加约 10%,心率每分钟增加约 10~15 次。妊娠 10 周心排出量开始增加,至妊娠 32~34 周达高峰,持续至分娩,左侧卧位测量心排出量较未孕时约增加 30%,心排出量增加为孕期循环系统最重要的改变,临产后在第二产程心排出量也显著增加。

2. 血压　妊娠早期及中期血压偏低。妊娠 24~26 周后血压轻度升高,一般收缩压无变化,舒张压因外周血管扩张、血液稀释及胎盘形成动静脉短路而轻度降低,使脉压稍增大。孕妇体位影响血压,妊娠晚期仰卧位时增大的子宫压迫下腔静脉,回心血量减少、心排出量减少使血压下降,形成仰卧位低血压综合征。

(四) 血液系统的变化

1. 血容量　妊娠 6~8 周血容量开始增加,至妊娠 32~34 周时达高峰,增加 40%~45%,平均增加约 1450ml,维持此水平直至分娩。其中血浆平均增加约 1000ml,红细胞平均增加约 450ml,因血浆增加多于红细胞的增加,出现生理性血液稀释。

2. 血液成分

(1) 红细胞:由于血液稀释,红细胞计数约为 3.6×10^{12}/L(非孕妇女约为 4.2×10^{12}/L),血红蛋白值约为 110g/L(非孕妇女约为 130g/L),血细胞比容为 0.31~0.34(非孕期约为 0.38~0.47)。

(2) 白细胞:白细胞计数轻度增加,约为 $(5~12) \times 10^9$/L,有时可达 15×10^9/L。主要是中性粒细胞增加,淋巴细胞增加不明显,单核细胞及嗜酸性粒细胞几乎无改变。

(3) 凝血因子:血小板略有减少,凝血因子Ⅱ、Ⅴ、Ⅶ、Ⅷ、Ⅸ、Ⅹ均增加,血浆纤维蛋白原在妊娠晚期至 4~5g/L,孕妇血液处于高凝状态,利于产后止血。

(4) 血浆蛋白:由于血液稀释,血浆蛋白从妊娠早期开始降低,至妊娠中期为

60~65g/L,主要是白蛋白减少,约为35g/L,以此水平维持至分娩。

(五)泌尿系统的变化

肾脏略增大。妊娠期肾血流量比孕前增加约35%,肾小球滤过率(GFR)约增加50%。当肾小球滤过能力超过肾小管重吸收能力时,少量葡萄糖可随尿排出,称妊娠生理性糖尿。约有15%的孕妇饭后可出现糖尿。在孕激素作用下,泌尿系统平滑肌松弛,输尿管增粗、蠕动减弱,尿流缓慢,且右旋子宫压迫右侧输尿管,妊娠期易患急性肾盂肾炎,以右侧多见。

(六)呼吸系统的变化

肺活量无明显改变,肺通气量增加,有过度通气现象。妊娠晚期由于子宫增大致使膈肌活动幅度减小,胸廓活动加大,以胸式呼吸为主,气体交换保持不减。呼吸次数于妊娠期变化不大,每分钟不超过20次,但呼吸较深大。受雌激素影响,上呼吸道黏膜增厚,轻度充血、水肿,易发生上呼吸道感染。

(七)消化系统的变化

受雌激素影响,齿龈肥厚,易充血、水肿、出血。受孕激素影响,可使平滑肌张力降低、肌肉松弛。胃贲门括约肌松弛,胃内容物反流到食管下部产生胃烧灼感;胃排空时间延长,易出现上腹部饱胀感;胆道平滑肌松弛,胆汁黏稠,易并发胆囊炎及胆结石;肠蠕动减弱,孕妇易发生便秘、痔疮或原有痔疮加重等。

(八)内分泌系统的变化

1. 垂体 妊娠末期,腺垂体增大明显。嗜酸细胞肥大增多,形成"妊娠细胞"。促性腺激素受大量雌激素和孕激素的抑制,妊娠期间卵巢内的卵泡不再发育成熟,也不排卵。催乳素分泌增多,促进乳腺发育,为产后泌乳做准备。

2. 肾上腺皮质、甲状腺、甲状旁腺等功能都有不同程度的增加。

(九)皮肤的变化

随妊娠子宫的增大,孕妇腹壁皮肤张力加大,皮肤的弹力纤维断裂,出现紫色或淡红色不规律平行略凹陷的条纹,称为妊娠纹,见于初产妇。旧妊娠纹呈银白色,见于经产妇。妊娠期黑色素增加,致使孕妇乳头、乳晕、腹白线、外阴等处出现色素沉着。面颊部呈蝶状褐色斑,称妊娠黄褐斑,于产后逐渐消退。

(十)新陈代谢的变化

基础代谢率妊娠早期稍下降,于妊娠晚期逐渐增高,可增高15%~20%。体重自妊娠13周起开始增加,直至妊娠足月时体重平均增加约12.5kg。妊娠期中、晚期为适应胎儿生长发育需要,糖、脂肪、蛋白质摄取增加,同时需要大量钙、磷、铁。胎儿骨骼及胎盘形成需要较多的钙,故孕期应补充维生素D及钙、铁等。

(十一)骨骼、关节和韧带的变化

骨质在妊娠期间通常无改变,仅在妊娠次数过多、过密又不注意补充维生素D及钙时,才易发生骨质疏松症。部分孕妇自觉腰骶部及肢体疼痛不适,可能与松弛素使骨盆韧带及椎骨间的关节、韧带松弛有关。

四、胚胎、胎儿发育特征及胎儿生理特点

妊娠10周(受精后8周)内的人胚称为胚胎,此阶段是器官分化、形成的时期。自妊娠11周(受精第9周)起称为胎儿,是各器官进一步发育成熟的时期。

（一）胚胎、胎儿发育特征

以 4 周（一个妊娠月）为一孕龄单位，描述胚胎及胎儿各期的发育特征。

4 周末：可辨认胚盘与体蒂。

8 周末：胚胎初具人形，头大，占整个胎体近一半。能分辨出眼、耳、鼻、口、手指及足趾，各器官正在分化发育，心脏已形成。

12 周末：胎儿身长约 9cm，顶臀长 6~7cm。外生殖器已可初辨性别，胎儿四肢可活动。

16 周末：胎儿身长约 16cm，顶臀长 12cm，体重约 110g。从外生殖器可确认胎儿性别。胎儿已开始出现呼吸运动，头皮长出毛发。皮肤菲薄呈深红色，无皮下脂肪。部分孕妇已能自觉胎动。

20 周末：胎儿身长约 25cm，顶臀长 16cm，体重约 320g。皮肤暗红，出现胎脂，全身覆盖毳毛，并可见少许头发。开始有吞咽、排尿功能。自该孕周起胎儿体重呈线性增长。胎儿运动明显增加。

24 周末：胎儿身长约 30cm，顶臀长 21cm，体重约 630g。各脏器均已发育，皮下脂肪开始沉积，因量不多皮肤呈皱缩状，出现眉毛和睫毛。细小支气管和肺泡已经发育。出生后可有呼吸，但生存力极差。

28 周末：胎儿身长约 35cm，顶臀长 25cm，体重约 1000g。皮下脂肪不多。皮肤粉红，表面覆盖胎脂。瞳孔膜消失，眼睛半张开。四肢活动好，有呼吸运动。出生后可存活，但易患特发性呼吸窘迫综合征。

32 周末：胎儿身长约 40cm，顶臀长 28cm，体重约 1700g。皮肤深红仍呈皱缩状。生活力尚可，出生后加强护理可能存活。

36 周末：胎儿身长约 45cm，顶臀长 32cm，体重约 2500g。皮下脂肪较多，身体圆润，面部皱褶消失，指（趾）甲已达指（趾）端。出生后能啼哭及吸吮，生活力良好，基本可以存活。

40 周末：胎儿身长约 50cm，顶臀长 36cm，体重约 3400g。皮肤粉红色，皮下脂肪多，外观形体丰满。足底皮肤有纹理。男性胎儿睾丸已降至阴囊内，女性大小阴唇发育良好，出生后哭声响亮，吸吮力强，能很好存活。

（二）胎儿生理特点

1. 循环系统　胎儿血循环特点：①来自胎盘的血液进入胎儿体内分为 3 支：一支直接入肝，一支与门静脉汇合入肝，此两支的血液经肝静脉入下腔静脉；另一支为静脉导管直接入下腔静脉。下腔静脉血是混合血，有来自脐静脉含氧量较高的血液，也有来自胎儿身体下半身含氧量较低的血液。②下腔静脉进入右心房的血液绝大部分经卵圆孔进入左心房。上腔静脉进入右心房的血液流向右心室，随后进入肺动脉。③由于肺循环阻力较大，肺动脉血液大部分经动脉导管流入主动脉，仅部分血液经肺静脉入左心房。左心房的血液进入左心室，继而进入主动脉直至全身后，经腹下动脉再经脐动脉进入胎盘，与母血进行气体及物质交换。

胎儿体内无纯动脉血，为动静脉混合血。进入肝、心、头部及上肢的血液含氧量较高及营养较丰富以适应需要，注入肺及身体下半部的血液含氧量及营养较少。

2. 血液系统

(1) 红细胞生成：胎儿血循环约于受精后 3 周末建立，其红细胞主要来自卵黄囊。

妊娠 10 周,肝是红细胞生成的主要器官,以后骨髓、脾逐渐具有造血功能。妊娠足月时,骨髓产生 90% 红细胞。妊娠 32 周红细胞生成素大量产生,故妊娠 32 周以后出生的新生儿红细胞数均增多,约为 6.0×10^{12}/L。胎儿红细胞的生命周期短,仅为成人 120 日的 2/3,故需不断生成红细胞。

(2) 血红蛋白生成:在妊娠前半期均为胎儿血红蛋白,至妊娠最后 4~6 周,成人血红蛋白增多,至临产时胎儿血红蛋白仅占 25%。

(3) 白细胞生成:妊娠 8 周以后,胎儿血循环出现粒细胞。于妊娠 12 周,胸腺、脾产生淋巴细胞,成为体内抗体的主要来源。妊娠足月时白细胞计数可高达 $(15~20) \times 10^9$/L。

3. 呼吸系统　胎儿期胎盘代替肺脏功能,母儿血液在胎盘完成气体交换。但胎儿出生前已具备呼吸道(包括气管直至肺泡)、肺循环及呼吸肌的发育,妊娠 11 周 B 型超声可见胎儿胸壁运动,妊娠 16 周时出现能使羊水进出呼吸道的呼吸运动。新生儿出生后肺泡扩张,开始呼吸功能。出生时胎肺不成熟可导致呼吸窘迫综合征,影响新生儿存活力。

4. 神经系统　胎儿大脑随妊娠进展逐渐发育长大;胚胎期脊髓已长满椎管,但随后的生长缓慢。脑脊髓和脑干神经根的髓鞘形成于妊娠 6 个月开始,但主要发生在出生后 1 年内。妊娠中期胎儿内、外及中耳已形成,妊娠 24~26 周胎儿在宫内已能听见一些声音。妊娠 28 周胎儿眼对光开始出现反应,对形象及色彩的视觉出生后才逐渐形成。

5. 消化系统

(1) 胃肠道:妊娠 11 周小肠已有蠕动,妊娠 16 周胃肠功能基本建立,胎儿能吞咽羊水,吸收水分、氨基酸、葡萄糖及其他可溶性营养物质。

(2) 肝脏:胎儿肝内缺乏许多酶,以致不能结合因红细胞破坏产生的大量游离胆红素。胆红素经胆道排入小肠氧化成胆绿素,胆绿素的降解产物导致胎粪呈黑绿色。

6. 泌尿系统　妊娠 11~14 周胎儿肾已有排尿功能,妊娠 14 周胎儿膀胱内已有尿液。胎儿通过排尿参与羊水的循环。

7. 内分泌系统　胎儿甲状腺于妊娠第 6 周开始发育,是胎儿发育的第一个内分泌腺,妊娠 12 周已能合成甲状腺激素。甲状腺素对胎儿各组织器官的正常发育均有作用,尤其是大脑的发育。妊娠 12 周至整个妊娠期,胎儿甲状腺对碘的蓄积高于母体甲状腺,因此,孕期补碘要慎重。胎儿肾上腺发育良好,胎儿肾上腺皮质主要由胎儿带组成,能产生大量甾体激素,与胎儿肝、胎盘、母体共同完成雌三醇的合成。妊娠 12 周胎儿胰腺开始分泌胰岛素。

8. 生殖系统及性腺分化发育　胎儿的性别由性染色体决定,胎儿性腺的发育对性别表型也起到辅助作用。性染色体 XX 或 XY 在受精卵形成时已确定,胚胎 6 周内胎儿的性别尚不能区分。此后,在 Y 染色体的作用下,原始生殖细胞逐渐分化为睾丸。睾丸形成后刺激间质细胞分泌睾酮,促使中肾管发育,支持细胞产生副中肾管抑制物质使副中肾管退化。外阴部 5α- 还原酶使睾酮衍化为双氢睾酮,外生殖器向男性分化发育。睾丸于临产前降至阴囊内。若胚胎细胞不含 Y 染色体,原始生殖细胞分化为卵巢,因缺乏副中肾管抑制物质使副中肾管系统发育,形成阴道、子宫、输卵管。外阴部缺乏 5α- 还原酶,外生殖器向女性分化发育。

第二节　妊　娠　诊　断

临床上将妊娠全过程分为 3 个时期:第 13 周末以前称为早期妊娠,第 14~27 周末称为中期妊娠,第 28 周以后称为晚期妊娠。

一、早期妊娠的诊断

(一) 症状与体征

1. 停经　育龄有性生活史的健康妇女,平时月经周期规则,一旦月经过期,应考虑到妊娠。停经 10 日以上,应高度怀疑妊娠。若停经 2 个月以上,妊娠的可能性更大。停经是妊娠最早的症状,但不是妊娠所特有的症状。

2. 早孕反应　停经 6 周左右出现头晕、乏力、嗜睡、食欲不振、偏食、厌油腻、恶心、晨起呕吐等症状,称为早孕反应。多在停经 12 周左右自然消失。可能与体内人绒毛膜促性腺激素增多、胃肠功能紊乱有关。

3. 尿频　增大的子宫压迫膀胱所致,当子宫增大超出盆腔后,尿频症状自然消失。

4. 乳房的变化　孕妇自觉乳房胀痛及乳头疼痛。乳头、乳晕着色加深,乳头周围出现蒙氏结节。

5. 妇科检查　阴道黏膜和宫颈阴道部充血,呈紫蓝色,质软,子宫体增大变软。由于子宫峡部变得极软,双合诊检查时感觉宫颈与宫体似不相连,称为黑加征(Hegar sign)。停经 5~6 周时宫体呈球形,停经 8 周时,子宫体约为非孕时的 2 倍,停经 12 周时为非孕时的 3 倍,可在耻骨联合上方触及。

(二) 辅助检查

1. 妊娠试验　常用早孕试纸法检测受检者尿液,阳性结果结合临床表现可诊断妊娠。

2. 超声检查　是诊断早期妊娠快速、准确的方法。停经 35 日宫腔内见妊娠囊(图 3-4);妊娠 6 周可见胚芽和原始心管搏动。彩色多普勒超声可见胎儿心脏区彩色血流,可以确诊为早期妊娠活胎。

3. 宫颈黏液检查　镜检见椭圆体,无羊齿状结晶。

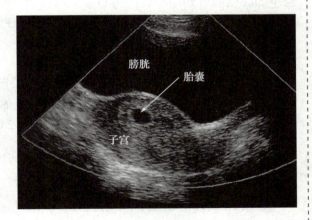

图 3-4　早孕期 B 型超声图像

4. 基础体温(BBT)测定　双相型体温的已婚妇女,停经后高温相持续 18 日不见下降,早期妊娠的可能性很大。高温相持续 3 周以上,早孕的可能性更大。

二、中、晚期妊娠的诊断

(一) 病史与症状

有早期妊娠经过,孕妇自觉腹部逐渐增大。初孕妇于妊娠 20 周开始感觉胎动,经产妇感觉略早些。

(二) 体征与检查

1. **子宫增大**　腹部检查可见增大的子宫。根据手测宫底高度或尺测耻上子宫长度可以估计胎儿大小及孕周(表 3-1)。

表 3-1　不同妊娠周数宫底高度与子宫长度

妊娠周数	手测宫底高度	尺测耻上子宫长度(cm)
12 周末	耻骨联合上 2~3 横指	
16 周末	脐耻之间	
20 周末	脐下 1 横指	18(15.3~21.4)
24 周末	脐上 1 横指	24(22.0~25.1)
28 周末	脐上 3 横指	26(22.4~29.0)
32 周末	脐与剑突之间	29(25.3~32.0)
36 周末	剑突下 2 横指	32(29.8~34.5)
40 周末	脐与剑突之间或略高	33(30.0~35.3)

2. **胎动**　是指胎儿的躯体活动。妊娠 20 周后孕妇可感觉到胎动,有时在腹部检查时可看到或触到。

3. **胎体**　妊娠 20 周后,经腹壁可触到子宫内的胎体,妊娠 24 周以后,触诊时可区分胎头、胎背、胎臀及胎儿肢体。

4. **胎心音**　听到胎心音能够确诊为妊娠且为活胎。妊娠 18~20 周后,用听诊器经孕妇腹壁能听到胎心音。胎心音呈双音,似钟表的“滴答”声,速度较快,正常胎心率为 110~160 次 / 分钟。胎心音在胎儿背部所在侧听诊最清楚,听诊时应将胎心音与子宫杂音、腹主动脉音及脐带杂音相鉴别。

(三) 辅助检查

超声检查不仅能够显示胎儿数目、胎产式、胎先露、胎方位、有无胎心搏动、胎盘位置及其与宫颈内口的关系、羊水量、评估胎儿体重,还能测量胎头双顶径、股骨长等多条径线,了解胎儿生长发育情况。在妊娠 18~24 周,可采用超声进行胎儿系统检查,筛查胎儿结构畸形。

三、胎姿势、胎产式、胎先露、胎方位

妊娠 28 周以前胎儿小,羊水相对较多,胎儿在子宫内活动范围较大,胎儿位置不固定。妊娠 32 周以后,胎儿生长迅速,羊水量相对减少,胎儿与子宫壁贴近,胎儿的姿势和位置相对恒定。

1. **胎姿势**　胎儿在子宫内的姿势称胎姿势。正常胎姿势为胎头俯屈,颏部贴近胸壁,脊柱略前弯,四肢屈曲交叉于胸腹前,其体积和体表面积均明显缩小,整个胎体成为头端小、臀端大的椭圆形。

2. **胎产式**　胎体纵轴与母体纵轴的关系称胎产式(图 3-5)。胎体纵轴与母体纵轴平行者,称为纵产式,占足月妊娠分娩总数的 99.75%;胎体纵轴与母体纵轴垂直者,称为横产式,仅占足月分娩总数的 0.25%;胎体纵轴与母体纵轴交叉者,称为斜产式。

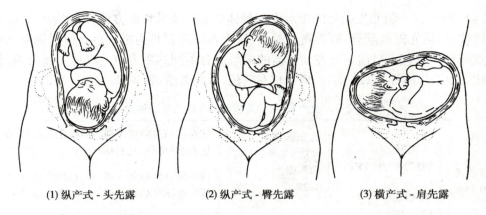

(1) 纵产式 - 头先露　　　　(2) 纵产式 - 臀先露　　　　(3) 横产式 - 肩先露

图 3-5　胎产式

斜产式属暂时的，在分娩过程中多转为纵产式，偶尔转成横产式。

3. 胎先露　最先进入骨盆入口的胎儿部分称胎先露。纵产式有头先露（图 3-6）和臀先露（图 3-7），横产式为肩先露。偶见头先露或臀先露与胎手或胎足同时入盆，称复合先露。

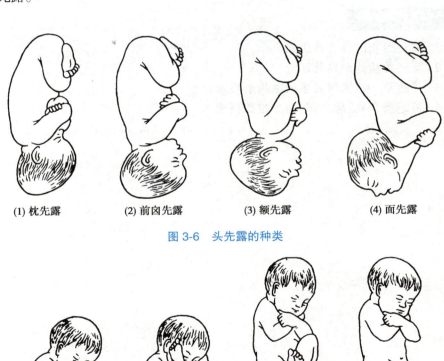

(1) 枕先露　　　　(2) 前囟先露　　　　(3) 额先露　　　　(4) 面先露

图 3-6　头先露的种类

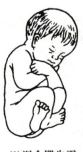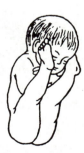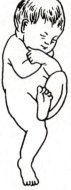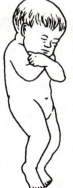

(1)混合臀先露　　(2) 单臀先露　　　(3) 单足先露　　　(4)双足先露

图 3-7　臀先露的种类

4. 胎方位　胎儿先露部的指示点与母体骨盆的关系称胎方位,简称胎位。枕先露以枕骨、面先露以颏骨、臀先露以骶骨、肩先露以肩胛骨为指示点。根据先露部指示点与母体骨盆入口前、后、左、右、横的关系而有不同的胎方位。以枕先露为例,胎头枕骨位于母体骨盆的左前方,应为枕左前位,以此类推(表3-2)。

表3-2　胎产式、胎先露和胎方位的关系及种类

纵产式 (99.75%)	头先露 (95.75%~97.75%)	枕先露 (95.55%~97.55%)	枕左前(LOA)枕左横(LOT)枕左后(LOP) 枕右前(ROA)枕右横(ROT)枕右后(ROP)
		面先露 (0.2%)	颏左前(LMA)颏左横(LMT)颏左后(LMP) 颏右前(RMA)颏右横(RMT)颏右后(RMP)
	臀先露 (2%~4%)		骶左前(LSA)骶左横(LST)骶左后(LSP) 骶右前(RSA)骶右横(RST)骶右后(RSP)
横产式 (0.25%)	肩先露 (0.25%)		肩左前(LScA)肩左横(LScP) 肩右前(RScA)肩右横(RScP)

(冯艳奇)

扫一扫
测一测

复习思考题

1. 简述胎儿附属物的组成。
2. 简述胎盘的形成及功能。
3. 简述早、中、晚期妊娠的临床表现及诊断。
4. 简述胎产式、胎先露、胎方位的概念。

第四章

产 前 保 健

学习要点

1. 掌握　产前检查时间；围生期定义；产科检查的内容和方法。
2. 熟悉　孕期用药原则；胎儿宫内情况监测。
3. 了解　孕期常见症状及处理；高危妊娠的处理；药物对胎儿的危害等级；遗传咨询、产前筛查与产前诊断。
4. 具备产前检查的基本技能，能进行腹部四步触诊及骨盆测量；能识别高危妊娠。
5. 能与孕妇及家属良好沟通，开展健康教育，指导孕妇自我识别高危妊娠并及时就医。

产前保健是围生期保健的关键，对及早发现高危妊娠，了解胎儿宫内发育状况及安全分娩，保障母儿健康意义重大。

围生医学（perinatology）是研究在围生期内对围生儿和孕产妇卫生保健的一门科学。有 4 种定义：①围生期Ⅰ：从妊娠满 28 周（即胎儿体重≥1000g 或身长≥35cm）至产后 1 周。②围生期Ⅱ：从妊娠满 20 周（即胎儿体重≥500g 或身长≥25cm）至产后 4 周。③围生期Ⅲ：从妊娠满 28 周至产后 4 周。④围生期Ⅳ：从胚胎形成至产后 1 周。目前我国采用围生期Ⅰ计算围生期死亡率。

第一节　孕期监护与管理

一、孕妇监护

孕妇监护的关键是产前检查。妊娠早、中晚期孕妇和胎儿有很大变化，产前检查的内容与次数有所不同。

（一）产前检查的时间和次数

首次产前检查的时间从确诊早期妊娠时开始，以妊娠 6~8 周时较宜。如首次检查无异常，则妊娠 20~36 周每 4 周检查 1 次，从妊娠 37 周起每周检查 1 次，即 20、24、28、32、36、37、38、39、40 周，共行 9~11 次产前检查。若检查有异常情况，应酌情增加产前检查次数，并转入高危门诊及时诊治，确保母儿安全（表 4-1）。

表 4-1　产前检查的次数与方案

	常规检查及保健	备查项目	健康教育
第 1 次检查 (6~13^{+6} 周)	1. 建立妊娠期保健手册 2. 确定孕周、推算预产期 3. 评估妊娠期高危因素 4. 血压、体重指数、胎心率 5. 血常规、尿常规、血型（ABO 和 Rh）、空腹血糖、肝功能和肾功能、乙型肝炎病毒表面抗原、梅毒和 HIV 筛查、心电图等	1. 丙型肝炎病毒筛查 2. 地中海贫血和甲状腺功能筛查 3. 宫颈细胞学检查 4. 宫颈分泌物检测淋球菌、沙眼衣原体和细菌性阴道病的检测 5. 胎儿染色体非整倍体异常的早孕期母体血清学筛查（PAPP-A 和游离 β-hCG）于妊娠 10~13^{+6} 周进行 6. 妊娠早期 B 型超声检查，妊娠 11~13^{+6} 周 B 型超声测量胎儿 NT 厚度 7. 妊娠 10~13^{+6} 周绒毛活检	1. 营养和生活方式的指导 2. 避免接触有毒有害物质和宠物 3. 慎用药物和疫苗 4. 改变不良生活方式；避免高强度、高噪音环境和家庭暴力 5. 续补充叶酸（0.4~0.8）mg/d 至 3 个月，有条件者也可服用含叶酸的复合维生素
第 2 次检查 (14~19^{+6} 周)	1. 分析首次产前检查的结果 2. 血压、体重、宫底高度、腹围、胎心率 3. 妊娠中期非整倍体母体血清学筛查（15~21^{+6} 周）	羊膜腔穿刺检查胎儿染色体（16~22^{+6} 周）	1. 妊娠中期胎儿非整倍体筛查的意义 2. 血红蛋白 <105g/L，补充元素铁 60~100mg/d 3. 开始补充钙剂，600mg/d
第 3 次检查 (20~23^{+6} 周)	1. 血压、体重、宫底高度、腹围、胎心率 2. 胎儿系统 B 型超声筛查（18~24 周） 3. 血常规、尿常规	宫颈评估（B 型超声测量宫颈长度，早产高危者）	1. 早产的认识和预防 2. 营养和生活方式的指导 3. 胎儿系统 B 型超声筛查的意义
第 4 次检查 (24~27^{+6} 周)	1. 血压、体重、宫底高度、腹围、胎心率 2. 75g 口服葡萄糖耐量试验 3. 血常规、尿常规	1. 抗 D 滴度复查（Rh 阴性者） 2. 宫颈阴道分泌物胎儿纤维连接蛋白（fFN）检测（早产高危者）	1. 早产的认识和预防 2. 营养和生活方式的指导 3. 妊娠期糖尿病筛查的意义
第 5 次检查 (28~31^{+6} 周)	1. 血压、体重、宫底高度、腹围、胎心率、胎位 2. 产科 B 型超声检查 3. 血常规、尿常规	B 型超声测量宫颈长度或宫颈阴道分泌物 fFN 检测	1. 分娩方式指导 2. 开始注意胎动 3. 母乳喂养指导 4. 新生儿护理指导
第 6 次检查 (32~36^{+6} 周)	1. 血压、体重、宫底高度、腹围、胎心率、胎位 2. 血常规、尿常规	1. β-溶血性链球菌筛查（35~37 周） 2. 肝功能、血清胆汁酸检测（32~34 周，怀疑妊娠期肝内胆汁淤积症的孕妇） 3. 无应激试验（NST）检查（高危者 32 周开始） 4. 心电图复查（高危者）	1. 分娩前生活方式指导 2. 分娩知识 3. 新生儿疾病筛查 4. 预防抑郁症

续表

常规检查及保健	备查项目	健康教育
第7-11次检查（37~41^{+6}周）	1. 血压、体重、宫底高度、腹围、胎心率、胎位、宫颈检查（Bishop评分） 2. 血常规、尿常规 3. NST检查（每周1次）	1. 产科B型超声检查 2. 评估分娩方式	1. 新生儿免疫接种 2. 产褥期指导 3. 胎儿宫内情况监护 4. 超过41周，住院并引产

（二）首次产前检查

1. 询问病史

（1）年龄：年龄过小容易发生难产；年龄过大，尤其是35岁以上的初孕妇容易发生妊娠期高血压疾病、产力异常等。

（2）职业：如接触有毒有害物质的孕妇，应行血常规及肝功能等检查。

（3）推算预产期（expected date of confinement，EDC）：从末次月经日期（last menstrual period，LMP）第一日算起，月份减3或加9，日数加7，所得日期即为预产期。若孕妇只记得农历日期，应先换算为公历再推算预产期。例如末次月经第一日为2017年4月20日，预产期应为2018年1月27日。实际分娩日期与推算的预产期可以相差1~2周。若孕妇未记清末次月经日期或哺乳期月经尚未来潮而妊娠者，可根据早孕反应出现时间、胎动开始时间、子宫底高度、B超检测胎囊大小及胎儿双顶径值等推测预产期。

（4）月经史及孕产史：询问初潮年龄，了解月经周期、末次月经日期。月经周期的长短影响预产期推算和胎儿生长发育的监测。若月经周期延长超过28~30天，预产期可相应推迟。初产妇重点询问孕次、流产史；经产妇了解分娩方式、有无难产史、死产史及有无产后出血等，并询问出生时新生儿情况。

（5）既往史及手术史：孕前有无心脏病、高血压、糖尿病、肝肾疾病等，注意发病时间及治疗情况。了解做过何种手术。

（6）本次妊娠过程：了解妊娠早期有无病毒感染及用药史；胎动出现的时间；有无阴道流血、头痛等。

（7）家族史：了解家族中有无高血压、糖尿病、多胎妊娠、遗传病、精神病等。

（8）配偶情况：有无遗传性疾病、肝炎病史等。

2. 全身检查　观察孕妇发育、营养与精神状态；注意身高与体态，身高145cm以下者常伴骨盆狭窄；测量体重，计算体重指数（BMI），BMI=体重（kg）/$[$身高（cm）$]^2$；测量血压，孕妇正常血压不应超过140/90mmHg；检查心脏有无病变；检查乳房发育情况，乳头有无凹陷；注意脊柱及下肢有无畸形，警惕骨盆形态异常；常规妇科检查确诊早期妊娠，了解生殖器官发育及有无畸形。

3. 辅助检查　行血常规、尿常规、TORCH检查、HIV筛查等检查；B超判断是否宫内妊娠、孕龄、胎儿数目及是否存活。

4. 健康教育　改变不良生活习惯如吸烟、酗酒；远离有害有毒物质如放射线、高温等；认识和预防阴道出血；慎用药物；减少工作强度；保持心情愉快。

知识链接

TORCH 检查

　　T 为弓形虫,O 为其他病原体,R 为风疹病毒,C 为巨细胞病毒,H 为单纯疱疹病毒。孕妇感染弓形虫或风疹病毒可致流产、死胎或先天畸形;感染巨细胞病毒可致胎儿中枢神经系统及心血管畸形;感染单纯疱疹病毒可致胎儿宫内感染。孕期感染 TORCH 可通过病原体检测、抗原检测及血清抗体检测明确诊断。

（三）妊娠中晚期产前检查

　　1. 询问病史　前次产前检查后有无出现异常情况如头晕、头痛、眼花、水肿、阴道流血、胎动变化。

　　2. 全身检查　测量孕妇体重及血压,评估体重及血压变化是否正常。孕妇腹壁及下肢有无水肿,妊娠晚期孕妇踝部或小腿以下可有水肿,经休息后消退者属于生理情况。

　　3. 产科检查　包括腹部检查、骨盆测量、阴道检查、肛门指诊。

　　（1）腹部检查:孕妇排尿后仰卧于检查床上,头部稍垫高,暴露腹部,双腿略屈曲稍分开,使腹肌放松。检查者站在孕妇右侧。

　　1）视诊:注意腹部形状及大小、有无水肿及手术瘢痕等。腹部过大、宫底过高者,可能为多胎妊娠、巨大胎儿、羊水过多;腹部过小、宫底过低者多考虑胎儿生长受限或孕周推算错误等;腹部呈横椭圆形者,肩先露的可能性大;尖腹或悬垂腹者可能伴有骨盆狭窄。

　　2）触诊:用软尺测量子宫长度和腹围。将软尺从耻骨联合上缘经脐至宫底,测量宫底长度;再将软尺经脐绕腹部一周测量腹围值。随后进行四步触诊法检查子宫大小、胎产式、胎先露、胎方位及先露部是否衔接(图 4-1)。在作前三步检查时,检查者面向孕妇头部,作第四步检查时,检查者应面向孕妇足端。

　　第一步:检查者两手置于宫底部,手测宫底高度,估计胎儿大小与妊娠周数是否相符。然后两手指腹相对交互轻推,判断宫底部的胎儿部分,若触及圆而硬且有浮球感的是胎头,宽而软且形态不规则为胎臀。

　　第二步:检查者两手掌分别置于腹部两侧,一手固定,另一手轻轻深按推送,两手交替进行。触到平坦饱满部分为胎背,确定胎背向前、向后或向侧方;若触及变形的高低不平部分则是胎儿肢体。

　　第三步:检查者右手拇指与其余四指分开,置于耻骨联合上方握住胎先露部,进一步查清是胎头还是胎臀,左右推动以确定是否衔接。若先露部仍可左右移动,表示尚未衔接;若不能推动,则已衔接。

　　第四步:检查者两手分别置于先露部的两侧,向骨盆入口处向下深按,核实胎先露部并评估胎先露入盆程度。

　　3）听诊:胎心在靠近胎背上方的孕妇腹部听得最清楚。枕先露时,胎心在脐右(左)下方;臀先露时,胎心在脐右(左)上方;肩先露时,胎心在靠脐部下方听得最清楚。

　　（2）骨盆测量:骨盆的大小及形状决定胎儿能否经阴道分娩。

　　1）骨盆外测量:可间接了解骨盆内径的大小及形状。

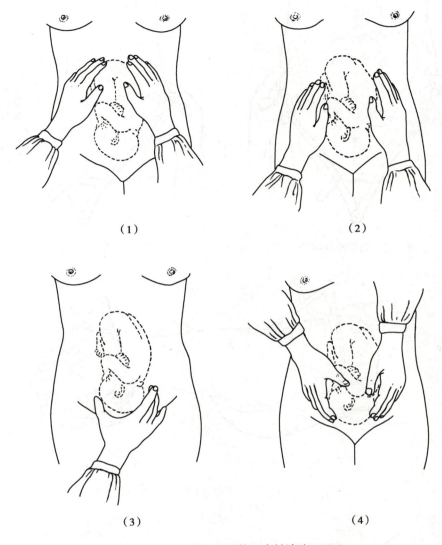

（1）　　　　　　　　　　　（2）

（3）　　　　　　　　　　　（4）

图 4-1　检查胎位的四步触诊法

① 髂棘间径（interspinal diameter，IS）：孕妇取伸腿仰卧位。测量两髂前上棘外缘的距离（图 4-2），正常值为 23~26cm。

② 髂嵴间径（intercristal diameter，IC）：孕妇取伸腿仰卧位。测量两髂嵴外缘间最宽距离（图 4-3），正常值为 25~28cm。

③ 骶耻外径（external conjugate，EC）：孕妇左侧卧位，右腿伸直，左腿屈曲。测量第 5 腰椎棘突下至耻骨联合上缘中点的距离（图 4-4），正常值为 18~20cm。第 5 腰椎棘突下相当于米氏菱形窝的上角，或相当于两侧髂嵴后连线中点下 1.5cm 处。此径线间接推测骨盆入口前后径的长度，是骨盆外测量中最重要的径线。

④ 坐骨结节间径（intertuberous diameter，IT）或称出口横径（transverse outlet，TO）：孕妇取仰卧抱膝位，充分暴露坐骨结节。测量两坐骨结节内侧缘间的距离（图 4-5）。正常值为 8.5~9.5cm。也可用检查者手拳估计，能容纳一成人横置手拳即属正常。此

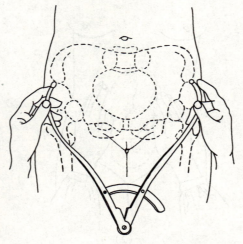

图 4-2 测量髂棘间径

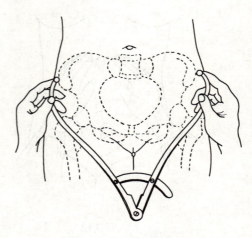

图 4-3 测量髂嵴间径

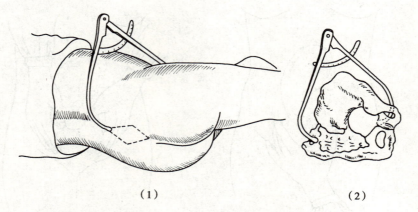

（1）

（2）

图 4-4 测量骶耻外径

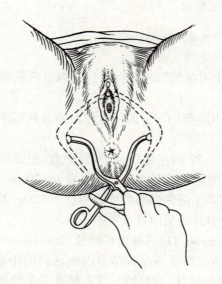

图 4-5 测量坐骨结节间径图

径线直接测出骨盆出口横径长度。此径线若小于8cm,应加测出口后矢状径。

⑤ 出口后矢状径(posterior sagittal diameter of outlet):为坐骨结节间径中点至骶骨尖端的长度。检查者戴指套的右手示指伸入孕妇肛门向骶骨方向,拇指置于孕妇体外骶尾部,两指共同找到骶骨尖端,用骨盆出口测量器一端放于坐骨结节间径的中点,另一端放于骶骨尖端处测量出口后矢状径(图4-6),正常值8~9cm。如出口后矢状径值与坐骨结节间径值之和>15cm,表明骨盆出口狭窄不明显。

⑥ 耻骨弓角度(angle of pubic arch):两手拇指尖斜着对拢置于耻骨

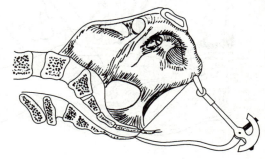

图 4-6 测量出口后矢状径

联合下缘,两拇指平放在耻骨降支上,测量两拇指间形成的角度即耻骨弓角度,正常值为90°(图4-7),小于80°为不正常。此角度反映骨盆出口横径的宽度。

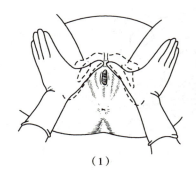
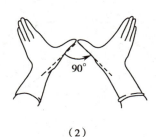
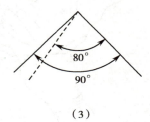

(1)　　　　　　　　　　(2)　　　　　　　　　　(3)

图 4-7 测量耻骨弓角度

2) 骨盆内测量:适用于骨盆外测量异常者。妊娠24~36周阴道松软时测量。孕妇取仰卧截石位,检查者戴消毒手套涂润滑油,操作要轻柔。

① 对角径(diagonal conjugate,DC):从耻骨联合下缘至骶岬上缘中点间的距离,正常值为12.5~13cm,此值减去1.5~2cm即骨盆入口前后径的长度,称真结合径。检查者将一手示、中指伸入阴道,用中指指尖触及骶岬上缘中点,示指上缘紧贴耻骨联合下缘,另一手示指正确标记该接触点,抽出阴道内手指,测其中指尖端到该接触点的距离,即为对角径(图4-8)。若测量时阴道内的中指尖触不到骶岬,表示对角径值>12.5cm。

② 坐骨棘间径(bi-ischial diameter):测量两坐骨棘间的距离,正常值为10cm。方法为一手示、中指伸入阴道内,触及两侧坐骨棘,估计其间的距离(图4-9)。也可用中骨盆测量器,所测得的数值较准确。该径线小于正常影响临产后胎先露下降。

③ 坐骨切迹(incisura ischiadica)宽度:代表中骨盆后矢状径,其宽度为坐骨棘与骶骨下部间的距离,即骶棘韧带宽度。将阴道内的示指置于该韧带上移动(图4-10),若能容纳3横指(约5.5~6cm)为正常,否则为中骨盆狭窄。

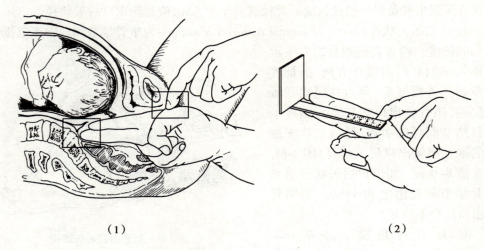

（1）　　　　　　　　　　　　　　　　（2）

图 4-8　测量对角径

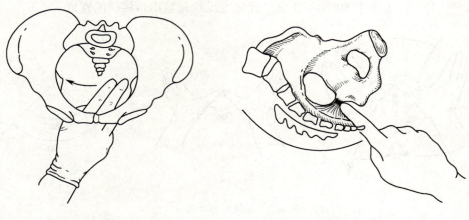

图 4-9　测量坐骨棘间径　　　　　　图 4-10　测量坐骨切迹宽度

（3）阴道检查：妊娠 24 周左右首次产前检查时需测对角径；妊娠最后一个月内应避免阴道检查。

（4）肛门指诊：了解胎先露部、坐骨棘间径、坐骨切迹宽度、骶骨前面的弯曲度及骶尾关节活动度，可测量骨盆出口后矢状径。

4. 辅助检查　常规查血常规、尿常规、肝功能、肾功能、糖耐量、宫颈细胞学检查、阴道分泌物、尿蛋白、尿糖等。若有高危因素酌情作以下检查：①若有合并症或并发症，行血液化学、电解质测定，必要时做胸透、心电图、乙肝表面抗原抗体等检查。②对胎位不正、胎心听不清、多胎妊娠、怀疑有胎儿畸形者，应行 B 超检查确诊。③对有死胎死产史、胎儿畸形史者、高龄孕妇和患有遗传性疾病的孕妇，行甲胎蛋白检测、唐氏筛查、羊水细胞培养做染色体核型分析等。

5. 进行孕期卫生宣教，预约下次复诊时间。

二、孕妇管理

1. 实行孕妇系统保健三级管理　城市开展医院三级管理(市、区、街道)和妇幼保健机构三级管理(市、区、基层卫生院),农村开展县乡村三级管理(县医院和县妇幼保健站、乡卫生院、村妇幼保健人员)。通过三级分工,基层医院或保健站对孕产妇负责,定期检查,及时发现高危孕妇并转至上级医院进行监护处理,确保母儿安全。

2. 使用孕妇系统保健手册　确诊早孕时即建立保健手册,系统管理至产褥期结束(产后满6周)。手册记录每次产前检查时孕妇和胎儿情况及处理意见,医院住院分娩时应提交孕妇保健手册,出院时需将住院分娩及产后母婴情况填写完整后将手册交给产妇,由产妇交至居住的基层医疗保健组织,行产后访视(详见第六章第三节),最后汇总至县、区妇幼保健所进行详细的统计分析。

3. 筛查监护和管理高危妊娠　通过产前检查,尽早筛查出高危妊娠,专册登记并在《孕产妇系统保健手册》上标记,及时评估与诊治。对高危因素复杂或病情严重者,尽快转诊上级医疗机构,提高"三率"(高危妊娠检出率、高危妊娠随诊率、高危妊娠住院分娩率),降低孕产妇死亡率、围生儿死亡率和病残儿出生率。

第二节　胎儿健康状况评估

一、胎儿宫内监护

(一)确定是否为高危儿

高危儿包括:①孕龄<37周,或≥42周。②出生体重<2500g。③巨大儿(体重≥4000g)。④大于孕龄儿。⑤生后1分钟Apgar评分≤4分。⑥高危产妇分娩的新生儿。⑦手术产儿。⑧新生儿的兄姐有新生儿期死亡。⑨多胎妊娠胎儿。⑩产时感染。

(二)胎儿宫内监护的内容

1. 妊娠早期　妇科检查确定子宫大小与妊娠周数是否相符;B超检查核定妊娠周数,妊娠第5周可见妊娠囊,妊娠第6周可见胚芽及原始心管搏动。

2. 妊娠中期　手测宫底高度或尺测子宫长度及腹围,判断胎儿大小与妊娠周数是否相符;监测胎心率;B超检查胎儿有无畸形;开展唐氏筛查。

3. 妊娠晚期

(1)定期产前检查:询问孕妇自觉症状如头晕、头痛等,监测心率、血压及体重变化,检查下肢水肿及必要的全身体检。手测宫底高度或尺测子宫长度及腹围值,了解胎儿大小、胎产式、胎方位,胎心监测。

(2)胎动计数:孕妇自测胎动是评估胎儿宫内情况最简便有效的方法之一。随着孕周增加胎动次数逐渐增多,至妊娠足月,由于羊水量减少和胎儿活动空间变小胎动又逐渐减少。如果胎动<6次/2小时或减少50%,提示胎儿宫内缺氧。

(3)B超检查:测量胎头双顶径、股骨长等观察胎儿大小,了解胎动、羊水情况。进行胎儿畸形筛选,判断胎盘位置与成熟度。

(4)胎儿电子监护:从妊娠34周开始,通过动态连续观察并记录胎心率(fetal

heart rate,FHR)变化,了解胎动、宫缩与胎心的关系,用以评估胎儿宫内安危状况。

1)胎心率监测

① 胎心率基线(FHR-baseline,BFHR):指无胎动和无宫缩影响时,10 分钟以上的 FHR 平均值。胎心率基线包括每分钟心搏次数(bpm)及 FHR 变异。正常 FHR 为 110~160bpm。FHR>160bpm 或 <110bpm,持续 10 分钟,为心动过速或心动过缓。FHR 变异即基线摆动,指 FHR 有小的周期性波动,包括胎心率摆动幅度(正常波动范围为 6~25bpm)和摆动频率(1 分钟内波动次数,正常 ≥ 6 次)。基线摆动表示胎儿有一定的储备能力,是胎儿健康的表现。FHR 基线变平即变异消失,提示胎儿储备能力丧失(图 4-11)。

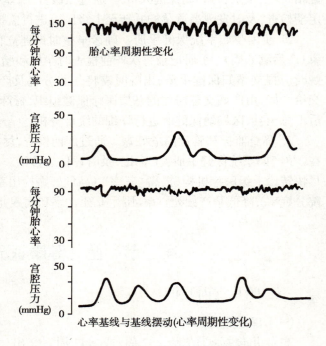

图 4-11 胎心率基线与基线摆动

② 胎心率一过性变化:受胎动、触诊、声响等刺激后胎心率暂时性增快或减慢,随之又恢复到基线水平,是判断胎儿安危的重要指标。

A 加速:子宫收缩时胎心率基线暂时增加 15bpm 以上,持续时间 >15 秒,是胎儿良好的表现,可能为胎儿躯干局部或脐静脉暂时受压。

B 减速:随宫缩出现的暂时性胎心率减慢。

早期减速(early deceleration,ED):特点为 FHR 曲线下降几乎与宫缩曲线上升同时开始,FHR 曲线的最低点与宫缩曲线高峰相对应,即波谷对波峰,下降幅度 <50bpm(图 4-12),时间短,恢复快,宫缩后即恢复正常。为宫缩时胎头受压,脑血流量一时减少的表现,不受孕妇体位或吸氧而改变。

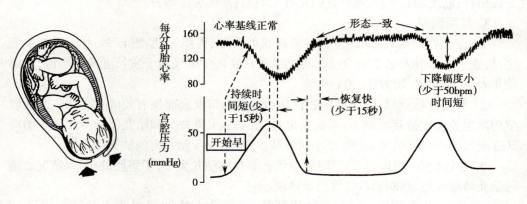

图 4-12 胎心率早期减速

变异减速（variable deceleration，VD）：特点为 FHR 减速与宫缩无固定关系，下降迅速且下降幅度大（>70bpm），持续时间长短不一，但恢复迅速（图 4-13）。为子宫收缩时脐带受压兴奋迷走神经所致。

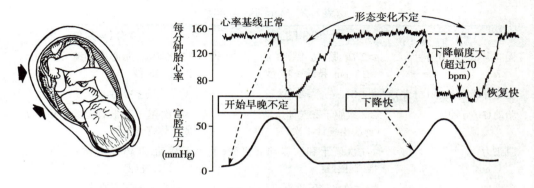

图 4-13　胎心率变异减速

晚期减速（late deceleration，LD）：特点为 FHR 减速在宫缩高峰后出现，即波谷落后于波峰，时间差多在 30~60 秒，下降幅度 <50bpm，FHR 恢复时间较长（图 4-14）。为胎盘功能不良、胎儿缺氧的表现。

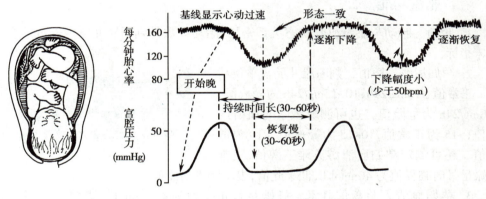

图 4-14　胎心率晚期减速

2）预测胎儿宫内储备能力

① 无应激试验（nonstress test，NST）：在无宫缩、无外界刺激时观察胎动时 FHR 的变化，了解胎儿宫内储备能力。胎动时伴有一过性胎心率加快。试验时间 20~40 分钟。反应型：20 分钟≥2 次胎动伴胎心率加速 >15bpm、持续 15 秒；无反应型：20 分钟 <1 次胎动伴胎心率加速 <15bpm、持续 15 秒，应寻找原因。可作为缩宫素激惹试验前筛选。

② 缩宫素激惹试验（oxytocin challenge test，OCT）：又称宫缩应激试验（contraction stress test，CST），静脉滴注缩宫素或刺激乳头诱发宫缩，致胎盘一过性缺氧，观察宫缩时胎心率的变化，测定胎儿储备能力。阳性：连续 3 次以上宫缩均出现晚期减速，或多发变异减速，提示胎盘功能减退；阴性：无晚期减速和明显的变异减速，提示胎盘功能良好，1 周内无胎儿死亡危险。

③ 胎儿生物物理监测：联合胎心电子监护及 B 超，观察胎儿宫内情况。Manning 评分法（表 4-2），满分 10 分，10~8 分为无急慢性缺氧，8~6 分可能有急或慢性缺氧，6~4 分有急或慢性缺氧，4~2 分有急性缺氧伴慢性缺氧，0 分有急慢性缺氧。综合监测更准确。

表 4-2　Manning 评分法

项目	2 分（正常）	0 分（异常）
无应激试验（20 分钟）	≥2 次胎动伴胎心率加速 ≥15bpm，持续 ≥15 秒	<2 次胎动，胎心率加速 <15bpm，持续 <15 秒
胎儿呼吸运动（30 分钟）	≥1 次，持续 ≥30 秒	无或持续 <30 秒
胎动（30 分钟）	≥3 次躯干和肢体运动（连续出现计 1 次）	≤2 次躯干和肢体运动；无活动或肢体完全伸展
肌张力	≥1 次躯干和肢体伸展复屈，手指摊开合拢	无活动；肢体完全伸展；伸展缓慢，部分复屈
羊水量	最大羊水暗区垂直直径 ≥2cm	无或最大暗区垂直直径 <2cm

（5）羊膜镜检查：观察羊水颜色，判断胎儿安危。若混有胎粪者呈黄色、黄绿色甚至深绿色，提示胎儿宫内缺氧。

（6）其他：彩色多普勒超声监测胎儿脐动脉和大脑中动脉血流。

二、胎盘功能检查

1. 胎动　胎动与胎盘血管状态关系密切，胎动计数是判断胎儿宫内安危的重要临床指标。

2. 孕妇尿雌三醇值　判断胎儿胎盘单位功能。正常值 >15mg/24h，10~15mg/24h 为警戒值，<10mg/24h 为危险值。也可测雌激素与肌酐的比值，>15 为正常值，10~15 为警戒值，<10 为危险值。还可测定孕妇血清游离雌三醇值，正常妊娠足月时临界值为 40nmol/L，低于此值，表示胎盘功能低下。

课堂提问

为什么检测孕妇尿雌三醇值可以用于胎盘功能检查？

3. 孕妇血清人胎盘催乳素　妊娠足月正常值为 4~11mg/L。若妊娠足月该值 <4mg/L 或突然降低 50%，提示胎盘功能低下。

三、胎儿成熟度检查

1. 正确推算妊娠周数，计算胎龄。

2. 估算胎儿大小　尺测子宫长度及腹围进行估算［胎儿体重（g）= 宫高（cm）× 腹围（cm）+200］。

3. B 超检测　胎头双顶径（BPD）值 >8.5cm，提示胎儿已成熟。

4. 羊水检查　羊水中卵磷脂 / 鞘磷脂比值（L/S）>2，或羊水泡沫试验两管液面均有完整泡沫环，表明 L/S ≥2，均提示胎儿肺成熟。

四、胎儿先天畸形及其遗传性疾病的宫内诊断

详见第二十六章第四、五节。

第三节 孕期指导及常见症状的处理

一、营养指导

孕期摄入的营养要高于非孕期。妊娠期母体营养不良,影响胎儿生长和智力发育,导致器官发育不全、低体重儿及胎儿生长受限等,还可能造成流产、早产、胎儿畸形、胎死宫内。孕期应加强营养,保持食物高热量,摄入丰富的蛋白质、脂肪、碳水化合物、微量元素(铁、钙、锌等)、各种维生素(维生素 A、维生素 D 等),但需注意营养过度,应监测体重变化,以免导致巨大胎儿或微量元素过量发生中毒反应。

二、卫生指导

1. 活动与睡眠　孕妇每日应有 8~9 小时的睡眠,保证 1 小时午休,宜左侧卧位。孕妇可坚持工作,做日常家务,避免重体力劳动。

2. 衣着与卫生　衣着应舒适宽松,不宜束胸束腹,不宜穿紧边高筒袜和高跟鞋,以免影响血液循环和胎儿宫内活动,导致胎儿发育异常。妊娠期孕妇汗腺及皮脂腺分泌增多,应勤洗澡、勤更衣。妊娠最后 3 个月不宜盆浴,以免造成阴道感染。妊娠后期应用温水擦洗乳头,若乳头内陷,则可在孕期每日用手指轻轻向外牵拉使之凸起,以免哺乳时新生儿吸吮困难。

3. 性生活指导　妊娠前 3 个月和后 3 个月,均应避免性生活,以防流产、早产与感染。

三、用药指导

1. 用药原则　孕妇应谨慎用药,尤其孕早期为胎儿器官形成的关键时期,用药应将母婴安全放在首位。选择对胚胎、胎儿无损害且对孕妇所患疾病最有效的药物。

孕产妇用药原则:用药需有明确指征且在医生指导下使用;能用一种药物的避免联合用药;能用疗效肯定的老药不用尚未确定对胎儿有无不良影响的新药;能用小剂量的尽量避免使用大剂量;严格掌握药物剂量和用药持续时间,注意及时停药;妊娠早期若病情允许,尽量推迟到妊娠中晚期再用药;若病情所需,在妊娠早期使用对胚胎、胎儿有害的致畸药物,则应终止妊娠。尽量采用 A、B 级药物,妊娠 12 周内不用 C、D、X 级药物。

2. 药物对胎儿的危害性等级　美国食品药品监督管理局(FDA)将药物对胎儿的危害分为 A、B、C、D、X 五级。

A、B 级药物,对胎儿无危害或无副作用,孕期一般可安全使用,如多种维生素类、一些抗生素(如青霉素族、头孢类)等。

C、D 级药物,对胎儿有危害(致畸或流产),但对孕妇有益,须权衡利弊后慎用。如抗生素(庆大霉素)、激素类药物。

X 级,对胎儿有危害,对孕妇无益,此类为孕期禁用药,如抗癌药物、性激素(雌激素、合成孕激素)等。

四、常见症状及处理

1. 消化系统　妊娠早期出现恶心、晨起呕吐者,饮食应清淡、少食多餐。给予维生素

B_6 10~20mg，每日 3 次口服；消化不良者，给予维生素 B_1 20mg、干酵母 3 片及胃蛋白酶 0.3g，饭时与稀盐酸 1ml 同服，每日 3 次，也可服用健脾开胃中药。呕吐严重者按妊娠剧吐处理。

2. 贫血　孕妇于妊娠中晚期对铁需求量增多，于妊娠 16~20 周补充铁剂，如富马酸亚铁 0.2g 或硫酸亚铁 0.3g，每日 1 次口服，预防贫血。已发生贫血者，应查明原因治疗。孕期缺铁性贫血多见，治疗时应加大铁剂量，可给予富马酸亚铁 0.4g 或硫酸亚铁 0.6g，同时补充维生素 C 和钙剂增加铁吸收。

3. 下肢肌肉痉挛　是孕妇缺钙的表现，妊娠后期多见，常发生在小腿腓肠肌，夜间多发。痉挛发作时应伸直痉挛的下肢，局部按摩，痉挛可迅速缓解。注意补钙。

4. 便秘　妊娠期肠蠕动及肠张力减弱，增大的子宫及胎先露部压迫，易发生便秘及排便困难。每日清晨饮开水一杯，多吃富含纤维素的新鲜蔬菜和水果，适当运动，养成良好的排便习惯。必要时用缓泻剂，如果导片或开塞露、甘油栓，禁用峻泻剂，不宜灌肠，以免引起流产或早产。

5. 下肢及外阴静脉曲张　妊娠晚期增大的子宫压迫下腔静脉，致盆腔和下肢静脉回流受阻所致。妊娠后期避免久站和蹲位，下肢可绑弹性绷带，睡眠时适当垫高下肢，以利静脉回流。分娩时防止外阴静脉曲张破裂。

6. 腰背痛　妊娠期由于关节韧带松弛，增大的子宫前突致躯体重心后移，腰椎前突使背伸肌处于持续紧张状态，出现轻微腰背痛，休息时可在腰背部垫枕头缓解疼痛。若腰痛明显，应查找原因，对因治疗。

7. 下肢水肿　妊娠后期踝部及下肢轻度水肿，经休息后消退，属正常现象。若不消退或水肿明显者，注意是否有妊娠期高血压疾病或肾脏疾病等。

8. 痔疮　妊娠晚期多见或明显加重。增大的子宫压迫与腹压增高使痔静脉回流受阻所致。多吃蔬菜和水果，适当运动，少食辛辣食物。必要时口服缓泻剂软化大便纠正便秘。

9. 仰卧位低血压　妊娠晚期孕妇若较长时间取仰卧姿势，增大的子宫压迫下腔静脉，致回心血量及心排出量减少，出现低血压。应改为左侧卧位，血压可迅速恢复正常。

10. 外阴阴道假丝酵母菌病　30% 孕妇的阴道分泌物中可检测出假丝酵母菌。大部分孕妇没有症状，少数出现阴道分泌物增多、外阴瘙痒等症状者，可阴道局部放置克霉唑栓剂治疗。

第四节　遗传咨询、产前筛查与产前诊断

出生缺陷（birth defects）是指出生前已存在（在出生前或生后数年内发现）的结构、功能或代谢异常。多由遗传、环境因素或二者相互作用引起。出生缺陷分：①胎儿自身发育不良导致的结构和功能畸形。②子宫内环境改变所致的胎儿结构畸形。③发育正常的胎儿受外界因素损害影响了正常发育过程。我国为出生缺陷高发国家之一，出生缺陷是导致儿童和成人残疾的主要原因。遗传咨询、产前筛查与产前诊断是防范出生缺陷的重要环节。

出生缺陷防治分三级：一级预防为孕前干预，通过婚前医学检查、孕前咨询和致病微生物检查，预防出生缺陷的发生；二级预防为产前干预，通过产前筛查与产前诊断，阻止缺陷儿出生或宫内治疗矫治畸形；三级预防为产后干预，开展新生儿疾病筛

查,对出生缺陷患儿早期诊断及时治疗。一级预防和二级预防是重点。

一、遗传咨询

遗传咨询(genetic counselling)是由从事医学遗传的专业人员或咨询医师,对咨询者就其提出的家庭中遗传性疾病的发病原因、遗传方式、诊断、预后、复发风险、防治等问题予以解答,并就咨询者提出的婚育问题提出医学建议。

(一)遗传咨询的意义

在细胞遗传学、分子生物学、分子遗传学的基础上,结合临床遗传学,及时确定遗传性疾病患者和携带者,预测其后代患病概率,商讨应对措施,减少遗传病儿出生,降低遗传性疾病发生率,提高人群遗传素质和人口质量,达到优生优育的目的。

(二)遗传咨询的对象

包括:①夫妇双方或家系成员患有某些遗传病或先天畸形者,曾生育过遗传病患儿或先天畸形的夫妇。②不明原因智力低下或先天畸形儿的父母。③不明原因的反复流产或有死胎、死产等情况的夫妇。④孕期接触不良环境因素以及患有某些慢性病的孕妇。⑤常规检查或常见遗传病筛查发现异常者。⑥其他需要咨询者,如婚后多年不育的夫妇、35岁以上的高龄孕妇或长期接触不良环境因素的育龄青年男女。

(三)人类疾病的遗传方式

人类遗传性疾病分5类:①染色体疾病。②单基因遗传病。③多基因遗传病。④体细胞遗传病。⑤线粒体遗传病。体细胞遗传病与线粒体遗传病多发生在成人。本节介绍染色体疾病、单基因遗传病、多基因遗传病。

1. 染色体疾病　最常见。染色体异常包括数目异常和结构异常。数目异常分整倍体(如三倍体、四倍体等)和非整倍体(如18-三体、21-三体、45,X综合征等);结构异常包括染色体缺失、插入、易位、倒位、环形染色体等。染色体疾病破坏基因平衡状态,影响人体相关器官的分化发育,绝大多数在妊娠早期因胎儿死亡而流产,自然淘汰率为94%,0.5%的新生儿可患此类疾病。目前尚无有效的治疗方法,应早期诊断,及时终止妊娠。

2. 单基因遗传病　由单个基因突变导致的疾病。其遗传方式及再发风险符合Mandel规律,分为常染色体显性遗传、常染色体隐性遗传、性连锁显性遗传、性连锁隐性遗传。虽较少见,但可遗传至后代,危害大。包括分子病与先天性代谢缺陷病。

3. 多基因遗传病　指遗传信息通过两对及以上致病基因的累积效应所致的遗传病。由遗传与环境因素共同起作用。特征为:①畸形显示从轻到重的连续过程,病情严重程度与基因缺陷的多少相关。②常有性别转移,如足内翻多见于男性,腭裂多见于女性。③累加效应。

多基因遗传病有家族聚集倾向,但没有单基因遗传病的系谱特征,如先天性畸形(脊柱裂、无脑儿、先天性心脏病等),以及某些人类常见疾病(如原发性高血压、精神分裂症、糖尿病等)。

(四)遗传咨询的步骤

1. 明确诊断　通过家系调查、系谱分析、临床特征、实验室检查,确定是否存在遗传病。若咨询者为近亲结婚,对其遗传性疾病的影响作正确评估,做出正确诊断。

2. 确定遗传方式　根据遗传性疾病类型和遗传方式,预测子代再发病的风险率。若宫内胚胎或胎儿接触致畸因素,要根据致畸原的毒性、剂量及胎龄等综合分析对胚胎或胎儿的危害性。

3. 近亲结婚对遗传性疾病的影响 近亲结婚指夫妇双方有共同祖先,有血缘关系,有共同的特定基因包括致病基因。近亲结婚子代遗传性疾病患病风险明显增加。

4. 提出医学建议

(1) 不能结婚:①直系血亲和三代以内的旁系血亲。②重症智力低下者。男女双方均患病无法承担家庭义务及养育子女者。③男女双方均患相同的遗传性疾病或男女双方家系中患相同的遗传性疾病。

(2) 暂缓结婚:有可以矫正的生殖器官畸形,在矫形手术前暂缓结婚,矫形手术后再择期结婚。

(3) 可以结婚,但禁止生育:①男女双方患有严重的相同的常染色体隐性遗传病。②男女一方患严重的常染色体显性遗传病。③男女一方患多基因遗传病并属高发家系(指除患者本人外其父母兄弟姐妹中有一人或更多人患同样疾病)者。

(4) 限制生育:产前能准确诊断或植入前诊断的遗传病可在获得确诊报告后选择性生育健康胎儿。对不能产前诊断的 X 连锁隐性遗传病,可经产前诊断明确胎儿性别后选择性生育。

(5) 领养孩子:对部分高风险夫妇,可领养孩子。

(6) 人工授精:夫妇双方均是常染色体隐性遗传病携带者;男方为常染色体显性遗传病患者;男方为能导致高风险、可存活出生畸形的染色体平衡易位携带者,采用健康捐精者精液人工授精预防遗传病。

(7) 捐卵者卵子体外受精,子宫内植入:常染色体显性遗传病患者,或导致高风险、可存活出生畸形的染色体平衡易位携带者。

(五) 遗传咨询的类别和对策

1. 婚前咨询 婚前医学检查:通过询问病史、家系调查、系谱分析、临床表现及实验室检查,确诊遗传缺陷。根据遗传规律,评估下一代发病风险,指导优生优育,防范遗传性疾病发生。婚前医学检查是婚前咨询的重要环节,发现影响婚育的遗传性疾病或先天畸形,提出医学建议:暂缓结婚、可以结婚禁止生育、限制生育、不能结婚。

2. 孕前咨询 是控制遗传性疾病或出生先天缺陷的最重要的措施。夫妻准备生育前到医院进行孕前检查,可以早期发现生殖系统疾病,评估遗传性疾病风险,接受优生优育健康教育。在神经管畸形高发地区,指导妇女孕前服用叶酸,可降低 70% 的先天性神经管畸形的发生。

3. 产前咨询 主要内容:①夫妻一方或亲属中有遗传病儿或先天性畸形儿,下一代患病概率及能否预测。②已生育患儿再生育是否仍是患儿。③妊娠期尤其是妊娠前 3 个月接触过化学毒物、放射线或感染过风疹病毒等,是否会影响胎儿健康。

4. 一般遗传咨询 主要内容:①夫妇一方有遗传病家族史是否可累及本人及其子女。②生育过畸形儿是否是遗传病,能否影响下一代。③夫妇多年不孕或习惯性流产,希望获得生育指导。④夫妇一方已确诊为遗传病,咨询治疗措施及疗效。⑤夫妇一方接受放射线、化学物质或有害生物因素影响,是否影响下一代。

(六) 遗传咨询遵循的原则

1. 尽可能收集证据原则 首先要确诊,应详细了解相关病例资料,询问既往不良分娩史如习惯性流产、死胎及死产史,注意收集其他佐证如医院记录、既往基因诊断为携带者的检测报告等。

2. 非指令性咨询原则　在遗传咨询的选择中没有绝对正确或绝对错误的方案。2003 年国家卫生部颁布的《产前诊断技术管理办法》明确规定遗传咨询时医生给出医学建议,患者及亲属自行选择。

3. 尊重患者原则　因缺乏相关遗传性疾病知识咨询者常表现为忧虑、罪恶感,特别是在等待诊断结果时。医生应将咨询者本人的利益放在首位耐心解释,消除咨询者及其家属的忧虑。

4. 知情同意原则　家属为减少患者生理或心理上的伤害,常要求医生不要告知患者真相。随着社会的进步,告知真相已成为医学道德的基本原则。对于产前诊断技术及诊断结果,经治医师应基于科学的态度,向孕妇或家属告知技术的安全性、有效性和风险性,使孕妇或家属理解技术可能存在的风险和结果的不确定性,做到知情同意并自主作出决定。

5. 守密和信任原则　保密是遗传咨询的基本原则。在未取得许可时,不得将遗传检测结果告知除其家属的第三者,如雇主、保险公司和学校,未经许可也不能用于科学研究。

二、产前筛查

对胎儿遗传性疾病筛查又称产前筛查,是预防大多数先天缺陷儿出生的重要手段。目前主要针对唐氏综合征和神经管畸形。

(一)非整倍体染色体异常

非整倍体染色体胚胎 50% 在妊娠早期流产,存活者亦有明显的智力障碍,多见于唐氏综合征。

1. 妊娠中期筛查　唐氏综合征患者甲胎蛋白(AFP)降低、hCG 升高、E_3 降低。可采用三联法即检查上述三项指标,考虑孕妇年龄、孕龄,计算出唐氏综合征的风险度。风险阈值设定为 35 岁孕妇的风险度(妊娠中期为 1:280)时,阳性率为 5%,可检测出 60%~75% 的唐氏综合征和部分其他非整倍体染色体异常。

2. 妊娠早期筛查　孕妇血清学检查、超声检查或者二者结合,检出率 85%~90%。常用的血清学指标为 β-hCG 和妊娠相关血浆蛋白 A。超声检查胎儿颈项透明层和胎儿鼻骨。

3. 染色体疾病的高危因素　①孕妇年龄大于 35 岁的单胎妊娠。②孕妇年龄大于 31 岁的双卵双胎妊娠。③夫妇中一方染色体易位。④夫妇中一方染色体倒置。⑤夫妇非整倍体异常。⑥前胎常染色体三体史。⑦前胎 X 染色体三体(47,XXX 或 47,XXY)者。⑧前胎染色体三倍体。⑨妊娠早期反复流产。⑩产前超声发现胎儿严重的结构畸形。

(二)神经管畸形

1. 血清学筛查　检测孕妇妊娠中期血清 AFP。90% 神经管畸形患者 AFP 升高。95% 神经管畸形患者无家族史,影响孕妇血清 AFP 水平的因素包括孕龄、孕妇体重、糖尿病、胎儿畸形等。

2. 超声筛查　妊娠中期超声检查可确诊 99% 神经管畸形患者。

3. 高危因素　①家族史为 5%。②暴露在特定的环境中如高热、Ⅰ 型糖尿病。

③与神经管畸形有关的遗传综合征和结构畸形如 Jarco-Levin 综合征。④高发地区如我国东北地区。⑤在患者中发现抗叶酸受体抗体的比例增高。

（三）先天性心脏病

先天性心脏病无遗传背景，发病率约 0.7%。某些单纯性的瓣膜病变如室间隔缺损，目前无法产前诊断。但对存在心脏血流异常的高危儿如左（右）心脏发育不良、主动脉狭窄等，可在妊娠 20~22 周常规进行超声心动图检查，于妊娠晚期复查。

（四）胎儿结构畸形

于妊娠 18~24 周采用超声波检查可发现 50%~70% 的胎儿结构畸形，尤其是无脑儿、脑膨出及开放性脊柱裂等严重疾病。但如甲状腺缺如及先天性巨结肠等还暂不能确诊。

三、产前诊断

产前诊断（prenatal diagnosis）又称宫内诊断或出生前诊断，指在出生前通过影像学、生物化学、细胞遗传学等技术，了解胚胎或胎儿的发育状态如有无畸形，是否患有先天性与遗传性疾病，为宫内治疗（手术、药物或基因治疗）及选择性终止妊娠提供指导。

（一）产前诊断的对象

①羊水过多或过少。②妊娠早期致畸物质接触史。③夫妇一方有先天性疾病或遗传性疾病，或有遗传病家族史。④生育过先天性严重缺陷儿。⑤胎儿发育异常或胎儿有可疑畸形。⑥35 岁以上的高龄孕妇。

（二）产前诊断的疾病

1. 染色体病
2. 性连锁遗传病
3. 遗传性代谢缺陷病
4. 先天性结构畸形

（三）产前诊断常用方法

详见第二十六章第四、五节。

（四）胎儿染色体病的产前诊断

详见第二十六章第四、五节。

（五）胎儿结构畸形的产前诊断

1. 胎儿超声检查　详见第二十六章第四节。
2. 胎儿磁共振成像检查　用于超声检查不能确诊的疾病如中枢神经系统畸形、胎儿颈部肿物等。

（冯　玲）

扫一扫
测一测

复习思考题

1. 试述腹部四步触诊的目的与检查方法。
2. 骨盆外测量径线与正常值包括？
3. 如何监测胎盘功能？
4. 如何判断胎儿成熟度？
5. 目前产前诊断的疾病有哪些？

第五章

正 常 分 娩

 学习要点

1. 掌握　分娩的临床经过及处理。
2. 熟悉　枕先露的分娩机制。
3. 熟悉　影响分娩的四个因素。
4. 熟悉　临产的诊断标准。
5. 具备判断和处理产程的能力,能与孕妇及家属进行良好的沟通。

　　妊娠满 28 周(196 日)及以上,胎儿及其附属物从临产开始到全部从母体娩出的过程称为分娩。妊娠满 28 周至不满 37 足周(196~258 日)间分娩称为早产;妊娠满 37 周至不满 42 足周(259~293 日)间分娩称为足月产;妊娠满 42 周(294 日)及以后分娩称为过期产。

知识链接

分娩动因

　　分娩触发机制复杂,学说众多,有不少学说试图解释,如炎症反应学说、机械性理论学说、神经介质学说以及内分泌控制学说等,但都不能很好地阐明分娩发动的始发原因。目前认为是多种因素综合作用的结果。不管分娩动因如何,宫颈成熟是分娩发动的必备条件,缩宫素与前列腺素是促进宫缩的最直接因素。

第一节　影响分娩的因素

　　影响分娩的因素有产力、产道、胎儿及精神心理因素,若各因素均正常并相互适应,胎儿能顺利经阴道自然娩出,称为正常分娩。

一、产力

　　将胎儿及其附属物从子宫腔内逼出的力量,称为产力。产力包括子宫收缩力(简称宫缩)、腹肌及膈肌收缩力(统称腹压)、肛提肌收缩力。

1. 子宫收缩力　是临产后的主要产力,贯穿于分娩全过程。临产后的子宫收缩力能使宫颈管缩短消失、宫口扩张、胎先露下降、胎儿及胎盘娩出。临产后正常的宫缩具有以下特点:

(1) 节律性:宫缩的节律性,是临产的重要标志。宫缩是子宫体肌有节律、不随意的阵发性收缩。每次宫缩由弱渐强(进行期),维持一定时间(极期),随后又由强渐弱(退行期),直至消失进入间歇期,间歇期子宫肌肉松弛。阵缩如此反复出现,直至分娩全过程结束。

临产开始时,宫缩持续约30秒,间歇期约5~6分钟。随产程进展,宫缩持续时间逐渐延长,间歇期逐渐缩短。当宫口开全(10cm)后,持续时间长达60秒,间歇期缩短至1~2分钟。宫缩强度也随产程进展逐渐增加。宫缩时子宫壁血管及胎盘受压,致使子宫血流量减少,胎盘绒毛间隙的血流量亦减少;于宫缩间歇期,子宫壁放松,血流量又恢复到原来水平。宫缩的节律性可避免胎儿缺氧(图5-1)。

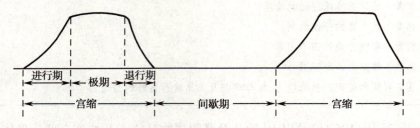

图 5-1　临产后正常宫缩节律性

(2) 对称性和极性:正常宫缩起自两侧子宫角部,并迅速向宫底部中线集中,左右对称,然后向子宫下段扩散,最终均匀协调地扩散至整个子宫,此为宫缩的对称性。宫缩以子宫底部最强、最持久,向下则逐渐减弱,子宫底部收缩的强度几乎是子宫下段的 2 倍,此为宫缩的极性(图5-2)。

(3) 缩复作用:当宫缩时,子宫体部的肌纤维缩短变粗,间歇期肌纤维松弛但不能完全恢复到原来的长度,经过反复收缩,肌纤维越来越短,此种现象称为缩复作用。缩复作用使子宫腔容积越来越小,迫使胎先露部逐渐下降、宫颈管逐渐缩短直至消失。

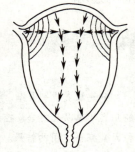

图 5-2　子宫收缩力的对称性与极性

2. 腹肌及膈肌收缩力　腹壁肌及膈肌收缩力(腹压)是第二产程时娩出胎儿的重要辅助力量。宫口开全后,胎先露部已降至阴道,每当宫缩时,胎先露部压迫骨盆底组织及直肠,反射性地引起排便动作,产妇主动屏气,腹壁肌及膈肌强有力的收缩使腹内压增高,促使胎儿娩出。腹压在第二产程,特别是第二产程末期配合宫缩运用最有效,过早运用容易使产妇疲劳和造成宫颈水肿,致使产程延长。腹压在第三产程还可促使已剥离的胎盘娩出。

3. 肛提肌收缩力　肛提肌收缩力能协助胎先露部在产道内进行内旋转。当胎头枕部到达耻骨弓下时,能协助胎头仰伸娩出。第三产程,胎盘降至阴道时,肛提肌收缩能协助胎盘娩出。

二、产道

产道是胎儿娩出的通道,包括骨产道和软产道两部分。

(一)骨产道

骨产道是指真骨盆。骨产道的大小、形态与分娩是否顺利有直接关系。为了便于了解分娩时胎先露部通过骨产道的过程,将骨盆分为3个假想平面。

1. 骨盆入口平面　即真假骨盆的分界面,呈横椭圆形。其前方为耻骨联合上缘,两侧为髂耻缘,后方为骶岬前缘。此平面有4条径线(图5-3)。

(1)入口前后径:又称真结合径。指耻骨联合上缘中点至骶岬前缘正中间的距离,正常值平均约11cm。其长短与胎先露衔接关系密切,是胎先露进入骨盆入口的重要径线。

(2)入口横径:两髂耻缘间的最大距离,正常值平均约13cm。

(3)入口斜径:左右各一。左骶髂关节至右髂耻隆突间的距离称为左斜径,右骶髂关节至左髂耻隆突间的距离称为右斜径,正常值平均约为12.75cm。

2. 中骨盆平面　此平面具有产科临床重要性,为骨盆最小平面,是骨盆腔最狭窄的部分,呈前后径较长的纵椭圆形。其前方为耻骨联合下缘,两侧为坐骨棘,后方为骶骨下端。中骨盆平面有两条径线(图5-4)。

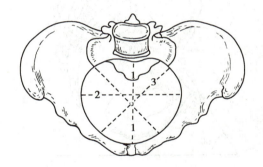

图5-3　骨盆入口平面各径线

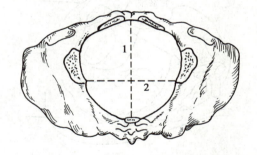

图5-4　中骨盆平面各径线

(1)中骨盆前后径:耻骨联合下缘中点通过坐骨棘连线中点至骶骨下端间的距离,正常值平均约为11.5cm。

(2)中骨盆横径:又称坐骨棘间径。为两坐骨棘间的距离,正常值平均约为10cm。其长短与胎先露内旋转的关系密切,是胎先露部通过中骨盆的重要径线。

3. 骨盆出口平面　即骨盆腔的下口,由两个不在同一平面的三角形组成。前三角的顶端为耻骨联合下缘,两侧为耻骨降支;后三角的顶端为骶尾关节,两侧为骶结节韧带。两个三角形共同的底边为坐骨结节间径。此平面有4条径线(图5-5)。

(1)出口前后径:耻骨联合下缘至骶尾关

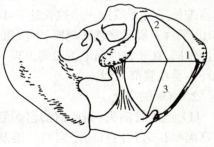

图5-5　出口平面各径线

节间的距离,正常值平均约为 11.5cm。

(2) 出口横径:又称坐骨结节间径。指两坐骨结节末端内侧缘间的距离,正常值平均约为 9cm。其长短与分娩机制关系密切。

(3) 出口前矢状径:耻骨联合下缘中点至坐骨结节间径中点间的距离,正常值平均约为 6cm。

(4) 出口后矢状径:骶尾关节至坐骨结节间径中点间的距离,正常值平均约为 8.5cm。如果出口横径稍短,则加需测出口后矢状径,若两径之和 >15cm,正常大小的妊娠足月胎头可通过后三角区经阴道娩出。

4. 骨盆轴　连接骨盆各假想平面中点的曲线,称为骨盆轴。此轴上段向下向后,中段向下,下段向下向前。分娩时胎儿沿此轴下降娩出,助产时也应按骨盆轴方向协助胎儿娩出(图 5-6)。

5. 骨盆倾斜度　指妇女站立时,骨盆入口平面与地平面所形成的角度,一般为 60°(图 5-7)。若倾斜度过大,常影响胎头衔接和娩出。

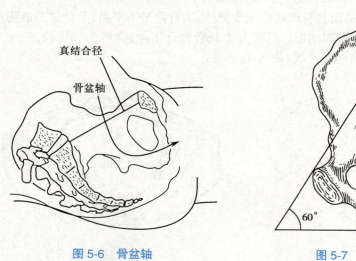

图 5-6　骨盆轴

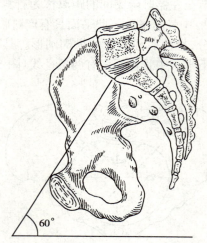

图 5-7　骨盆倾斜度

(二) 软产道

软产道是由子宫下段、子宫颈、阴道和骨盆底软组织构成的管道。

1. 子宫下段的形成　由非孕时长约 1cm 的子宫峡部形成。子宫峡部于妊娠 12 周后逐渐扩展成为宫腔的一部分,至妊娠末期逐渐被拉长形成子宫下段,临产后的规律宫缩使子宫下段进一步拉长达 7~10cm,肌壁变薄成为软产道的一部分。由于缩复作用,子宫上段肌壁越来越厚,下段肌壁被牵拉越来越薄(图 5-8)。由于上下段的肌壁厚薄不同,在子宫内面上下段间出现一环状隆起,称生理缩复环(图 5-9)。正常情况下,此环不易在腹部见到。

2. 宫颈的变化

(1) 宫颈管消失:临产前的宫颈管长 2~3cm,初产妇较经产妇稍长。临产后的规律宫缩牵拉宫颈内口的子宫肌纤维及胎先露部支撑前羊膜囊呈楔状,致使宫颈内口向上向外扩张,宫颈管形成漏斗形,随后宫颈管逐渐缩短直至消失。

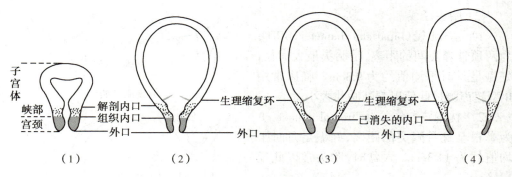

图 5-8 子宫下段形成及宫口扩张

（2）宫口扩张：临产前，初产妇的宫颈外口仅容一指尖，经产妇能容纳一指。临产后，主要是子宫收缩及缩复向上牵拉使得宫口扩张。胎先露部衔接使前羊膜于宫缩时不能回流，加之子宫下段的蜕膜发育不良，胎膜容易与该处蜕膜分离而向宫颈管突出，形成前羊膜囊，协助扩张宫口。胎膜多在宫口近开全时自然破裂。破膜后，胎先露部直接压迫宫颈，扩张宫口的作用更明显。随着产程进展，宫口逐渐扩张，当宫口扩张直径达 10cm（开全）时，妊娠足月胎头方能通过。

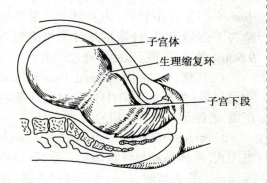

图 5-9 软产道在临产后的变化

初产妇多是宫颈管先消失，宫口后扩张；经产妇多是宫颈管消失与宫口扩张同时进行（图 5-10）。

3. 骨盆底、阴道及会阴的变化　前羊膜囊及胎先露部先将阴道上部撑开，破膜后胎先露部下降直接压迫骨盆底，使软产道的下段形成一个向前弯的长筒，阴道黏膜皱襞展平，阴道扩张，使腔道加宽。肛提肌受压后向下向两侧扩展，肌纤维拉长，肌束分开，使厚约 4~5cm 的会阴体变薄到仅 2~4mm，便于胎儿通过。但若保护不当，容易造成裂伤。

三、胎儿

胎儿能否顺利通过产道，除产力和产道因素外，还取决于胎儿大小、胎位及有无造成分娩困难的胎儿畸形。

1. 胎儿大小　胎儿的大小，是决定分娩难易的重要因素之一。一般胎儿过大则胎头径线过大，尽管骨盆大小正常，也可因相对头盆不称造成难产。

（1）胎头颅骨：由两块顶骨、额骨、颞骨和一块枕骨构成。颅骨间缝隙称颅缝，两顶骨间为矢状缝，顶骨与额骨间为冠状缝，枕骨与顶骨间为人字缝。两颅缝交界空隙较大处称囟门，位于胎头前方的菱形区称前囟（大囟门），位于胎头后方的三角形区称后囟（小囟门）（图 5-11）。颅缝与囟门均有软组织覆盖，使胎头有一定的可塑性。在分娩过程中，可通过颅缝轻度移位、重叠使头颅变形，缩小头颅体积，有利于胎头娩出。

（2）胎头径线

1）双顶径（biparietal diameter，BPD）：为两顶骨隆突间的距离，是胎头最大横径，妊娠足月时平均值约为 9.3cm。临床常用 B 型超声测量此值以判断胎儿大小。

2）枕额径（occipito frontal diameter）：为鼻根至枕骨隆突的距离，妊娠足月时平均值约为 11.3cm。入盆时，胎头常以此径衔接。

3）枕下前囟径（suboccipitobregmatic diameter）：又称小斜径，为前囟中央至枕骨隆突下方的距离，妊娠足月时平均值约为 9.5cm。胎头俯屈后以此径通过产道。

4）枕颏径（occipito mental diameter）：又称大斜径，为颏骨下方中央至后囟顶部的距离，妊娠足月时平均值约为 13.3cm。

2. 胎位 产道为一纵行管道。若为纵产式，胎体纵轴与骨盆轴相一致，容易通过产道。头先露时，是胎头先通过产道，在分娩过程中颅骨重叠，使胎头变形、周径变小，有利于胎头娩出。臀先露时，胎臀先通过产道，胎臀较胎头周径小且软，产道不需

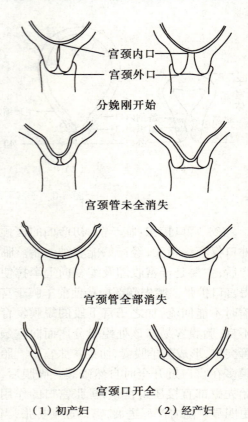

分娩刚开始

宫颈管未全消失

宫颈管全部消失

宫颈口开全

（1）初产妇　　　　（2）经产妇

图 5-10　宫颈管消失与宫口扩张

充分扩张即可娩出，而当胎头娩出时无变形机会，易导致胎头娩出困难。肩先露时，胎体纵轴与骨盆轴垂直，足月活胎不能通过产道，如勉强下降则对母儿威胁极大。

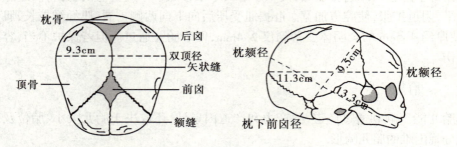

图 5-11　胎儿颅骨、颅缝、囟门及径线

3. 胎儿畸形 如脑积水、联体儿等，由于胎头或胎体过大，难以通过产道。

四、精神心理因素

分娩虽是一种生理现象，但对于产妇确实是一种持久而强烈的应激源，分娩应激包括生理上的和精神心理上的。相当数量的产妇分娩时由于怕痛、怕发生难产、怕有生命危险等以及待产室的陌生和孤独环境，致使其临产后精神紧张。现已证实，产

妇的紧张情绪会使机体产生一系列变化，如心率加快、血压升高、呼吸急促、肺内气体交换不足，导致子宫缺氧收缩乏力、宫口扩张缓慢、胎先露下降受阻、产程延长、产妇体力消耗过多等，加之宫缩逐渐强而频繁，亦能减少子宫胎盘血流量，极易发生胎儿窘迫。

在分娩过程中，医护人员应该耐心安慰产妇，鼓励进食，保持体力，讲解分娩过程，使产妇认识到分娩是生理过程，尽可能消除产妇不应有的焦虑和恐惧心理，教会产妇分娩时必要的呼吸技术和躯体放松技巧。有条件的可开展家庭式产房，允许丈夫、家人或有经验的人员陪伴（Doula 制度），以便顺利度过分娩全过程。

知识链接

Doula 制度

Doula 是希腊文，表示一个妇女照顾另一个妇女。现在这一名词被引申为一个有爱心、有生育经历的妇女，在整个产程中给产妇以持续的心理、生理及感情上的支持。实践证明，家属陪伴确实能减轻产妇焦虑，但有时他们比产妇还要焦虑和恐惧，反而加重了产妇的紧张情绪而影响产程进展。Doula 式分娩中，有经验的助产士对产妇进行热情的支持，密切观察产程的进展，及时发现问题予以纠正，解释每一阶段情况，表扬产妇所取得的良好进展，使整个产程在无焦虑、充满热情、关怀和鼓励的氛围中进行。有资料显示，采用 Doula 式分娩的产妇，剖宫产率、总产程、产后出血量等均明显降低，产妇一般情况和新生儿情况也优于对照组。

第二节　枕先露的分娩机制

分娩机制（mechanism of labor）是指胎儿先露部在通过产道时，为了适应骨盆各平面的不同形态，被动地进行一系列适应性的转动，以其最小径线通过产道的全过程。临床上枕先露占 95.55%~97.55% 以上，又以枕左前位最多见，故本节以枕左前位的分娩机制为例讲解说明。

1. 衔接　胎头双顶径进入骨盆入口平面，胎头颅骨最低点接近或达到坐骨棘水平，称为衔接（engagement）（图 5-12）。胎头呈半俯屈状态以枕额径衔接，由于枕额径较骨盆入口前后径大，衔接时胎头矢状缝坐落在骨盆入口右斜径上，枕骨在母体骨盆的左前方。初产妇一般在预产期前 1~2 周内胎头衔接，经产妇多在临产后胎头衔接。若初产妇已临产而胎头仍未衔接，可能因头盆不称所致，应提高警惕。

2. 下降　胎头沿骨盆轴前进的动作称为下降（descent）。下降间断贯穿于分娩全过程，即宫缩时胎头下降，间歇时胎头又稍回缩。胎头在下降过程中，同时发生俯屈、内旋转、仰伸、复位和外旋转等动作。临床上以观察胎头下降的程度作为产程进展的重要标志之一。

3. 俯屈　当胎头下降至骨盆底时，处于半俯屈状态的胎头枕部遇肛提肌阻力，借杠杆作用进一步俯屈（flexion），使下颏接近胸部，变胎头衔接时的枕额径（11.3cm）为枕下前囟径（9.5cm）（图 5-13），以适应产道的形态，有利于胎头继续下降。

4. 内旋转　胎头围绕骨盆轴旋转，使其矢状缝与中骨盆及骨盆出口前后径相一

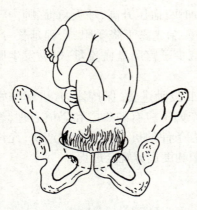

图 5-12　胎头衔接

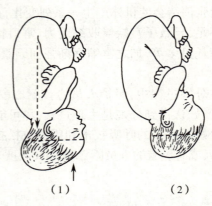

（1）　　　　　　　　（2）

图 5-13　胎头俯屈

致的动作称内旋转（internal rotation）。胎头俯屈下降过程中，枕部位置最低，当枕部到达骨盆底时遇到肛提肌阻力将其推向阻力小、部位宽的前方，胎头向前向中线旋转45°，后囟转至耻骨弓下方（图 5-14），使胎头矢状缝与中骨盆及骨盆出口前后径相一致，即适应中骨盆及骨盆出口前后径大于横径的特点，有利于胎头下降娩出。胎头于第一产程末完成内旋转动作。

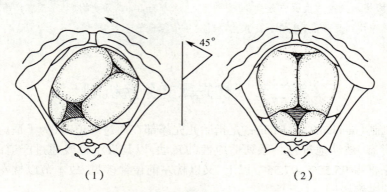

（1）　　　　　　　　（2）

图 5-14　胎头内旋转

5. 仰伸　完成内旋转后，宫缩和腹压继续迫使胎头下降，当胎头下降达阴道外口时，肛提肌收缩力又将胎头向前推进，两者共同作用，使胎头沿骨盆轴下段的方向转向前，胎头枕骨下部达耻骨联合下缘时，枕骨以耻骨弓为支点，使胎头逐渐仰伸（extention），胎头的顶、额、鼻、口、颏相继于会阴前缘娩出（图 5-15）。当胎头仰伸时，胎儿双肩径沿左斜径进入骨盆入口。

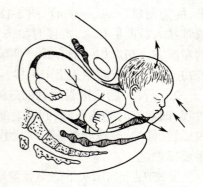

图 5-15　胎头仰伸

6. 复位及外旋转　胎头娩出后，胎头枕部向左旋转45°，使胎头恢复与胎肩的正常关系称复位（restitution）。胎肩在产道内继续下降，前（右）肩向前向中线旋转45°，使胎儿双肩径与骨盆出口前后径相一致，胎头需在产道外继续向左旋转45°以保持胎头与胎肩的垂直关系,称外旋转(external rotation)(图 5-16、图 5-17)。

7. 胎肩、胎体娩出 胎头完成外旋转后,胎儿前(右)肩从耻骨弓下先娩出,随即后(左)肩从会阴前缘娩出(图 5-18)。胎儿双肩娩出后,胎体及胎儿下肢相继娩出。至此,胎儿娩出过程全部完成。

须注意:分娩机制各动作是连续进行的,下降动作始终贯穿于分娩始终。

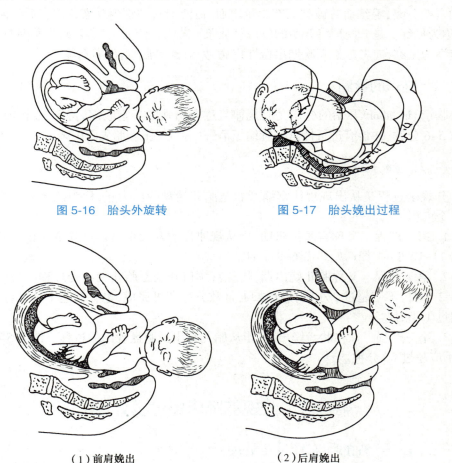

图 5-16　胎头外旋转　　　　　图 5-17　胎头娩出过程

（1）前肩娩出　　　　　　　　（2）后肩娩出

图 5-18　胎肩娩出

第三节　先兆临产、临产的诊断与产程分期

一、先兆临产

分娩发动前,常出现一些预示孕妇不久即将临产的症状,称为先兆临产(threatened labor)。

1. 假临产(false labor) 分娩发动前,由于子宫肌的敏感性增强,常出现不规则子宫收缩,称为假临产。其特点是宫缩持续时间短(<30 秒)且不恒定,间歇时间长且不规律,宫缩强度并不逐渐增强,不伴宫颈管缩短和宫口扩张,宫缩引起下腹部轻微胀

痛,常在夜间出现而清晨消失,给予镇静剂能抑制宫缩。

2. 胎儿下降感(lightening) 又称轻松感。系因胎先露部下降进入骨盆入口,使子宫底下降的缘故。此时孕妇感到上腹部舒适,受压感减轻,进食量增多,呼吸轻快。但因降入盆腔的先露部压迫膀胱,可出现尿频症状。

3. 见红(show) 临产前 24~48 小时内(少数一周内),因宫颈内口附近的胎膜与该处的宫壁分离,毛细血管破裂而有少量出血,血液与宫颈管内黏液相混合后经阴道排出,称为见红。是分娩即将开始的较可靠征象。若阴道流血量较多,超出平时月经量,不应视为见红,应考虑妊娠晚期出血性疾病,如前置胎盘、胎盘早剥等。

二、临产的诊断

临产(in labor)开始的标志是有规律且逐渐增强的子宫收缩,持续 30 秒或以上,间歇 5~6 分钟,并伴有进行性宫颈管缩短消失、宫口扩张和胎先露下降。

三、产程分期

分娩全过程是从出现规律宫缩开始至胎儿胎盘娩出为止,称为总产程。临床分为 3 个产程。

1. 第一产程 又称宫颈扩张期,指从规律宫缩开始至宫颈口开全为止。初产妇约需 11~12 小时,经产妇约需 6~8 小时。

2. 第二产程 又称胎儿娩出期,指从宫颈口开全至胎儿娩出的过程。初产妇约需 1~2 小时,不应超过 2 小时;经产妇通常数分钟即可完成,也有长达 1 小时者,但不应超过 1 小时。

3. 第三产程 又称胎盘娩出期,指从胎儿娩出至胎盘娩出的过程。约需 5~15 分钟,不应超过 30 分钟。

第四节 分娩的临床经过及处理

一、第一产程的临床经过及处理

【临床表现】

1. 规律宫缩 产程开始时,宫缩持续时间较短(约 30 秒)且弱,间歇期较长(5~6 分钟)。随产程进展,持续时间渐长,间歇期渐短,且强度不断增加。当宫口近开全时,宫缩持续时间可长达 1 分钟或更长,间歇期仅 1~2 分钟。

2. 宫口扩张 频而强的子宫收缩,使宫颈管逐渐缩短、消失,宫口逐渐扩张至开全(10cm)。当宫口开全时,宫口边缘消失,子宫下段及阴道形成宽阔管腔。通过肛诊或阴道检查可以确定宫口扩张程度。

3. 胎先露下降 是决定能否经阴道分娩的重要观察项目。随产程进展,胎先露不断下降,为明确胎头下降的程度,应定时行阴道检查或肛门检查,并协助判断胎方位。

4. 胎膜破裂 又称破膜。宫缩时,羊膜腔内压力增高,胎先露部下降,将羊水阻断为前后两部分,在胎先露部前面的羊水量不多,约 100ml,称前羊水,前羊水形成的前羊膜囊称为胎胞,有助于扩张宫口。随宫缩增强,羊膜腔内压力不断增加,当达到一定程度时胎膜自然破裂,前羊水流出称为胎膜破裂。破膜通常发生在宫口近开全时。

【产程观察及处理】 为了对产程进展有全面的了解,做到及时记录检查结果,发现异常及时处理,目前多采用产程图。产程图以临产时间(小时)为横坐标,纵坐标左侧为宫口扩张程度(cm),右侧为胎头下降程度(cm),画出宫口扩张曲线和胎头下降曲线(图5-19),使产程进展一目了然。

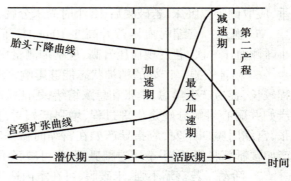

图 5-19 产程图

1. 子宫收缩 产程中必须定时连续观察宫缩持续时间、间歇时间、规律性以及强度,并及时记录。检查时助产人员以一手掌置于产妇腹壁上,宫缩时子宫体部隆起变硬,间歇期松弛变软。或用胎儿监护仪描记宫缩曲线,更能客观、准确地反映宫缩情况,可以看出宫缩的强度、频率和每次宫缩持续时间。

2. 胎心 胎心监测是产程中极为重要的观察指标。胎心听诊应在宫缩间歇期进行,潜伏期应每隔 1~2 小时听胎心一次,进入活跃期后宫缩频繁,应每 15~30 分钟听胎心一次,每次听诊 1 分钟。必要时用胎儿监护仪连续检测。正常胎心率为 110~160 次 / 分钟,若宫缩后出现胎心率减慢且不能迅即恢复,或胎心率 <110 次 / 分钟或 >160 次 / 分钟,均为胎儿缺氧表现,需立即给产妇吸氧,改左侧卧位,并积极查找原因以采取针对性处理措施。

3. 胎头下降及宫口扩张 描记宫口扩张曲线及胎头下降曲线,是产程图中重要的两项,能表明产程进展情况,并能指导产程的处理。

(1)胎头下降曲线:坐骨棘平面是判断胎头高低的标志。临床上以胎头颅骨最低点与坐骨棘平面的距离表示胎头下降程度,胎头颅骨最低点平坐骨棘平面时,以"0"表示;在坐骨棘平面下 1cm 时,以"+1"表示;在坐骨棘平面上 1cm 时,以"-1"表示,以此类推(图 5-20)。胎头于潜伏期下降不明显,于活跃期下降速度加快,平均每小时下降 0.86cm,可作为估计分娩难易的有效指标之一。

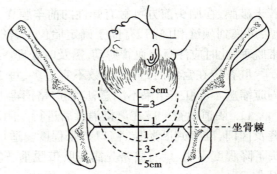

图 5-20 胎头高低的判断

(2)宫口扩张曲线:将第一产程分为潜伏期和活跃期。潜伏期是指从规律宫缩开始到宫口扩张 3cm。此期宫口扩张缓慢,平均每 2~3 小时扩张 1cm,约需 8 小时,最大时限为 16 小时,超过 16 小时称潜伏期延长。活跃期是指从宫口扩张 3cm 至 10cm。此期扩张速度明显加快,约需 4 小时,最大时限为 8 小时,超过 8 小时称活跃期延长。

胎头下降及宫口扩张情况可通过定时肛门检查来了解。

4. 胎膜破裂　胎膜多在宫口近开全时破裂。一旦破膜,应立即听胎心,观察羊水的性状、颜色和流出量,并记录破膜时间。若已破膜而胎头尚未入盆,为预防脐带脱垂,应取侧卧位卧床;若破膜后 12 小时尚未分娩,应给予抗生素预防感染。

5. 血压　宫缩时血压常升高 5~10mmHg,间歇期恢复原状。产程中应每隔 4~6 小时测血压一次,若发现血压升高,应增加测量次数,并予以相应处理。

6. 精神安慰　产妇的精神状态能够影响宫缩和产程进展,特别是初产妇,由于产程较长,容易产生焦虑、紧张和急躁情绪,不能按时进食和很好休息。助产人员应安慰产妇并耐心讲解分娩是生理过程,增强产妇对自然分娩的信心。若产妇精神过度紧张,宫缩时喊叫不安,应指导产妇在宫缩时做深呼吸动作,或用双手轻揉下腹部。若产妇腰骶部胀痛,用手拳压迫腰骶部,常可减轻不适感。

7. 活动　若宫缩不强,未破膜,可在室内适当活动,有利于产程进展。

8. 饮食　为保证精力和体力充沛,应鼓励产妇少量多餐,吃高热量易消化食物,摄入足够的水分,必要时静脉补液。

9. 排尿与排便　临产后,鼓励产妇每 2~4 小时排尿一次,以免膀胱充盈影响宫缩及胎头下降。排尿困难者,应警惕头盆不称,必要时给予导尿。初产妇宫口扩张 <4cm、经产妇 <2cm 时,无灌肠禁忌证者可行温肥皂水灌肠。灌肠既能清除粪便,避免在分娩时排便造成污染,又能反射性刺激加强宫缩,加速产程进展。但有下列情况者不宜灌肠:胎位异常、头盆不称、胎膜早破、阴道流血、剖宫产史、宫缩强估计 1 小时内分娩以及患严重心脏病等。

10. 肛门检查　可以了解宫颈软硬、厚薄及扩张程度,是否破膜,骨盆腔大小,确定胎方位及胎先露下降程度。肛查方法:产妇仰卧,两腿屈曲分开。检查者站在产妇右侧,用消毒纸巾遮盖阴道口,避免粪便污染阴道。右手示指戴指套蘸润滑剂后,轻轻伸入直肠内,拇指伸直,其余各指屈曲。示指向后触及尾骨尖端,了解尾骨活动度,再向两侧触摸坐骨棘是否突出,再确定胎头的高低,然后用指端掌面探查子宫颈口四周边缘,估计宫口扩张的厘米数。近开全时仅能摸到一个窄边,开全后摸不到边缘。若未破膜,在胎头前方可触有弹性的前羊膜囊,已破膜则能触到胎头,表面光滑,圆而硬,可摸到颅缝和囟门,有助于确定胎位。若触及条索状物,应考虑为脐带先露或脐带脱垂,此时应注意有血管搏动,需及时处理。

肛查应在宫缩时进行,次数不宜过多,每 2~4 小时一次,经产妇或宫缩频者的间隔应缩短。若肛查结果不满意,应在严格消毒下行阴道检查。

11. 阴道检查　应在严格消毒后进行。阴道检查能直接摸清胎头,并能触清矢状缝及囟门,准确判断胎位、宫口扩张程度。适用于肛查胎先露部不明、宫口扩张及胎头下降程度不明、疑有脐带先露或脐带脱垂、轻度头盆不称经试产 4 小时产程进展缓慢者。

12. 其他　外阴部位应剃除阴毛,并用肥皂水和温开水清洗;初产妇、有难产史的经产妇,应再次行骨盆外测量;有妊娠并发症者,应给予相应治疗等。

二、第二产程的临床经过及处理

【临床经过】　宫口开全后,胎膜多已自然破裂,若仍未破膜,常影响胎头下降,应行人工破膜。破膜后,宫缩常暂时停止,随后重现的宫缩较前更强更频,每次持续 1 分钟或更长,间歇期 1~2 分钟。当胎头降至骨盆出口压迫盆底组织时,产妇有排便感,便不自主地向下屏气用力。随着产程进展,胎头下降压迫会阴,会阴体渐膨隆、变薄,肛门括约肌松弛,胎头在宫缩时显露于阴道口,在宫缩间歇期,又缩回阴道内,称胎头拨露。直至胎头双顶径越过骨盆出口,宫缩间歇时胎头不再回缩,称胎头着冠。产程继续进展,胎头仰伸娩出,接着胎头复位及外旋转,随后前肩和后肩相继娩出,胎体很快娩出,后羊水随之涌出,子宫迅速收缩,宫底降至脐平。

【观察产程进展和处理】

1. 密切监测胎心　此期宫缩频而强,应勤听胎心,以监测胎儿有无急性缺氧,通常 5~10 分钟听一次。发现异常者立即检查处理,尽快结束分娩。

2. 指导产妇屏气　正确运用腹压是缩短第二产程的关键。方法是:让产妇双足蹬在产床上,两手握住产床上的把手,宫缩时先深吸气,然后如解大便样向下用力屏气以增加腹压,于宫缩间歇期,产妇全身肌肉放松,安静休息。再次出现宫缩时,再做同样的屏气动作。如此反复用力,能加速产程进展。

3. 接产准备　当初产妇宫口开全,经产妇宫口扩张 4cm 且宫缩规律有力时,应将产妇送至分娩室并扶上产床,做好接产准备。嘱产妇仰卧于产床上,两腿屈曲分开,露出外阴部,臀下置便盆或塑料布,用消毒纱布球蘸肥皂水擦洗外阴,顺序依次是大阴唇、小阴唇、阴阜、大腿内上 1/3、会阴及肛门周围,然后用温开水冲洗干净(为防止冲洗液流入阴道,用消毒干纱布球堵住阴道口)。最后用聚维酮碘消毒。取下阴道口的纱布球和臀下的便盆或塑料布。接产者按无菌操作常规洗手,戴消毒手套,穿手术衣,打开产包,铺无菌巾等,做好接产准备。

4. 接产　接产人员站在产妇右侧,当胎头拨露,阴唇后联合紧张时,开始保护会阴。方法是:接产人员右肘支在产床上,右手拇指与其余四指分开,用手掌大鱼际肌垫以纱布托住会阴部。当宫缩时右手向上向内方向托压,同时左手轻压胎头枕部使其俯屈并缓慢下降。宫缩间歇时,保护会阴的右手稍放松,以免压迫过久引起会阴水肿。当胎头枕部显露于耻骨弓下时,左手协助胎头仰伸,嘱产妇在宫缩时张口哈气解除腹压作用,待宫缩过后嘱产妇稍向下屏气,让胎头于宫缩间歇期缓慢娩出。胎头娩出后,不要急于娩出胎肩,右手继续保护会阴,左手自胎儿鼻根向下颏挤压,挤出口鼻内的黏液和羊水,然后协助胎头复位及外旋转,使胎儿双肩径与骨盆出口前后径相一致。左手向下轻压胎颈,协助前肩从耻骨弓下娩出,再向上托胎颈,使后肩从会阴前缘娩出。双肩娩出后,保护会阴的右手方可松开,然后双手协助胎体及下肢以侧位娩出(图 5-21)。记录胎儿娩出时间。胎儿娩出后在距脐轮 10~15cm 处,用两把止血钳钳夹,在两钳间剪断脐带。胎儿娩出后,还应在产妇臀下放一接血盘,以测量出血量。

若胎头娩出后发现脐带绕颈,绕颈一周且较松时,可用手将脐带顺胎肩推下或从胎头滑下,若绕颈过紧或绕颈 2 周以上,可用两把止血钳夹住一段脐带并剪断(图 5-22)。

5. 会阴切开　当会阴过紧、会阴水肿、耻骨弓过低、胎儿过大、胎儿娩出过快等,估计分娩时会阴撕裂不可避免者,或母儿有病理情况急需结束分娩者,应及时行会阴切开术。

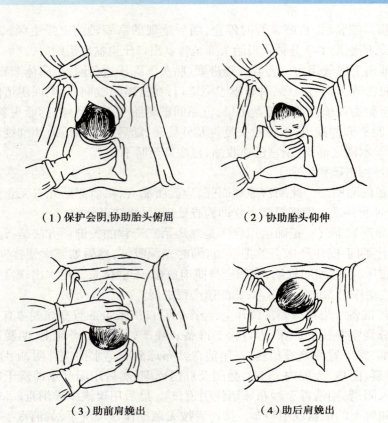

（1）保护会阴,协助胎头俯屈　　　（2）协助胎头仰伸

（3）助前肩娩出　　　（4）助后肩娩出

图 5-21　接产步骤

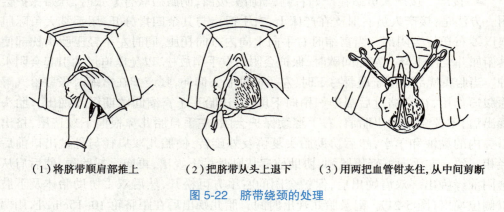

（1）将脐带顺肩部推上　　　（2）把脐带从头上退下　　　（3）用两把血管钳夹住,从中间剪断

图 5-22　脐带绕颈的处理

三、第三产程的临床经过及处理

【临床经过】　胎儿娩出后,子宫迅速收缩,宫底降至脐平,然后宫缩暂停,产妇感到轻松,几分钟后宫缩重又出现。由于宫腔容积突然缩小,胎盘不能相应缩小而与宫壁发生错位剥离,剥离面出血形成胎盘后血肿。子宫继续收缩,使剥离面积扩大直至胎盘完全剥离而排出。

胎盘剥离征象:①胎盘剥离后降至子宫下段,下段被扩张而子宫体被推向上,宫底上升达脐上,宫体变硬呈球形。②剥离后的胎盘降至子宫下段,显露于阴道口外的脐带自行延长。③阴道少量流血。④接产者用手掌尺侧在产妇耻骨联合上方轻压子宫下段时,子宫底上升而外露的脐带不再回缩。

【处理】

1. 新生儿处理

(1)清理呼吸道:胎儿娩出断脐后,及时清理呼吸道。可用新生儿吸痰管或导尿管轻轻吸除新生儿咽部及鼻腔的黏液和羊水,以免发生吸入性肺炎。如确定呼吸道通畅而仍未啼哭时,可用手轻拍新生儿足底,刺激其啼哭。

(2)阿普加评分(Apgar score)及意义:阿普加评分用以判断新生儿有无窒息及窒息的严重程度。以出生后一分钟内的心率、呼吸、肌张力、喉反射及皮肤颜色五项体征为依据,每项0~2分,满分10分(表5-1)。8~10分属正常新生儿;4~7分为轻度窒息又称青紫窒息,需清理呼吸道、人工呼吸、吸氧、用药等措施才能恢复;0~3分为重度窒息又称苍白窒息,需紧急抢救,在喉镜直视下气管内插管,行心肺复苏。对缺氧严重的新生儿,应于出生后5分钟、10分钟时再次评分,直至连续两次评分均≥8分。

表5-1 新生儿阿普加评分法

体征	0分	1分	2分
每分钟心率	0	<100次	≥100次
呼吸	0	浅慢且不规则	佳
肌张力	松弛	四肢稍屈曲	四肢屈曲,活动好
喉反射	无反射	有些动作	咳嗽、恶心
皮肤颜色	口唇发绀,全身苍白	躯干红,四肢青紫	全身红润

(3)处理脐带:用75%乙醇消毒脐带根部周围,在距脐根0.5cm处用无菌粗线结扎第一道,再于结扎线外0.5cm处结扎第二道,于第二道结扎线外0.5cm处剪断脐带。挤出断端残余血液,以5%聚维酮碘溶液或75%乙醇消毒脐带断面,药液不能接触新生儿皮肤,避免新生儿皮肤灼伤。脐带断面干后,用无菌纱布包盖好。处理脐带时,应注意新生儿保暖。目前多用气门芯、脐带夹等取代双重结扎脐带法,均有脐带脱落早和感染发生率低的效果。

(4)新生儿处理:擦净新生儿足底,打新生儿足印及产妇拇指印于病历上。详细体检后系以标明新生儿性别、体重、出生时间、母亲姓名及床号的手腕带和包被,然后让母亲将新生儿抱在怀中进行首次吸吮乳头。

2. 协助胎盘娩出 切忌在胎盘尚未完全剥离时用手按揉子宫或牵拉脐带,以免引起胎盘部分剥离而出血或拉断脐带,甚至造成子宫内翻。当确定胎盘已全部剥离时,接产者左手轻压子宫底,右手轻轻牵拉脐带,协助胎盘下降。当胎盘娩出至阴道口时,接产者用双手捧住胎盘,向一个方向旋转并轻轻向外牵拉,协助胎盘胎膜完整剥离排出(图5-23)。如发现胎膜部分断裂,可用止血钳夹住断裂上端胎膜继续向原方向旋转牵拉,直到胎膜全部娩出。

3. 检查胎盘胎膜 提起脐带检查胎膜是否完整,胎膜上有无断裂的血管,及时发现副胎盘(与正常胎盘间有血管相连的小胎盘)。再将胎盘铺平,检查母体面胎盘小叶

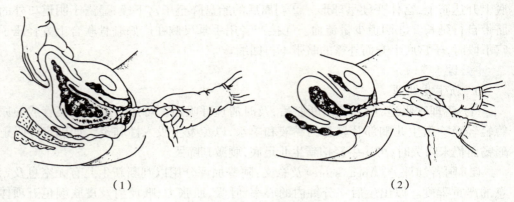

（1）　　　　　　　　　　　　　　　（2）

图 5-23　协助胎盘胎膜娩出

有无缺损。若有副胎盘、部分胎盘或大块胎膜残留,应在无菌操作下徒手伸入宫腔内取出残留组织,以防产后出血及感染。

技能要点

手取胎盘术

若宫颈内口较紧,应肌内注射阿托品 0.5mg 及哌替啶 100mg。术者更换手术衣及手套,外阴再次消毒后,将一手手指并拢呈圆锥状伸入宫腔,手背贴着宫壁,手掌面向着胎盘母体面,手指并拢,以手掌尺侧缘轻轻将胎盘从边缘开始逐渐自子宫壁分离,另手在腹部协助按压宫底。确认胎盘完全剥离后取出胎盘。取出胎盘后,立即肌内注射子宫收缩剂。操作必须轻柔,避免暴力强行剥离或用手指抓挖子宫壁,以防子宫破裂。若找不到疏松的剥离面无法分离,可能是胎盘植入,不应强行剥离。取出的胎盘应立即检查是否完整。若有缺损,应再次徒手伸入宫腔,清除残留的胎盘及胎膜,但应尽量减少进入宫腔操作的次数。

4. 检查软产道　应详细检查外阴、阴道、子宫颈有无裂伤。若有裂伤,及时缝合。

5. 预防产后出血　正常分娩出血量不超过 300ml。对有产后出血高危因素(有产后出血史、多胎妊娠、羊水过多、巨大儿、分娩次数≥5 次、滞产等)的产妇,可在胎儿前肩娩出时静脉注射缩宫素 10~20U,也可在胎儿前肩娩出后立即肌内注射缩宫素 10U 或缩宫素 10U 加于 0.9% 氯化钠注射液 20ml 内静脉快速注入,均能促使胎盘迅速剥离而减少出血。若胎盘未完全剥离而出血多时,应行手取胎盘术。若第三产程超过 30 分钟,胎盘仍未排出且出血不多,应排空膀胱后,轻轻按压子宫,同时静脉注射子宫收缩剂,若仍不能促使胎盘排出,应行手取胎盘术。若胎盘娩出后宫缩不良出血多时,可经下腹部直接注入宫体肌壁或肌内注射麦角新碱 0.2~0.4mg(高血压患者禁用),并将缩宫素 20U 加入 5% 葡萄糖注射液 500ml 内静脉滴注。

6. 产后观察　产后产妇应留在产房观察 2 小时,测量血压及脉搏,注意阴道流血量、子宫收缩、宫底高度、膀胱充盈情况、会阴阴道有无血肿等。如膀胱不充盈而宫底上升,表明宫腔有积血,应挤压子宫底排出积血并给予子宫收缩剂。2 小时后,将一切正常的产妇连同新生儿送回休养室,继续巡视观察。

知识链接

分娩镇痛

　　分娩镇痛的时机:产妇进入临产至第二产程均可用药。目前认为,没有分娩镇痛禁忌的产妇,当开始规律宫缩,疼痛 VAS 评分 >3 时即可开始分娩镇痛。在产程过程中,只要产妇提出要求,排除分娩镇痛禁忌,均可给予镇痛。目前常用的药物包括:①麻醉性镇痛药芬太尼、舒芬太尼、瑞芬太尼。②局麻药利多卡因、布比卡因、罗哌卡因。③吸入麻醉药氧化亚氮。镇痛方法包括:①连续硬膜外镇痛。②产妇自控硬膜外镇痛。③腰麻 - 硬膜外联合阻滞。④微导管连续腰麻镇痛。⑤产妇自控瑞芬太尼镇痛。⑥氧化亚氮吸入镇痛。

(赵　萍)

 复习思考题

扫一扫
测一测

　　1. 分娩的影响因素有哪些?

　　2. 如何诊断临产?

　　3. 简述各产程的处理要点。

　　4. 胎盘剥离征象有哪些?

　　5. 简述 Apgar 评分的依据及意义。

第六章

正 常 产 褥

学习要点

1. 掌握　产褥期临床表现、处理及保健措施。
2. 熟悉　产褥期母体各系统的变化。
3. 会对产褥期妇女进行正确处理及保健指导。
4. 能与产妇及家属进行良好的沟通。

胎盘娩出后至产妇全身各器官(除乳房外)恢复至非孕状态的一段时期,称产褥期(puerperium),一般需要 6 周时间。

第一节　产褥期母体变化

一、生殖系统变化

(一) 子宫复旧

胎盘娩出后子宫逐渐恢复至非孕状态的过程,称子宫复旧(involution of uterus)。主要表现为子宫体积缩小和子宫内膜再生。

1. 子宫体积缩小　胎盘娩出后,子宫体积缩小,宫底降至脐下一横指。随着子宫体肌纤维缩复,肌细胞缩小,胞质中蛋白质被分解排出,子宫体积逐渐缩小。产后一周子宫约孕 12 周大小,在耻骨联合上方可扪及,产后 10 日降入盆腔,产后 6 周子宫体恢复至非孕大小。子宫的重量由分娩结束时的 1000g 经 6 周后降至非孕时的 50g 左右。

2. 子宫内膜再生　胎盘娩出后,子宫胎盘附着面立即缩小,面积仅为原来一半,致开放的螺旋动脉和静脉窦受压变窄并形成血栓,使出血减少至停止。其后胎盘附着面表层坏死脱落,随恶露自阴道排出体外。内膜基底层再生新的功能层,产后 3 周宫腔表面除胎盘附着部位外均由新生的内膜修复。胎盘附着部位约需 6 周修复完毕。

3. 子宫颈变化　分娩后宫颈松软、充血、水肿、壁薄皱起如袖口,产后 1 周宫颈内口关闭,宫颈管复原,产后 4 周宫颈恢复至非孕时形态。初产妇的宫颈外口由圆形(未产型)变为"一"字形横裂(已产型)。

(二) 阴道及外阴变化

产后阴道壁松弛、皱襞暂消失,产褥期阴道逐渐恢复,约产后 3 周阴道黏膜重新出现皱襞。但阴道的紧张度不能完全恢复到孕前状态。外阴轻度充血、水肿,于产后 2~3 天内消退。若会阴有裂伤或切开缝合后,伤口约在 3~5 日内愈合。处女膜因分娩撕裂而残留处女膜痕。

(三) 盆底组织变化

因分娩时过度扩张,盆底肌肉和筋膜弹性减弱,甚至肌纤维部分断裂,盆底组织支托作用降低,产褥期逐渐恢复。若产褥期加强盆底组织锻炼,可恢复至接近孕前状态。

二、乳房变化

产后乳房主要是泌乳。妊娠期乳房在胎盘激素的影响下,乳腺组织发育良好,为泌乳做好了准备。分娩后随胎盘排出,胎盘生乳素、雌激素、孕激素急剧下降,解除了对垂体生乳素抑制,乳房在垂体生乳素、肾上腺皮质激素、甲状腺素等作用下开始泌乳。新生儿吸吮乳头,可刺激垂体生乳素分泌,且反射性地引起垂体释放缩宫素,缩宫素促使乳腺腺泡周围肌上皮收缩喷出乳汁,同时促子宫收缩利于恶露排出。乳汁分泌与产妇健康、营养、睡眠、精神、情绪等有关。

产后 7 日内分泌的乳汁称初乳,呈淡黄色,量少。初乳含蛋白质和矿物质较多,脂肪和糖较少。初乳中的蛋白质含分泌型 IgA,可增强婴儿的免疫力。随后 4 周内分泌的乳汁脂肪和乳糖含量增多,蛋白质成分减少,逐步转变为成熟乳:蛋白质占 2%~3%,脂肪占 4%,糖占 8%~9%,无机盐占 0.4%~0.5%,维生素和免疫抗体丰富。多数药物可进入乳汁中,哺乳期妇女用药应谨慎。

三、其他系统变化

(一) 血液循环系统变化

孕期血容量增加,于产后 2~3 周恢复正常。产后最初 3 日,胎盘娩出后,原来供应胎盘的血液涌入体循环,孕期大量组织间液回到体循环,血容量增加 15%~25%,应注意预防心衰。产褥早期血液处于高凝状态,纤维蛋白原和凝血活酶等较高,利于产后止血。红细胞和血红蛋白水平于产后 1 周回升。白细胞总数于产褥早期较高,一般 1~2 周恢复正常。血沉于产后 3~4 周降至正常。

(二) 消化系统

产后 1~2 天内产妇感口渴,食欲低下。随胃肠肌张力和蠕动力逐渐恢复,胃酸分泌增加,食欲逐渐增强。产妇卧床休息多,肠蠕动减弱,盆底肌肉和腹肌松弛,易致便秘。

(三) 泌尿系统

妊娠期潴留的水分在产褥期通过肾脏排出,产后 1 周内尿量增多。孕期扩张的输尿管和肾盂于产后 2~8 周恢复。分娩时因膀胱受压,黏膜充血水肿,肌张力降低,敏感性降低,且不习惯卧床排尿及伤口疼痛等,产妇易出现排尿困难或尿潴留。

(四) 内分泌系统

因胎盘娩出产妇激素水平急剧下降。雌、孕激素产后 1 周降至未孕时水平,胎盘生乳素产后 6 小时不能测出;垂体催乳素因哺乳刺激于吸吮时明显增高,未哺乳产妇于产后 2 周降至非孕时水平。

月经复潮及卵巢恢复排卵时间因是否哺乳而异。未哺乳产妇,月经一般在产后 6~10 周复潮,于产后 10 周左右恢复排卵。哺乳产妇月经复潮延迟,产后 4~6 个月恢复排卵。月经复潮较晚者,首次月经来潮前多有排卵,应注意避孕。

(五)腹壁变化

妊娠期色素沉着于产褥期逐渐消退,妊娠纹由紫红色变成银白色。产后腹壁明显松弛,约 6~8 周恢复紧张度。

第二节 产褥期临床表现、处理及保健

一、产褥期临床表现

1. 生命体征 产后体温一般正常,但产后 24 小时内,由于产程延长和过度疲劳,体温可升高,但不超过 38℃。产后 3~4 天,开始泌乳时乳房血管、淋巴管极度充盈,乳房胀大,体温可能再次升高,达 37.8~39℃,称为泌乳热(breast fever),4~16 小时内可自行恢复正常。不属病理情况。产后脉搏正常,血压平稳,呼吸深慢,14~16 次／分。

2. 褥汗 产褥早期皮肤汗腺排泄旺盛,尤以夜间和初醒时排出大量汗液,不属病理,于产后 1 周自行好转。

3. 产后宫缩痛 产后 1~2 天内,由于子宫收缩引起下腹部阵发性疼痛称产后宫缩痛,持续 2~3 天自然消失。多见于经产妇。哺乳时因吸吮刺激致缩宫素分泌增加,故疼痛加剧。

4. 恶露(lochia) 分娩后在子宫内膜脱落修复的过程中,经阴道排出的血液、坏死的蜕膜组织和宫颈黏液等,称恶露。分为:

(1)血性恶露:量多,色鲜红。含多量血液、坏死蜕膜组织、少量胎膜,有时有小凝血块。持续 3~4 天。

(2)浆性恶露:量少,色淡红。主要是坏死的蜕膜组织,混有少量血液、宫颈黏液及白细胞等。持续 10 天左右。

(3)白色恶露:量少,黏稠,色白。主要含大量白细胞、坏死蜕膜组织、表皮细胞及细菌等。持续 3 周。

正常恶露一般持续 4~6 周,总量 250~500ml,有血腥味,但无臭味。若子宫复旧不良或有胎盘胎膜组织残留或合并感染时,恶露量增多,持续时间延长,且有臭味。

5. 体重 因胎儿及附属物排出,加之褥汗、尿量增多、子宫缩小等,产后体重与孕期相比减轻。

二、产褥期处理及保健

(一)产褥期处理

1. 产后 2 小时 留产房观察,严密观察生命体征、子宫收缩、阴道出血。若宫缩乏力应注射宫缩剂;若阴道出血不多,但宫缩不良、宫底升高,应警惕宫腔内积血,需及时排出积血,并给予宫缩剂;若产妇自觉肛门坠胀,可能有阴道后壁血肿,肛查确诊

后应消除血肿。产后 2 小时一切正常,将产妇送回病室,仍需勤巡视。

2. 饮食　产后 1 小时可进流质或半流质清淡饮食,以后改普通饮食,补充足够热量和水分。哺乳者多进蛋白质和汤类食物,增加维生素和铁剂。

3. 大小便　鼓励产妇在产后 4 小时内排尿。若排尿困难选用:①用温开水冲洗尿道口及外阴,或下腹部正中放置热水袋,按摩膀胱等诱导排尿。②针刺穴位如关元、气海、三阴交等促进排尿。③肌内注射甲硫酸新斯的明 1mg 兴奋膀胱逼尿肌促进排尿。④上述处理无效可导尿,必要时留置导尿管 1~2 天,给予抗生素预防感染。

鼓励产妇多食蔬菜和水果,早日下床活动防止便秘。若已出现便秘,应口服缓泻剂,给予开塞露或肥皂水灌肠。

4. 观察子宫复旧及恶露　应每天同一时间手测或尺测子宫底的高度,了解子宫复旧情况。测量前嘱产妇排空膀胱,按摩宫底使其收缩后再测。观察恶露量、颜色、气味。若恶露增多且持续时间长,说明子宫复旧不良,给予宫缩剂;若恶露有臭味且子宫压痛,说明感染,给予抗生素控制感染。

5. 会阴处理　保持会阴清洁干燥。用 0.05% 聚维酮碘液擦洗外阴,每天 2~3 次。会阴水肿者,用 50% 硫酸镁液湿热敷。会阴有伤口者,每天检查伤口有无红肿、硬结、分泌物等。若伤口感染,提前拆线引流或行扩创处理。若一期愈合,于产后 3~5 天拆线。

6. 乳房处理　提倡母乳喂养和按需哺乳及母婴同室。产后半小时内开始哺乳。哺乳前清洗乳头,哺乳时将乳头和大部分乳晕放入新生儿口中,一手托住乳房,防新生儿窒息。一侧乳房吸空后再吸另一侧乳房。哺乳完毕后佩戴合适的棉质乳罩。哺乳期以 10 个月至一年为宜。哺乳期遇下列情况的处理:

(1) 乳胀:哺乳前湿热敷 3~5 分钟,按摩、拍打、抖动促血液循环和乳腺管通畅。应吸空乳房或用吸奶器吸空,减少乳房过度充盈。以上处理无效时,可口服通乳散结中药。

(2) 催乳:乳汁不足时,应指导产妇勤哺乳,按需哺乳,增加汤类食物。无效时可催乳:①调节饮食:猪蹄炖烂,吃肉喝汤。②中药治疗:气血虚弱型选用通乳丹加减,肝郁气滞型选用下乳涌泉散加减。

(3) 回乳:产后不哺乳者需回乳。方法:①停止哺乳,少进汤汁,不排空乳房。②生麦芽 60g 水煎当茶饮,每天一剂,连服 3~5 天。③芒硝 250g 分装 2 个纱布袋内,敷于两个乳房并包扎。④维生素 B_6 200mg 口服,每天 3 次,连用 5~7 天。

(4) 乳头皲裂:轻者可继续哺乳,哺乳前湿热敷 3~5 分钟,使乳头变软以利婴儿吸吮,哺乳后挤出少许乳汁涂在乳头和乳晕上,也可用 10% 苯甲酸酊或抗生素软膏涂敷于患处,下次哺乳时清洗干净。重者停止哺乳,可用吸奶器将乳汁吸出后喂给新生儿。

知识链接

母乳喂养的好处

对婴儿:①提供营养,促进发育。②提高免疫力,抵御疾病。③有利于牙齿的发育和保护。④有利于母子感情的建立。

对母亲:①有助于防止产后出血。②哺乳期闭经,有利于产后恢复。③降低母亲患乳腺癌、卵巢癌的危险性。④母乳温度适宜,喂养婴儿方便。

(二)产褥期保健

1. 休息与活动　自然分娩的产妇,产后 6~12 小时内可下床轻微活动,产后第 2 天可在室内随意走动,做产后健身操;会阴侧切或剖宫产的产妇,应推迟活动时间,待伤口拆线后做产后健身操。产褥期避免重体力劳动,防子宫脱垂和阴道壁膨出。

2. 计划生育指导　哺乳者以工具避孕为宜,未哺乳者选用药物避孕。产褥期间禁止性生活。

3. 产后检查　于产妇出院后 3、14、28 天行 3 次产后访视,了解母婴健康及哺乳情况,观察子宫复旧和恶露排出及伤口愈合情况,异常者及时处理。产后 42 天到医院做全面检查,了解产妇全身恢复尤其是生殖器复旧情况。同时带婴儿到医院做一次全面检查。发现异常者给予正确处理。

(田　群)

扫一扫
测一测

复习思考题

1. 产褥期生殖系统有哪些变化?
2. 恶露的分类?

第七章

异 常 妊 娠

 学习要点

1. 掌握　各种异常妊娠的概念、临床表现和处理要点。
2. 熟悉　各种异常妊娠的病因、病理及常用的辅助检查。
3. 了解　各种异常妊娠的并发症。
4. 具有抢救产科休克及子痫的技能，能正确诊断处理妊娠期病理。
5. 能与患者及家属进行良好沟通，开展健康指导。

第一节　流　　产

　　流产是指妊娠不足 28 周、胎儿体重不足 1000g 而终止者。按照发生时间分为早期流产和晚期流产。妊娠 12 周以前终止者称为早期流产，妊娠 12 周至不足 28 周终止者称为晚期流产。流产又分为自然流产与人工流产。其中，自然流产的发病率占全部妊娠的 10%~15%，多数为早期流产。

【病因】

　　1. 胚胎因素　染色体异常是早期流产的主要原因。染色体异常包括：①染色体数目异常，如 21- 三体、X 单体、三倍体等；②染色体结构异常，如染色体异位、嵌合体等，染色体倒置、缺失、重叠也有报道。染色体异常的胚胎多发生早期流产，少数妊娠至足月，出生后仍会发生畸形或有功能缺陷。如发生流产，妊娠产物多为一空孕囊或已退化的胚胎。

　　2. 母体因素

　　(1) 全身性疾病：孕妇妊娠期全身感染或严重高热可刺激子宫收缩导致流产；细菌毒素和病毒(如单纯疱疹病毒、巨细胞病毒等)通过胎盘进入胎儿血循环，使胎儿死亡可导致流产。此外，孕妇患心力衰竭、严重贫血或慢性肾炎、高血压等，可导致胎儿宫内缺氧或胎盘发生梗死而引起流产。

　　(2) 生殖器官异常：宫腔粘连、子宫畸形(如子宫发育不良、子宫纵隔、双子宫等)、子宫肿瘤(如子宫黏膜下肌瘤等)，均可影响胚胎着床和发育而导致流产。宫颈内口松弛、宫颈重度裂伤可导致胎膜早破而发生晚期自然流产。

（3）内分泌异常：黄体功能不足、甲状腺功能减退症等可导致流产。

（4）其他：严重休克；孕妇有吸烟、酗酒、吸毒等不良习惯或有过度紧张、焦虑、恐惧等不良的心理刺激；孕妇妊娠期特别是妊娠早期有手术、劳累过度、腹部撞击、性交过频等诱因均可导致流产。

3. 胎盘因素　滋养细胞发育或功能不足胚胎早期死亡并流产的重要原因之一，胎盘早剥引起的胎盘血循环障碍可导致晚期流产。

4. 免疫功能异常　妊娠类似同种异体免疫，能否正常妊娠与母体对胚胎和胎儿的免疫耐受有关。如果妊娠期间母体对胚胎和胎儿的免疫耐受降低，则可导致流产。与流产有关的免疫因素有夫妇双方的组织相容性抗原（HLA）和滋养层细胞抗原（TA）相容性增加，母儿血型不合（ABO 或 Rh 血型），孕妇封闭抗体不足、抗磷脂抗体产生过多及存在抗精子抗体等。

5. 环境因素　放射性物质、噪音及高温等物理因素或砷、铅、苯、甲醛、氯丁二烯、氧化乙烯等化学物质接触过多，均可直接或间接对胚胎和胎儿造成损害，引起流产。

【病理】　自然流产发生的时间不同，病理过程有所不同。妊娠 8 周前发生流产，胚胎多先死亡，随后底蜕膜出血，造成胚胎绒毛与底蜕膜分离、出血，已分离的胚胎组织如同异物，引起子宫收缩而被排出。由于此时胎盘绒毛发育不成熟，与子宫蜕膜联系不牢固，妊娠物多可以完全排出，出血不多。妊娠 8~12 周时，胎盘绒毛发育茂盛，与底蜕膜联系较牢固，流产时妊娠产物往往不易完全排出，部分组织滞留在宫腔内，影响子宫收缩，出血量较多。妊娠 12 周后胎盘已完全形成，流产过程与足月分娩相似，往往是先出现腹痛，然后排出胎儿、胎盘。

【临床表现】　自然流产的主要症状为停经后阴道流血和下腹疼痛。体征为宫颈口是否扩张、是否破膜及子宫的大小，以上体征出现与流产的类型有关。根据自然流产发展过程的不同，分以下几种临床类型。

1. 先兆流产　指妊娠 28 周前先出现少量阴道流血，量少于月经量，常为暗红色或仅出现血性白带，无妊娠物排出，继而出现阵发性下腹痛或腰背痛。妇科检查宫颈口未开，胎膜未破，子宫大小与停经周数相符。经休息及治疗，若症状消失可继续妊娠；若阴道流血量增多或下腹痛加剧，可发展为难免流产。

2. 难免流产　指流产不可避免。由先兆流产发展而来，表现为阴道流血增多，阵发性下腹痛加剧，或因胎膜破裂出现阴道流液。妇科检查宫颈口已扩张，但组织物尚未排出，有时可见胚胎组织或胎囊堵塞于宫颈口内，子宫大小与停经周数相符或略小。

3. 不全流产　难免流产继续发展，妊娠物部分排出体外，尚有部分残留于宫腔内或嵌顿于宫颈口处，影响子宫收缩，导致阴道流血不止，严重时发生失血性休克。妇科检查见宫颈口已扩张，不断有血液自宫颈口流出，宫颈口或阴道有时可见妊娠物，子宫小于停经周数。

4. 完全流产　妊娠物已完全排出，阴道流血逐渐停止，腹痛逐渐消失。妇科检查宫颈口已关闭，子宫近正常大小或略大。一般流产的发展过程如下，鉴别要点见表 7-1。

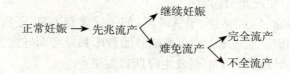

流产尚有以下三种特殊类型：

（1）稽留流产：又称过期流产。指胚胎或胎儿已经死亡滞留在宫腔内未能及时自然排出者。表现为早孕反应消失，有先兆流产症状或无任何症状，子宫增大不明显。若已到中期妊娠，孕妇腹部不见增大，胎动消失。妇科检查宫颈口闭，子宫小于停经周数，质地不软，听诊未闻及胎心。

（2）复发性流产：指连续自然流产 3 次或 3 次以上者。每次流产多发生于同一妊娠月份，其临床经过与一般流产相同。早期流产常见原因为胚胎染色体异常、黄体功能不足、免疫因素异常、甲状腺功能低下等。晚期流产常见原因为子宫畸形或发育不良、宫颈内口松弛、子宫肌瘤等。其中，因宫颈内口松弛而发生的习惯性流产多发生于妊娠中期。

（3）流产合并感染：流产过程中，若阴道流血时间长，有组织残留于宫腔内或非法堕胎等，有可能引起宫腔感染，严重时感染可扩展到盆腔、腹腔甚至全身，并发盆腔炎、腹膜炎、败血症及感染性休克等，称流产合并感染。

【诊断】 诊断流产并不困难，根据病史及临床表现多能确诊，少数病例需行辅助检查。

1. 病史 应询问患者有无停经史，有无早孕反应、阴道出血，出血时间及出血量。出血时有无腹痛、腹痛程度、部位、性质。出血时间长的还要询问有无发热、异常分泌物等可协助诊断流产合并感染。

2. 体格检查 测定体温、脉搏、呼吸、血压。有无贫血及感染征象。消毒外阴后行妇科检查，注意宫颈口是否扩张，羊膜囊是否膨出，有无妊娠物堵塞于宫颈口内；子宫大小与停经周数是否相符，有无压痛；双侧附件区有无压痛、增厚或包块。疑为先兆流产者，操作应轻柔。

3. 辅助检查

（1）B 型超声检查：B 型超声可显示宫腔内是否有胎囊、胎囊的形态、有无胎心搏动和胎动等，确定胚胎、胎儿是否存活或是否已经排出，从而帮助诊断和鉴别流产及其类型，指导正确处理。

（2）妊娠试验：临床多选用早孕诊断试纸检测尿液判断是否妊娠，用放射免疫法连续进行血 β-hCG 的定量测定了解流产的预后。

（3）激素测定：主要通过测定血黄体酮水平，协助判断先兆流产的预后。

【鉴别诊断】 各种不同类型流产的鉴别（表 7-1）。早期流产还要注意与病理妊娠的异位妊娠、葡萄胎等相区别。

表 7-1 不同类型流产的鉴别要点

类型	出血	腹痛	妊娠产物排出	宫颈口	子宫大小与孕周
先兆流产	少	轻	无	闭	相符
难免流产	中或多	加剧	流液	扩张	相符
不全流产	少或多	减轻	部分	扩张	小于
完全流产	少或无	消失	完全	闭	正常

【治疗】

1. 先兆流产 卧床休息,禁止性生活,减少刺激,必须阴道检查时注意动作轻柔。必要时给予危害小的镇静剂,对黄体功能不足者,可每日给予黄体酮10~20mg每日或隔日1次肌内注射,口服维生素E保胎治疗;甲状腺功能低下者可给予小剂量甲状腺素片。治疗过程中密切观察病情,及时行超声检查,以了解胚胎发育情况,如腹痛加剧或阴道流血量多于月经量等,表明病情加重,不宜继续保胎,须及时终止妊娠。同时应重视心理疏导,使其减轻焦虑,增强信心。

2. 难免流产 确诊后应尽早使胚胎及胎盘组织完全排出。早期流产应及时行刮宫术,妊娠物送病理检查。晚期流产可用缩宫素促进子宫收缩,使胎儿、胎盘娩出,必要时刮宫以清除宫腔内残留的妊娠物。

3. 不全流产 应及时行刮宫术或钳刮术,以消除宫腔内残留组织。出血多有休克者应同时输血输液,并给予抗生素预防感染。

4. 完全流产 若无感染征象,一般不需特殊处理。

5. 稽留流产 一旦确诊,应尽早排空子宫腔。因胎盘组织有时机化,与子宫壁紧密粘连,造成刮宫困难。稽留时间过长可能发生凝血功能障碍,导致弥散性血管内凝血(disseminated intravascular coagulation, DIC);母体雌激素水平下降,子宫肌层对缩宫素不敏感,两者都能造成严重出血。因此处理前应做血常规和凝血功能检查,有凝血功能障碍者先予以纠正,并应用雌激素提高子宫平滑肌对缩宫素的敏感性,再行刮宫术或引产术,术中应小心操作,避免子宫穿孔,一次刮不净者可于5~7天后再次刮宫,子宫大于妊娠12周者,应静脉滴注缩宫素,促使胎儿、胎盘排出。

6. 复发性流产 针对病因,以预防为主。孕前应进行卵巢功能检查、夫妇双方染色体检查与血型鉴定及其丈夫的精液检查,染色体异常夫妇应于孕前进行遗传咨询,确定是否可以妊娠。女方尚需进行生殖道检查,确定有无子宫畸形及病变,有无宫颈内口松弛等,并对因处理。原因不明者有流产先兆者可使用黄体酮或人绒毛膜促性腺激素治疗,确诊妊娠后继续给药至妊娠10周或超过以往发生流产的月份,同时注意休息、禁止性生活,补充维生素E,给予必要的心理疏导稳定情绪。

7. 流产合并感染 治疗原则为积极控制感染,尽快清除宫内残留物。阴道流血不多者,控制感染后再行刮宫。阴道流血多者,抗感染、输血的同时,用卵圆钳将宫腔内残留组织夹出后予以广谱抗生素,切不可用刮匙全面搔刮宫腔,以免造成感染扩散。待感染控制后再彻底刮宫。

第二节 早 产

妊娠满28周至不足37周之间分娩者称为早产。此时娩出的新生儿称为早产儿,出生体重为1000~2499g。各器官发育尚不成熟,有较高的并发症和死亡率。早产儿约有15%在新生儿期死亡,随着近年早产儿治疗学和监护手段的进步,早产儿生存率有明显的提高。

【病因】 诱发早产的常见因素如下。

1. 孕妇因素

(1) 妊娠合并症与并发症:妊娠期高血压疾病、妊娠期肝内胆汁淤积症、妊娠合并心脏病、病毒性肝炎、严重贫血等。

（2）下生殖道及泌尿道感染，尤其性传播疾病。

（3）生殖器官病变：如子宫肌瘤、子宫畸形、子宫颈内口松弛等。

（4）其他：如孕妇抽烟、酗酒、精神受刺激以及压力过大、外伤及过度劳累也会引起早产。

2. 胎儿、胎盘因素　羊水过多、多胎、前置胎盘、胎膜早破、胎儿窘迫、胎儿畸形等可引起早产。

【临床表现】　早产的临床表现与足月产相似，但胎膜早破的发生率较高，既往有晚期流产、早产史及产伤史的孕妇容易出现早产。临床上，早产可分为先兆早产和早产临产两个阶段。

1. 先兆早产　表现为不规则子宫收缩，伴有少量阴道出血或血性分泌物。

2. 早产临产　与足月临产相似。出现规律性子宫收缩，间隔 5~6 分钟，持续 30s 以上，伴有进行性宫颈管缩短，宫颈口扩张 2cm 以上或胎膜已破者，则为先兆临产。

【诊断】　诊断早产并不困难，但应与妊娠晚期出现的生理性子宫收缩相区别。生理性子宫收缩一般不规则、无疼痛感，且不伴有宫颈管缩短和宫口扩张等改变。早产发生时，要注意 B 超检查判断胎儿大小，了解胎盘成熟度，估计羊水量等。胎心监护监测宫缩、胎心、胎盘功能即胎儿血供情况。

【治疗】　治疗原则：若胎膜完整，母胎情况允许时尽量保胎至 34 周。

1. 卧床休息　若胎儿存活，胎膜未破、无胎儿窘迫，无严重妊娠合并症及并发症时，通过休息和药物治疗控制宫缩，尽可能延长孕周。

2. 若胎膜已破，早产已不可避免时，应设法提高早产儿存活率，给予促使胎儿肺成熟治疗如地塞米松等。根据孕周、胎儿等多因素综合分析，尽早决定合理的分娩方式。大部分早产可阴道分娩，临产后慎用抑制新生儿呼吸中枢的药物，如吗啡、哌替啶；给产妇吸氧，停用抑制宫缩的药物。第二产程行会阴切开，预防新生儿颅内出血等。对于胎位异常者，可考虑剖宫产术结束分娩。

第三节　过 期 妊 娠

凡平时月经周期规律，妊娠达到或超过 42 周尚未分娩者，称过期妊娠。发生率占妊娠总数的 3%~15%。过期妊娠的围生儿患病率、死亡率均增高，且随妊娠期延长而增加，属高危妊娠之一。

【病因】　过期妊娠可能与以下因素有关：①妊娠晚期雌、孕激素比例失调，导致孕激素优势，抑制前列腺素和缩宫素的作用，延迟分娩发动。②头盆不称，使胎先露部不能紧贴子宫下段及宫颈内口，致使反射性子宫收缩减少。③胎儿畸形。④遗传因素等。

【病理】

1. 胎盘　过期妊娠的胎盘病理有两种类型。一种是胎盘功能正常，另一种是胎盘功能减退。

2. 羊水　正常妊娠 38 周后，羊水量逐渐减少，妊娠 42 周后羊水迅速减少，约 30% 减至 300ml 以下，羊水污染率明显增多。

3. 胎儿 过期妊娠胎儿生长模式与胎盘功能有关,可分为如下三种:

(1) 正常生长及巨大儿:胎盘功能正常者,能维持胎儿继续生长,约 25% 成为巨大儿。

(2) 胎儿过熟综合征:与胎盘血流不足、缺氧及养分供应不足,过期儿表现为身体瘦长,缺乏皮下脂肪,容貌如老人。

(3) 胎儿生长受限:小样儿与过期妊娠共存,过期妊娠增加胎儿的危险性,约 1/3 过期妊娠死产儿为生长受限。

【对母儿影响】

1. 胎盘功能正常 胎儿继续发育可出现巨大胎儿或因颅骨钙化变硬、骨缝变窄造成分娩困难,手术助产率及母体和新生儿伤明显增加。

2. 胎盘功能减退 胎盘供血供氧不足,可导致胎儿发育停滞,或并发成熟障碍,出生后貌似"小老人",且易导致胎儿缺氧、胎儿窘迫甚至死亡。羊水量减少,亦可导致脐带受压,更易导致胎儿宫内缺氧,胎儿窘迫、胎粪吸入综合征、新生儿窒息等,导致围生儿发病率及死亡率增高。

【诊断】 准确核实孕周,确定胎盘功能是否正常是关键。

测体重、宫底高度和腹围,评估是否与妊娠周数相符。检查胎方位、胎先露衔接情况,听胎心,了解胎儿宫内情况。如子宫符合足月妊娠,宫颈已成熟,羊水渐减少,孕妇体重不再增加或稍减轻,孕周已达到或超过 42 周可诊断为过期妊娠。

B 型超声检查测羊水量、胎头双顶径值、股骨长度、胎盘成熟度等对确定妊娠周数有重要意义。通过胎动计数,血、尿雌三醇值测定,胎儿电子监护等可了解胎盘功能及胎儿安危情况。

【治疗】 妊娠 40 周以后胎盘功能逐渐减退,42 周以后明显下降,因此,妊娠 41 周以后即应考虑终止妊娠,尽量避免过期妊娠。根据胎盘功能、胎儿大小、宫颈成熟度等综合分析,选择合适的分娩方式。

1. 促宫颈成熟 一般认为,Bishop 评分 ≥7 分者直接引产;<7 分者促宫颈成熟后引产。目前,促宫颈成熟的方法有 PGE$_2$ 阴道制剂和宫颈扩张球囊。

2. 剖宫产 过期妊娠时,胎盘功能减退,胎儿储备能力下降,需适当放宽剖宫产指征。

第四节 异 位 妊 娠

正常妊娠时,受精卵着床于子宫体腔内。如果受精卵在子宫体腔以外着床,称为异位妊娠,俗称宫外孕。异位妊娠是妇产科常见的急腹症之一,发病率约 1%,是孕产妇死亡的主要原因之一。异位妊娠根据受精卵着床部位不同分为输卵管妊娠、卵巢妊娠、腹腔妊娠、宫颈妊娠及阔韧带妊娠等(图 7-1),其中以输卵管妊娠最常见,占异位妊娠的 95%。本节重点叙述输卵管妊娠。输卵管妊娠以发生部位不同又分为间质部、峡部、壶腹部和伞部妊娠,以壶腹部妊娠多见,约占 78%,其次为峡部妊娠,伞部和间质部妊娠较少见。

【病因】

1. 输卵管炎症 异位妊娠的主要病因,可分为输卵管黏膜炎和输卵管周围炎。

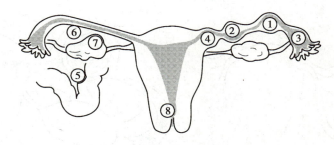

图 7-1 异位妊娠的发生部位
①输卵管壶腹部妊娠。②输卵管峡部妊娠。③输卵管伞部妊娠。
④输卵管间质部妊娠。⑤腹腔妊娠。⑥阔韧带妊娠。⑦卵巢妊娠。
⑧宫颈妊娠。

输卵管黏膜炎使输卵管管腔黏膜粘连,管腔变窄,纤毛功能受损,受精卵的运行受阻而于此处着床;输卵管周围炎常造成输卵管扭曲,管腔狭窄,输卵管蠕动功能减弱而影响受精卵的运行。淋球菌和沙眼衣原体感染所致的输卵管炎常累及黏膜,而流产和分娩后感染往往引起输卵管周围炎。

2. 输卵管发育不良或功能异常 输卵管过长、肌层发育差、黏膜纤毛缺乏等发育不良,可造成输卵管妊娠。输卵管肌层的蠕动、纤毛的摆动以及上皮细胞的分泌功能,受雌、孕激素的影响,若雌、孕激素分泌失常,可影响受精卵的正常运行。此外,精神因素可引起输卵管痉挛和蠕动异常,干扰受精卵运送。

3. 输卵管手术史 输卵管绝育史及手术史者,输卵管妊娠的发生率为 10%~20%。尤其是腹腔镜下电凝输卵管及硅胶环套术绝育,因输卵管瘘或再通可导致输卵管妊娠。因不孕接受过输卵管粘连分离术、输卵管成形术者,再次妊娠时,输卵管妊娠的可能性增加。

4. 辅助生殖技术 近年来由于辅助生殖技术的开展,使输卵管妊娠发生率增加。

5. 其他 宫内节育器避孕失败、子宫肌瘤或卵巢肿瘤压迫输卵管、子宫内膜异位症等,均可增加受精卵着床于输卵管的可能性,从而导致异位妊娠。

【病理】 由于输卵管管腔狭窄,管壁薄,缺乏黏膜下组织,肌层不如子宫肌壁厚,不利于胚胎的生长发育,常发生以下结局。

1. 输卵管妊娠流产 多见于输卵管壶腹部妊娠,发病多在妊娠 8~12 周。受精卵种植在输卵管黏膜皱襞内后,由于形成的蜕膜不完整,发育中的囊胚常向管腔突出,最终突破包膜而出血,囊胚与管壁分离(图 7-2)。若整个囊胚剥离落入管腔,刺激输卵管逆蠕动经伞端排出到腹腔,即形成输卵管妊娠完全流产,出血一般不多。若囊胚剥离不完整,妊娠产物部分排出到腹腔,部分仍然附着于输卵管壁,即为输卵管妊娠不全流产,此时,滋养细胞继续侵蚀输卵管壁,导致反复出血,血液不断流出并积聚在直肠子宫陷凹,形成盆腔积血,量多时可流入腹腔,出现腹膜刺激症状,同时引起休克。

2. 输卵管妊娠破裂 多见于输卵管峡部妊娠,发病多在妊娠 6 周左右。囊胚生长发育时绒毛侵蚀管壁的肌层及浆膜层,最终穿破浆膜层,形成输卵管妊娠破裂(图 7-3)。由于输卵管肌层血管丰富,输卵管妊娠破裂所致的出血远较输卵管妊娠流产严重,短期内即可发生大量腹腔内出血使患者出现休克,也可反复出血,在盆腔与腹腔内形成血肿。输卵管间质部妊娠虽少见,但结局几乎均为输卵管妊娠破裂。由于输卵

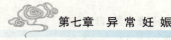

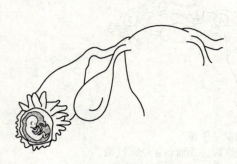

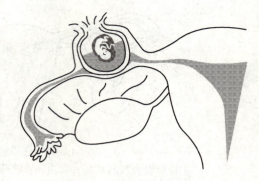

图 7-2　输卵管妊娠流产　　　　　　　　图 7-3　输卵管妊娠破裂

管间质部管腔周围肌层较厚,因此破裂常发生于孕12~16周,其破裂如同子宫破裂.症状更为严重。

3. 陈旧性宫外孕　输卵管妊娠流产或破裂未得到及时治疗,长期反复内出血形成的盆腔血肿不消散,血肿机化变硬并与周围组织粘连,临床上称为陈旧性宫外孕。

4. 继发性腹腔妊娠　输卵管妊娠流产或破裂,排到腹腔或阔韧带内的胚胎多数死亡,不再生长发育,偶尔也有存活者。若存活胚胎的绒毛组织种植于原附着处或排至腹腔、阔韧带后而获得营养,可继续生长发育,形成继发性腹腔或阔韧带妊娠。

输卵管妊娠和正常妊娠一样,合体滋养细胞产生的hCG维持黄体生长,使甾体激素分泌增加,导致月经停止来潮,子宫增大变软,子宫内膜出现蜕膜反应。若胚胎受损或死亡,滋养细胞活力消失,蜕膜即坏死脱落,呈碎片排出。若蜕膜完整剥离,可随阴道流血排出三角形蜕膜管型。排出的组织见不到绒毛,组织学检查无滋养细胞,对宫外孕有诊断价值。

【临床表现】　输卵管妊娠的临床表现,与受精卵着床部位、有无流产或破裂、出血量多少及时间长短等有关。典型的症状为停经后腹痛与阴道流血。

1. 症状

(1) 停经:除输卵管间质部妊娠停经时间较长外,输卵管妊娠的停经时间多在6~8周。有20%~30%患者无明显停经史,或将异位妊娠时出现的不规则阴道流血误认为是月经,或因月经过期仅数日而不认为是停经。

(2) 腹痛:是输卵管妊娠患者就诊的主要症状。输卵管妊娠发生流产或破裂前,常表现为一侧下腹部隐痛或酸胀感。当输卵管妊娠发生流产或破裂时,突感一侧下腹部撕裂样疼痛,常伴恶心、呕吐。血液由病变区流向全腹,疼痛亦由下腹部向全腹部扩散,甚至刺激膈肌,引起肩胛部放射性疼痛及胸部疼痛。血液若积聚于直肠子宫陷凹处时,可出现肛门坠胀感。

(3) 阴道流血:胚胎死亡后,常出现不规则阴道流血,色暗红或深褐,量少呈点滴状,一般不超过月经量。可伴有蜕膜管型或蜕膜碎片排出,系子宫蜕膜剥离所致。阴道流血一般常在病灶去除后停止。

(4) 晕厥与休克:急性大量腹腔内出血及剧烈腹痛可引起患者晕厥或休克。症状严重程度与腹腔内出血的速度和出血量有关,与阴道出血量不成正比。

(5) 腹部包块:输卵管妊娠流产或破裂形成的血肿时间过久,可与周围组织或器官(如子宫、输卵管、卵巢、肠管或大网膜等)发生粘连形成包块,包块较大或位置较高者,腹部可扪及。

2. 体征

(1)一般情况:腹腔内出血多者,患者呈贫血貌,出现面色苍白、脉搏细速、血压下降等休克体征。体温一般正常,休克时略低,腹腔内出血吸收时可略高,但一般不超过38℃。

(2)腹部检查:下腹有明显压痛、反跳痛,以患侧为显著,腹肌紧张不明显。出血多时,腹部叩诊有移动性浊音。有的在下腹部可触及包块。

(3)盆腔检查:阴道内常见来自宫腔的少许血液。输卵管妊娠未发生流产或破裂者,除子宫略大较软外,仔细检查可触及胀大的输卵管,有轻压痛。输卵管妊娠流产或破裂者,阴道后穹隆饱满,有触痛。轻轻上抬或左右摆动宫颈时会引起剧烈疼痛,称为宫颈举痛或摇摆痛,这是输卵管妊娠的主要体征之一。内出血多时,检查子宫有漂浮感。子宫一侧或后方可触及边界不清、压痛明显的包块。病变持续较久时,可触及质硬、边界清楚的肿块。输卵管间质部妊娠时,子宫大小与停经月份基本符合,但子宫不对称,一侧角部突出。

【诊断】 输卵管妊娠未发生流产或破裂时,临床表现不明显,诊断比较困难,需采用辅助检查才能确诊。

1. 阴道后穹隆穿刺 是一种简单可靠的诊断方法,适用于疑有腹腔内出血的患者。如果抽出暗红色不凝血液,说明腹腔内有内出血。陈旧性宫外孕时,可抽出小血块或不凝固的陈旧血液。如果未能抽出不凝血,不能否定输卵管妊娠的存在,可能是无内出血、内出血量很少、血肿位置较高或直肠子宫陷凹有粘连(图7-4)。

2. 超声诊断 B型超声有助于诊断异位妊娠。阴道B型超声检查较腹部B型超声检查准确性高。若宫腔内空虚,宫旁出现低回声区,其内探及胚芽及原始心管搏动,可确诊异位妊娠。有时宫内可见假妊娠囊(蜕膜管形与血液形成),应注意与宫内妊娠的区别。

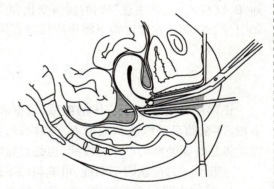

图 7-4 阴道后穹隆穿刺术

3. 血 hCG 测定 是早期诊断异位妊娠的重要方法。由于异位妊娠患者体内hCG 水平较宫内妊娠低,需采用灵敏度高的放射免疫法定量测定血 β-hCG 来评价保守治疗的效果。

4. 孕酮测定 血清孕酮的测定对判断正常妊娠胚胎的发育情况有帮助。输卵管妊娠时,血清孕酮水平偏低,多数在 10~25ng/ml 之间。如果血清孕酮 >25ng/ml,异位妊娠的概率 <1.5%;如果 <5ng/ml,应考虑异位妊娠或宫内妊娠流产。

5. 腹腔镜检查 目前是诊断异位妊娠的金标准,而且在确定诊断的情况下可起到治疗作用。适用于原因不明的急腹症鉴别及输卵管妊娠尚未破裂或流产的早期。大量腹腔内出血或伴有休克者,禁做腹腔镜检查。

6. 诊断性刮宫 仅适于阴道流血较多的患者,以排除宫内妊娠流产。将宫腔刮出物或排出物送病理检查,如果仅见蜕膜未见绒毛有助于诊断异位妊娠。

【处理】　异位妊娠的治疗原则以手术治疗为主,非手术治疗为辅。

1. **手术治疗**　主要适用于①生命体征不稳定或有腹腔内出血征象者。②诊断不明确者。③异位妊娠有进展者(如血 β-hCG 处于高水平,附件区大包块等)。④随诊不可靠者。⑤期待疗法或药物治疗禁忌证者。手术治疗分为保守手术、根治手术。保守手术为保留患侧输卵管的手术,适用于有生育要求的年轻妇女,特别是对侧输卵管已经切除或有明显病变者;根治手术为切除患侧输卵管的手术,适用于无生育要求的输卵管妊娠内出血并发休克的急症者。腹腔镜手术是近年治疗异位妊娠的主要方法,多数输卵管妊娠可在腹腔镜直视下穿刺输卵管的妊娠囊,吸出部分囊液后注入药物或行输卵管切除术。期待疗法:主要适用于①疼痛轻微,出血少。②随诊可靠。③无输卵管妊娠破裂的证据。④血 β-hCG<1000U/L,且继续下降。⑤输卵管妊娠包块 <3cm 或未探及。⑥无腹腔内出血。

2. **药物治疗**　主要适用于早期输卵管妊娠,要求保存生育能力的年轻妇女。符合下列条件可采用此法:①无药物治疗禁忌证。②无输卵管妊娠破裂的证据。③输卵管妊娠包块 ≤4cm。④血 β-hCG<2000IU/L。⑤无腹腔内出血。主要的禁忌证:①生命体征不稳定。②输卵管妊娠破裂。③妊娠囊直径输卵管妊娠包块 ≥4cm 或 ≥3.5cm 伴有胎心搏动。

化疗一般采用全身用药,常用甲氨蝶呤(MTX),治疗机制是抑制滋养细胞增生,破坏绒毛,使胚胎组织坏死、脱落、吸收而免于手术。化疗期间应同时进行 B 型超声和血 β-hCG 监测,并注意孕妇的病情变化和药物的毒副反应。亦可采用局部用药,在 B 超引导下穿刺或在腹腔镜下将甲氨蝶呤直接注入输卵管的妊娠囊内。

第五节　前置胎盘

正常胎盘附着于子宫体的前壁、后壁和侧壁。若妊娠 28 周后,胎盘附着于子宫下段,甚至胎盘下缘达到或覆盖宫颈内口,其位置低于胎先露部,称为前置胎盘。前置胎盘是妊娠晚期的严重并发症,也是妊娠晚期阴道流血最常见的原因。

【病因】　目前病因不明确,可能与以下因素有关。

1. **子宫内膜病变与损伤**　如多次刮宫、分娩、子宫手术史等皆可引起子宫内膜炎或损伤子宫内膜,使再次受孕时子宫蜕膜血管形成不良,胎盘血供不足,刺激胎盘面积增大延伸到子宫下段。

2. **胎盘面积过大**　双胎妊娠胎盘较单胎妊娠胎盘面积大,前置胎盘的发生率较单胎妊娠高 1 倍。

3. **受精卵滋养层发育迟缓**　受精卵到达宫腔后,滋养层尚未发育到可以着床的阶段,受精卵会继续向下游走,到达子宫下段,并在该处着床而发育成前置胎盘。

【分类】　根据胎盘下缘与宫颈内口的关系,将前置胎盘分为三类(图 7-5)。

1. **完全性前置胎盘**　又称中央性前置胎盘,胎盘组织完全覆盖宫颈内口。
2. **部分性前置胎盘**　胎盘组织部分覆盖宫颈内口。
3. **边缘性前置胎盘**　胎盘附着于子宫下段,边缘到达但未覆盖宫颈内口。

【临床表现】

1. **症状**　前置胎盘的典型症状是妊娠晚期或临产时发生无诱因、无痛性、反复阴

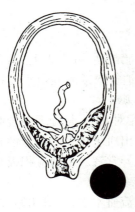　　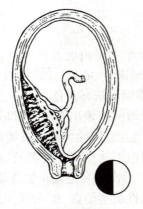　　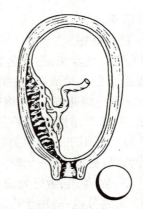

（1）完全性前置胎盘　　　　（2）部分性前置胎盘　　　　（3）边缘性前置胎盘

图 7-5　前置胎盘的类型

道流血。妊娠晚期子宫下段逐渐伸展,牵拉宫颈内口使宫颈管缩短;临产后,规律宫缩使宫颈管消失成为软产道的一部分,宫颈外口扩张,附着于子宫下段及宫颈内口的前置胎盘不能相应伸展而与其附着处错位、剥离,血窦破裂引起出血。前置胎盘初次出血量一般不多,剥离处血液凝固后,出血自然停止。由于子宫下段不断伸展,前置胎盘出血常反复发生,出血量也越来越多。

　　前置胎盘阴道流血发生的早晚、反复发生的次数及出血量的多少与前置胎盘类型有关。完全性前置胎盘初次出血时间早,多在妊娠 28 周左右,反复发生的次数多,出血量较大,甚至一次出血就能导致休克;边缘性前置胎盘出血发生较晚,多在妊娠晚期或临产后,量也较少;部分性前置胎盘的初次时间、出血量及反复出血次数介于两者之间。

　　2. 体征　孕妇的一般情况与出血量有关,大量出血可导致贫血或休克。贫血或休克程度与阴道流血量呈正比。腹部检查:子宫软,无压痛,大小与妊娠周数相符,胎位清楚。由于胎盘位置低于胎先露,影响先露部的入盆,故先露部高浮,易并发胎位异常。反复出血或一次出血量过多可导致胎儿宫内缺氧,严重者胎死宫内。如果前置胎盘附着于子宫下段前壁,可在耻骨联合上方闻及胎盘杂音。

【诊断】

　　1. 病史　妊娠晚期的无痛性阴道出血,既往有多次刮宫、分娩、手术史。

　　2. B 型超声检查　可清楚看到子宫壁、胎先露、宫颈和胎盘位置,并能根据胎盘下缘与宫颈内口的关系,确定前置胎盘的类型,可反复检查,是目前最安全、有效的首选方法。

　　3. 产后检查胎盘及胎膜　如为前置胎盘,分娩后检查前置部分的胎盘母体面可见陈旧性黑紫色血块附着,胎膜破口距胎盘边缘在 7cm 以内。

【治疗】　治疗原则:抑制宫缩、制止出血、纠正贫血和预防感染。根据阴道流血量、有无休克、妊娠周数、产次、胎位、胎儿是否存活、是否临产以及前置胎盘的类型等综合考虑决定处理方案。

　　1. 期待疗法　妊娠 <34 周、胎儿体重 <2000g、胎儿存活、阴道流血量不多、一般情况良好者,可在保证孕妇安全的前提下采取期待疗法,尽可能延长孕周,以提高围

生儿存活率。

2. 终止妊娠

(1)终止妊娠指征:反复发生多量出血甚至休克者;胎龄达 36 周以上;胎儿成熟度检查提示胎儿肺成熟者;胎龄未达 36 周,出现胎儿窘迫征象或胎儿电子监护发现胎心异常者应终止妊娠,并根据情况选择最佳方式终止妊娠。

(2)剖宫产:剖宫产可在短时间内娩出胎儿,对母儿相对安全,是处理前置胎盘的主要手段。适用于完全性前置胎盘,持续大量阴道流血;出血量较多的部分性和边缘性前置胎盘;先露高浮,短时间内不能结束分娩者及胎心异常者。术前应积极纠正贫血,预防感染、备血、做好处理产后出血和抢救新生儿的准备。

(3)阴道分娩:适用于边缘性前置胎盘、枕先露、阴道流血不多、头盆相称、估计在短时间内能结束分娩者。

第六节　胎　盘　早　剥

妊娠 20 周以后或分娩期,正常位置的胎盘在胎儿娩出前部分或全部从子宫壁剥离者称胎盘早剥。胎盘早剥是妊娠晚期严重并发症,具有起病急、发展快的特点,处理不及时可危及母儿生命。

【病因】 病因及发病机制不明确,可能与以下因素有关。

1. 血管病变 孕妇患严重妊娠期高血压疾病、慢性高血压、慢性肾脏疾病或全身血管病变时,由于底蜕膜螺旋小动脉痉挛或硬化,引起远端毛细血管变性坏死甚至破裂出血,血液流至底蜕膜与胎盘之间,形成胎盘后血肿,使胎盘早剥的发生率增高。

2. 机械性因素 孕妇腹部直接受到撞击或挤压;脐带过短或脐带绕颈、绕体相对过短,分娩过程中胎儿下降过度牵拉脐带;羊膜腔穿刺时刺破前壁胎盘附着处,血管破裂出血等,均可引起胎盘剥离。

3. 宫腔内压力骤减 双胎妊娠分娩时第一胎儿娩出过速;羊水过多人工破膜后羊水流出过快,均可使宫腔内压力骤减,子宫突然收缩,胎盘与子宫壁之间发生错位剥离。

4. 子宫静脉压突然升高 妊娠晚期或临产后,孕妇若长时间仰卧位,巨大妊娠子宫压迫下腔静脉,阻碍血液回流,使子宫静脉压升高,蜕膜静脉淤血或破裂,形成胎盘后血肿,致使胎盘部分或全部剥离。

5. 其他一些高危因素如:孕妇吸烟、滥用可卡因,孕妇代谢异常,孕妇有血栓形成倾向,孕妇患子宫肌瘤等与胎盘早剥发生有关。

【病理及类型】 胎盘早剥主要病理变化是底蜕膜出血,形成胎盘后血肿,使胎盘从附着处剥离。胎盘早剥可分为显性、隐性及混合性三种类型。

1. 显性剥离 底蜕膜出血量少,出血很快停止,多无明显临床表现。若底蜕膜出血量增多,形成胎盘后血肿,胎盘剥离面逐渐扩大,血液冲开胎盘边缘,沿胎膜与子宫壁之间经宫颈管向外流出,称显性剥离或外出血。

2. 隐性剥离 若出血量虽然增多,但胎盘边缘仍附着于子宫壁,或胎头固定于骨盆入口,使血液积聚在胎盘与子宫壁之间,不能冲破胎盘边缘及胎膜而外流,称隐性剥离或内出血。

3. 混合性剥离 由于内出血血液不能外流,胎盘后血肿越积越大,使宫底随之升高。当出血量达到一定程度时,血液冲开胎盘边缘及胎膜而外流,称为混合型出血(图7-6)。偶有出血穿破胎膜溢入羊水中成为血性羊水。

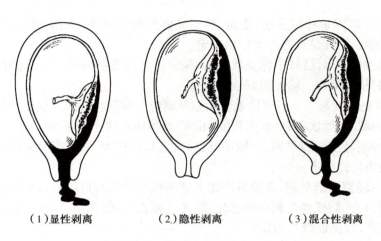

（1）显性剥离 （2）隐性剥离 （3）混合性剥离

图 7-6 胎盘早剥病理类型

内出血严重时,积聚于胎盘与子宫壁之间的血液随着压力的增加会浸入子宫肌层,使子宫肌纤维分离、断裂甚至变性;若血液浸润至子宫浆膜层,子宫表面将呈现紫蓝色淤斑,以胎盘附着处明显,称为子宫胎盘卒中。有时血液还可渗入输卵管系膜和阔韧带内。子宫肌层由于血液浸润,收缩力减弱,容易造成产后出血。

严重的胎盘早剥,剥离处的胎盘和蜕膜中释放大量的组织凝血活酶进入母体血液循环中,激活凝血系统,导致弥散性血管内凝血(DIC)。DIC消耗了大量的凝血因子,导致凝血功能障碍。

【临床表现】 胎盘早剥主要的临床特点是妊娠晚期或分娩期突然发生持续性腹痛和阴道出血。

轻型:多见于分娩期,以外出血为主,胎盘剥离面通常不超过胎盘面积的1/3。主要症状为阴道流血,常无腹痛或腹痛轻微。贫血体征不明显,若出血量多伴有贫血,则贫血程度与阴道流血量成正比。腹部检查:子宫软,大小与妊娠周数相符,胎位清楚,胎心多正常,宫缩于间歇期能放松。产后检查胎盘,可见胎盘母体面有凝血块及压迹。

重型:多见于重度妊娠期高血压疾病,以内出血和混合性出血为主,胎盘剥离面超过胎盘面积1/3。主要症状为突发持续性腹痛、腰酸或腰背痛。严重时出现恶心、呕吐、面色苍白、脉搏细数、四肢湿冷、血压下降等休克征象。阴道流血少或无,贫血或休克程度与阴道流血量不成正比。腹部检查:子宫硬如板状,压痛明显,以胎盘附着处为显著(后壁胎盘者压痛不明显),子宫大于妊娠周数。偶有子宫收缩,但宫缩于间歇期不能放松,胎位扪不清。若胎盘剥离而超过胎盘面积的1/2,胎儿多因缺氧而死亡。

【诊断】

1. 病史 妊娠晚期的剧烈腹痛,伴有或不伴有阴道出血。患者有高血压病史等。

2. B型超声检查　B型超声可显示胎盘与子宫壁之间出现液性低回声区,暗区常不止一个,边缘不清楚,并见胎盘增厚。重型胎盘早剥常伴胎动和胎心消失。

3. 实验室检查　包括全血细胞计数及凝血功能检查,以了解孕妇的贫血程度和凝血功能。

【治疗】　原则是抑制宫缩、止血、纠正贫血和预防感染。根据阴道出血量、有无休克、妊娠周数、胎儿情况等综合做出决定。

1. 纠正休克　对已处于休克状态者,应立即开放静脉通道,补充血容量,改善血液循环,同时给予吸氧。输血最好输新鲜血。

2. 及时终止妊娠　一旦确诊重型胎盘早剥应及时终止妊娠。根据孕妇的病情轻重、胎儿宫内状况、胎次、宫口扩张程度和胎产式等决定终止妊娠的方式。

阴道分娩:轻型胎盘早剥,一般情况良好,宫口已扩张,估计短时间内能结束分娩者可人工破膜后经阴道分娩。

剖宫产:轻型胎盘早剥,破膜后产程无进展或有胎儿窘迫征象,须抢救胎儿者;重型胎盘早剥,初产妇或经产妇病情恶化,胎儿已死亡,不能在短时间内结束分娩者,都应及时剖宫产,以保证母儿的安全。

此外,应积极处理产后出血、急性肾衰竭、羊水栓塞及 DIC 等并发症。

第七节　妊娠期高血压疾病

妊娠期高血压疾病,是妊娠期特有的疾病,我国的发病率为 9.4%~10.4%,多在妊娠期出现一过性高血压、蛋白尿症状,分娩后即随之消失,是导致孕产妇和围生儿死亡的主要原因。

【高危因素与病因】　可能的高危因素有:初产妇、孕妇年龄小于 18 岁或大于 35 岁,多胎妊娠、妊娠期高血压疾病病史或家族史,慢性高血压、慢性肾炎、糖尿病、严重营养不良和低社会经济状况等。确切病因不明,可能与异常滋养层细胞侵入子宫肌层、免疫机制、血管内皮细胞受损、遗传因素、营养缺乏和胰岛素抵抗等有关。

【病理生理变化】

1. 基本病理变化　本病的基本病理变化是全身小血管痉挛。由于全身各系统各脏器血液灌注量减少,对母儿均造成危害,严重者导致母儿死亡。

2. 主要脏器的病理变化及对母儿的影响　由于心、脑、肝、肾、胎盘各重要脏器小动脉痉挛,使各器官组织因灌流量不足、缺血、缺氧而受到不同程度的损害,严重时可导致母体出现脑水肿、脑梗死、脑出血、心肾衰竭、肺水肿、肝被膜下出血及 HELLP 综合征等,危及母儿生命。因血管痉挛,胎盘血流灌注量不足,胎盘功能减退,容易出现胎儿生长受限或胎儿窘迫。若胎盘着床处血管破裂,可导致胎盘早剥,严重时导致母儿死亡。

【分类与临床表现】　妊娠期高血压疾病的分类不同,临床表现不完全相同,表现如下。

1. 妊娠期高血压　特征为妊娠期首次出现血压≥140/90mmHg,产后 12 周恢复正常;尿蛋白(−);可伴有上腹部不适或血小板减少。产后方可确认。

2. 子痫前期

（1）轻度：妊娠 20 周后出现血压 ≥140/90mmHg，尿蛋白定量测定 ≥0.3g/24h 或随机尿蛋白（+），可伴有轻度自觉症状，如上腹部不适、头痛等。

（2）重度：血压 ≥160/110mmHg；尿蛋白定量测定 ≥5.0g/24h 或随机尿蛋白 ≥（+++）及伴有以下至少一种征象者，如：血清肌酐 >106μmol/L；血小板 <100×10⁹/L；持续头痛或其他脑神经或视觉障碍；持续性上腹部不适等。

3. 子痫　子痫前期的孕妇发生抽搐不能用其他原因解释者称子痫。子痫抽搐发展迅速，前驱症状短暂，表现为抽搐、面部充血、口吐白沫、深昏迷；随后深部肌肉僵硬，很快发展成典型的全身高张性阵挛惊厥、肌肉有节律地收缩和紧张，持续 1~1.5min，其间无呼吸运动；抽搐停止后，呼吸恢复，但仍呈昏迷状态；最后意识恢复，但困惑、易激惹、烦躁。抽搐期间因神智丧失，易发生唇舌咬伤、摔伤甚至骨折等，昏迷时如果呕吐可造成窒息或者吸入性肺炎。子痫发生在妊娠晚期和临产前者称产前子痫；发生在分娩过程中者称产时子痫；发生在产后 24h~10d 内者称产后子痫。以产前子痫为多。

4. 慢性高血压并发子痫前期　特征为高血压孕妇妊娠 20 周前无蛋白尿，若出现蛋白尿 ≥0.3g/24h；或高血压孕妇妊娠 20 周后突然尿蛋白增加或血压进一步升高或血小板 <100×10⁹/L。

5. 妊娠合并慢性高血压　特征为妊娠前或妊娠 20 周前血压 ≥140/90mmHg；或妊娠 20 周后首次诊断高血压并持续到产后 12 周后。

【诊断】　根据病史、临床表现、体征及辅助检查可做出诊断。

1. 眼底检查　视网膜小动脉痉挛程度可反映全身小动脉痉挛程度。子痫前期孕妇视网膜小动脉痉挛，动脉与静脉的比例可由正常的 2∶3 变为 1∶2，甚至 1∶4，或出现视网膜水肿、渗出、出血，甚至视网膜剥离。

2. 尿液检查　应测定尿比重和尿常规。根据尿蛋白定量判断病情严重程度，尿蛋白检查在重度子痫前期孕妇应每日一次。

3. 血液检查　应测定全血细胞计数、血红蛋白含量、血细胞比容、血黏度及凝血功能等，了解有无凝血功能异常；测定血电解质、二氧化碳结合力，帮助了解有无电解质紊乱及酸中毒。

4. 肝肾功能测定　如测定谷丙转氨酶、血尿素氮、肌酐及尿酸等。

5. 其他检查　根据病情可做心电图、超声心动图、胎盘功能和胎儿成熟度检查等。

【治疗】　治疗目的是控制病情、延长孕周、确保母儿安全。治疗原则：休息、镇静、解痉，有指征的降压、利尿，密切监测母儿情况，适时终止妊娠。根据病情轻重分类进行个体化治疗。

1. 妊娠期高血压　一般可在门诊治疗。主张多休息，每天休息不少于 10h，尽量取左侧卧位；饮食中保证充足的蛋白质、热量、维生素、铁、钙的摄入，非全身水肿不限制盐的摄入；可间断吸氧，适当使用镇静药物，必要时可睡前口服地西泮 2.5~3mg；增加产前检查的次数，密切观察病情变化，监测母儿状态，必要时住院治疗。

2. 子痫前期　应住院治疗，防止子痫及并发症的发生。治疗原则为：镇静、解痉、有指征地降压、利尿，密切监测母儿状况，适时终止妊娠。

（1）休息：卧床休息，尽量取左侧卧位。保持病室安静，避免各种刺激。

（2）解痉：首选药物硫酸镁。

作用机制：镁离子能抑制运动神经末梢释放乙酰胆碱，阻断神经和肌肉之间的信息传导，使骨骼肌松弛；刺激血管内皮细胞合成前列环素，抑制内皮素的合成，降低机体对血管紧张素Ⅱ的反应，缓解血管痉挛状态；提高孕妇和胎儿血红蛋白的亲和力，改善氧代谢。

用药方法：可采用肌内注射或静脉给药。通常静脉给药，首次负荷剂量为25%硫酸镁20ml加于10%葡萄糖注射液20ml内缓慢静脉推注（5~10min），继而25%硫酸镁60ml加于5%葡萄糖注射液500ml内静脉滴注，控制滴速，以1~2g/h为宜，最快不得超过2g/h。或25%硫酸镁20ml加于2%利多卡因2ml，臀肌深部注射，1~2次/日；每日用药总量为25~30g。

毒性反应：硫酸镁过量会使呼吸及心肌收缩力受到抑制，危及生命。中毒现象依次表现为膝反射减弱或消失，全身肌张力减退、呼吸抑制、复视、语言不清，严重者出现心搏骤停。

注意事项：使用硫酸镁治疗前或治疗过程中需注意：膝反射是否存在；呼吸每分钟不少于16次；尿量每24h不少于400ml或每小时不少于17ml。使用硫酸镁治疗时应准备10%葡萄糖酸钙注射液，以便出现中毒反应时及时予以解毒。

（3）镇静：常用镇静药物有地西泮，剂量一般为2.5~5mg，口服，3次/d，也可10ml地西泮肌内注射或静脉缓慢推注（>2min）；冬眠Ⅰ号合剂（哌替啶100mg，氯丙嗪50mg，异丙嗪50mg）加于10%葡萄糖注射液500ml内静脉滴注。紧急情况下可取1/3量加于25%葡萄糖注射液20ml内静脉缓慢推注（>5min），余2/3量加于10%葡萄糖注射液250ml内静脉滴注。苯巴比妥钠、异戊巴比妥钠、吗啡等镇静药物有很好的抗抽搐、抗惊厥作用，可用于控制或预防子痫发作。但分娩前6h宜慎用，因该药可抑制胎儿呼吸。

（4）降压：降压治疗的目的是预防子痫、心脑血管意外和胎盘早剥等严重母胎并发症。降压药物适用于①血压≥160/110mmHg或舒张压≥110mmHg或平均动脉压≥140mmHg者。②原发性高血压、妊娠前高血压已用降压药者。用药原则为：对胎儿无毒副作用，不影响心搏出量、肾血流量和子宫胎盘灌注量，不引起血压急剧下降或下降过低。常用药物有拉贝洛尔、硝苯地平、尼莫地平、肼屈嗪、甲基多巴、硝普钠等。

（5）利尿：仅用于全身水肿、急性心力衰竭、肺水肿、脑水肿、血容量过多且伴有潜在性肺水肿孕妇。常用药物有呋塞米、甘露醇等。

（6）适时终止妊娠：①子痫前期孕妇经积极治疗24~48h无明显好转。②子痫前期孕妇孕周已超过34周。③子痫前期孕妇胎龄未满34周，但胎盘功能减退而胎儿成熟度检查提示胎儿成熟者或胎儿未成熟用地塞米松促胎儿肺成熟后。④子痫控制后2h。以上情况均应考虑终止妊娠。终止妊娠的方式可采用引产或剖宫产。

3. 子痫的紧急处理　处理原则为控制抽搐，纠正缺氧和酸中毒，控制血压，密切观察病情变化，控制抽搐后终止妊娠。

（黄会霞）

复习思考题

扫一扫
测一测

1. 简述流产的不同类型的临床表现和治疗原则。
2. 异位妊娠流产和破裂的区别是什么？
3. 前置胎盘的阴道出血特点是什么？为什么？
4. 胎盘早剥的发生相关因素包括什么？
5. 简述妊娠期高血压疾病的分类及临床表现。

第八章

胎儿异常与羊水量异常

 学习要点

> 1. 掌握　巨大胎儿的高危因素、诊断、处理方法；多胎妊娠的并发症及处理；胎儿生长受限的诊断及处理；常见胎儿先天畸形及死胎的处理；胎儿窘迫定义、诊断及处理；羊水过多(少)定义及治疗。
>
> 2. 熟悉　巨大胎儿、多胎妊娠、胎儿生长受限的定义；双胎类型及特点；胎儿生长受限的病因、分类；胎儿窘迫的病因。
>
> 3. 了解　巨大胎儿对母儿的影响；胎儿畸形的常见类型及特点。
>
> 4. 具备正确诊治多胎妊娠、胎儿窘迫、羊水量异常的能力。
>
> 5. 能与患者及家属进行良好沟通，指导防治胎儿异常。

第一节　巨　大　胎　儿

胎儿体重≥4000g 称巨大胎儿(fatal macrosomia)，欧美为胎儿体重≥4500g 为巨大胎儿。国内发生率约7%，男胎多于女胎。

【高危因素】　①糖尿病孕妇，巨大胎儿发生率为26%。②孕妇营养过剩、肥胖、体重过重等。③父母身材高大者。④经产妇多见，且胎儿体重随分娩次数增加有增加趋势。⑤过期妊娠者，发生率较足月妊娠高 3~7 倍。⑥羊水过多者。

【对母儿影响】

1. 对母体影响　头盆不称、肩难产、软产道损伤、产后出血、生殖道瘘的发生率均增加。

2. 对胎儿影响　胎儿过大，常需手术助产，可引起颅内出血、锁骨骨折、臂丛神经损伤等产伤，严重者甚至死亡。

【诊断】

1. 病史及临床表现　既往巨大胎儿分娩史、糖尿病史或为过期妊娠，多肥胖或身材高大，孕期体重增加迅速，孕晚期出现呼吸困难、腹部沉重及两肋部胀痛等症状。

2. 腹部检查　腹部明显膨隆，宫高 >35cm。触诊胎体大、先露高浮，头先露者多数跨耻征阳性。听诊胎心音清晰，但位置较高。

3. B 型超声检查　提示羊水过多,胎体大,胎头双顶径常 >10cm,进一步测量胎儿肩径及胸径,若肩径及胸径大于头径,难产概率较高。

【处理】

1. 妊娠期　发现胎儿巨大或有巨大儿分娩史者,检查孕妇有无糖尿病,若为糖尿病应积极治疗,于妊娠 36 周后,根据胎儿成熟度、胎盘功能及糖尿病控制情况,择期终止妊娠。

2. 分娩期　估计非糖尿病孕妇胎儿体重≥4500g,糖尿病孕妇胎儿体重≥4000g,正常女性骨盆,行剖宫产。第一产程及第二产程延长,估计胎儿体重 >4000g,胎头停滞在中骨盆,也应行剖宫产。若胎头双顶径已达坐骨棘下 3cm,宫口已开全者,应作较大的会阴后 - 侧切开,以产钳助产,做好处理肩难产的准备。分娩后仔细检查有无软产道裂伤,预防产后出血。

技能要点

肩难产的处理方法

凡胎头娩出后,胎儿前肩被嵌顿在耻骨联合上方,用常规助产方法不能娩出胎儿双肩,称为肩难产。助产要点:①会阴切开。②屈大腿法。③耻骨上加压法。④旋肩法。⑤牵后臂娩后肩法。⑥四肢着地法。上述方法无效时,最后考虑胎头复位法、耻骨联合切开、断锁骨法。同时做好抢救新生儿的准备工作。

3. 新生儿处理　应在生后 30 分钟监测血糖,并于生后 1~2 小时开始喂糖水,早开奶以预防新生儿低血糖。轻度低血糖者口服葡萄糖,严重者静脉输液补充。新生儿易发生低钙血症,用 10% 葡萄糖酸钙 1ml/kg 加入葡萄糖注射液中静脉滴注。

4. 预防性引产　对可疑巨大胎儿者,不建议预防性引产。

第二节　多胎妊娠

一次妊娠宫腔内同时有两个或两个以上胎儿时称多胎妊娠(multiple pregnancy)。双胎妊娠多见。近年辅助生殖技术广泛开展,多胎妊娠发生率明显增高。本节仅讨论双胎妊娠(twin pregnancy)。

【双胎类型及特点】

1. 双卵双胎　两个卵子分别受精形成的双胎妊娠,称双卵双胎,约占 70%。与应用促排卵药物、多胚胎宫腔内移植及遗传因素有关。两受精卵着床后形成各自的胎盘、羊膜和绒毛膜,两胎盘有时可融合成一个,但血液循环各自独立。胎盘胎儿面有两个羊膜腔,中间隔有两层羊膜、两层绒毛膜,有时两层绒毛膜也可融合为一层(图 8-1)。

因双卵双胎的遗传基因不完全相同,故两胎儿有区别,如血型、性别可以相同,也可以不同,外貌、精神类型等不同,似一般兄弟姐妹。

2. 单卵双胎　由一个受精卵分裂形成的双胎妊娠,称单卵双胎,约占 30%。原因不明,不受种族、遗传、年龄、胎次等因素影响。一个受精卵分裂成两个胎儿,其遗传基因相同,故两个胎儿性别、血型及外貌等相同。单卵双胎的胎盘胎膜因受精卵发生

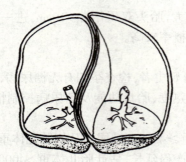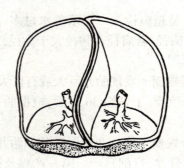

图 8-1 双卵双胎的胎盘及胎膜示意图

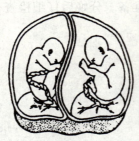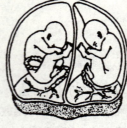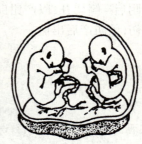

(1) 发生在桑葚期前　　(2) 发生在胚泡期　　(3) 发生在羊膜囊已形成

图 8-2 受精卵在发育不同阶段形成单卵双胎的胎膜类型

分裂的时间不同而有差异,有下列四种类型(图 8-2)。

(1) 双羊膜囊双绒毛膜单卵双胎:受精卵的分裂发生在桑葚胚期(早期胚泡)前,相当于受精后 3 日内,形成的两个羊膜囊之间,隔有两层绒毛膜、两层羊膜,胎盘为两个。约占单卵双胎的 30%。

(2) 双羊膜囊单绒毛膜单卵双胎:分裂发生在受精后第 4~8 日,胎盘为一个,两个羊膜囊之间仅隔有两层羊膜,约占单卵双胎的 68%。

(3) 单羊膜囊单绒毛膜单卵双胎:受精卵在受精后第 9~13 日分裂,此时羊膜囊已形成,两个胎儿共存一个羊膜腔内,共有一个胎盘。占单卵双胎的 1%~2%。

(4) 联体双胎:受精卵在受精第 13 日后分裂,形成不同形式的联体儿,极罕见,发生率为单卵双胎的 1/1500。

【诊断】

1. 病史及临床表现　双卵双胎多有家族史,孕前曾用促排卵药或体外受精多个胚胎移植。早孕反应重,中期妊娠后体重增加迅速,腹部增大明显,下肢水肿、静脉曲张等压迫症状出现早且明显,妊娠晚期常有呼吸困难,活动不便。

2. 产科检查　子宫大于停经周数,妊娠中晚期腹部可触及多个小肢体或 3 个以上胎极(即胎头或胎臀);胎头较小,与子宫大小不成比例;不同部位可听到两个胎心,其间有无音区,且两个胎心率每分钟相差 10 次以上。

3. B 型超声检查　孕 6~7 周时宫腔内可见两个妊娠囊,孕 9 周时可见两个原始心管搏动。13 周以后可见两个胎头和躯干,还可筛查胎儿结构畸形,帮助确定胎位。

4. 绒毛膜性判断　在妊娠早期进行绒毛膜性判断非常重要,因为单绒毛膜性双胎特有的双胎并发症较多。在妊娠 6~10 周之间,可通过宫腔内孕囊数目进行绒毛膜性判断,如宫腔内有两个孕囊,为双绒毛膜双胎,如仅见一个孕囊,则单绒毛膜性双胎可能性较大。

【并发症】

1. 孕妇并发症

(1) 妊娠期高血压疾病:最重要的并发症,比单胎妊娠多 3~4 倍,且发病早、程度重,容易出现心肺并发症。

(2) 妊娠期肝内胆汁淤积症:是单胎的 2 倍,易引起早产、胎儿窘迫、死胎,围生儿死亡率高。

(3) 贫血:是单胎的 2.4 倍,与铁及叶酸缺乏有关。

(4) 羊水过多:发生率约 12%,单卵双胎常在妊娠中期发生急性羊水过多,与双胎输血综合征及胎儿畸形有关。

(5) 胎膜早破:发病率约 14%,可能与宫腔压力增高有关。

(6) 宫缩乏力:因子宫肌纤维伸展过度,常发生原发性宫缩乏力,致产程延长。

(7) 胎盘早剥:可能与妊娠期高血压疾病发生率增加有关,还可因第一胎儿娩出后,宫腔容积骤然缩小引起,是双胎妊娠产前出血的主要原因。

(8) 产后出血:经阴道分娩的双胎妊娠平均产后出血量≥500ml,与子宫过度膨胀、产后宫缩乏力、胎盘附着面积增大有关。

(9) 流产高于单胎 2~3 倍。与胚胎畸形、胎盘发育异常、胎盘血液循环障碍、宫腔内相对狭窄等有关。

2. 围生儿并发症

(1) 早产:约 50% 双胎妊娠并发早产,多因胎膜早破或宫腔内压力过高及严重母儿并发症所致。

(2) 脐带异常:单羊膜囊双胎易发生脐带互相缠绕、扭转,可致胎儿死亡。

(3) 胎儿畸形:双绒毛膜双胎和单绒毛膜双胎妊娠胎儿畸形发生率是单胎的 2 倍和 3 倍。

3. 单绒毛膜双胎特有并发症

(1) 双胎输血综合征(twin to twin transfusion syndrome,TTTS):是双羊膜囊单绒毛膜单卵双胎的严重并发症。通过胎盘间的动 - 静脉吻合支,血液从动脉向静脉单向分流,使一个胎儿成为供血儿,另一个胎儿成为受血儿,造成供血儿贫血、血容量减少、生长受限,甚至死亡;受血儿血容量增多、动脉压增高、体重增加,可发生充血性心力衰竭、水肿、羊水过多。两个胎儿体重相差≥20%、血红蛋白相差 >50g/L,提示双胎输血综合征。国际上对 TTTS 的诊断:①单绒毛膜性双胎。②双胎出现羊水量改变,一胎羊水池最大深度大于 8cm,另一胎小于 2cm。

(2) 选择性胎儿生长受限(sIUGR):与胎儿拥挤、胎盘占蜕膜面积相对小有关。此外,两个胎儿生长不协调,有时妊娠早中期一个胎儿死亡,可被另一胎儿压成薄片,称纸样胎儿。目前诊断主要依据 FGR 胎儿体重估测位于该孕周第 10 百分位以下,两胎儿体重相差 25% 以上。

【处理】

1. 妊娠期处理

(1) 注意营养:多食高蛋白质、高维生素以及富含必需脂肪酸的食物,及时补充铁、叶酸及钙剂,预防贫血及妊娠期高血压疾病。

(2) 防治早产:为产前监护的重点。双胎孕妇应卧床休息,减少活动量,若34周前出现产兆,给予宫缩抑制剂。

(3) 及时防治妊娠期并发症:妊娠期注意血压及尿蛋白变化,动态观察血胆酸及肝功能变化,注意孕妇有无瘙痒,及早发现、治疗妊娠期高血压疾病和妊娠期肝内胆汁淤积症。

(4) 监护胎儿生长发育情况及胎位变化:发现胎儿畸形,及早终止妊娠。无明显畸形,应定期B超监测胎儿生长情况。妊娠末期确定胎位,对选择分娩方式有帮助。

2. 终止妊娠指征　①合并急性羊水过多,压迫症状明显,出现呼吸困难等。②胎儿畸形。③母亲有严重并发症不允许继续妊娠者。④已到预产期尚未临产,胎盘功能减退者。

3. 分娩期处理　多数双胎妊娠能经阴道分娩。产程中注意:①产妇应充足的饮食及睡眠,保证良好体力。②严密观察胎心变化。③注意宫缩及产程进展,胎头已衔接者,行人工破膜加速产程进展,如宫缩乏力,可静脉滴注缩宫素。④第一胎儿娩出后,胎盘侧脐带必须立即夹紧,以防第二胎儿失血。助手在腹部固定第二胎儿为纵产式,若第二个胎儿为横位或斜位,立即行外倒转术纠正为纵产式,若不成功立即破膜行内倒转术。第一胎儿娩出后密切观察胎心、宫缩及阴道流血情况,及时阴道检查了解胎位、排除脐带脱垂、及早发现胎盘早剥。若无异常,等待自然分娩,通常在20分钟左右娩出第二个胎儿,若等待15分钟仍无宫缩,可人工破膜并静脉滴注缩宫素。发现脐带脱垂、胎盘早剥,立即产钳助产或臀牵引娩出胎儿。

下列情况时行剖宫产:①第一胎儿为肩先露、臀先露。②宫缩乏力致产程延长,保守治疗效果不佳。③胎儿窘迫,短时间内不能经阴道分娩。④联体双胎孕周>26周。⑤并发严重疾病如先兆子痫、胎盘早剥等。

积极防治产后出血,胎儿娩出前建立静脉通道;第二胎儿娩出后立即使用宫缩剂;新生儿体重小于2500g,按早产儿护理;酌情使用抗生素。

4. 单绒毛膜双胎及其特有并发症的处理　如在26周之前确诊为双胎输血综合征,可在胎儿镜下用激光凝固胎盘表面可见的血管吻合支,使胎儿存活率提高。对较晚发现且合并羊水过多者,可采取快速羊水减量术。对于严重的sIUGR或者单绒毛膜双胎一胎合并畸形或一胎无心畸形,可采用选择性减胎术。

第三节　胎儿生长受限

胎儿生长受限(fetal growth restruction,FGR)是指小于孕龄儿(SGA,出生体重低于同胎龄应有体重第10百分位数以下或低于其平均体重2个标准差的新生儿)受各种因素影响,未能达到其潜在应有的生长速率。胎儿体重小于第3百分位,同时伴有多普勒血流的异常,称为严重的FGR。低出生体重儿被定义为胎儿分娩时的体重小于2500g。

【病因】　病因复杂,约40%患者病因不明。相关因素:

1. 母体因素　多见,约占50~60%。

(1) 营养不足:长期偏食、妊娠剧吐或摄入蛋白质、维生素及微量元素不足。

（2）妊娠并发症及合并症：并发症如妊娠期高血压疾病、多胎妊娠、前置胎盘、胎盘早剥、过期妊娠等；合并症如心脏病、慢性高血压、肾炎、贫血等，均可使胎盘血流量减少，胎儿血供不足。

（3）其他：孕妇年龄、身高、体重、子宫发育畸形、宫内感染、吸烟、吸毒、酗酒、接触放射线或有毒物质等。

2. 胎儿因素　胎儿基因或染色体异常、先天发育异常影响胎儿生长。生长激素、胰岛素样生长因子等降低，影响胎儿内分泌和代谢。

3. 胎盘因素　各种胎盘病变导致子宫胎盘血流量减少，影响胎儿血供。

4. 脐带因素　脐带过长、过细、扭转、打结等。

【分类】

1. 内因性均称型FGR　胎儿在体重、头围和身长三方面均低于正常，属原发性FGR。主要是基因或染色体异常、病毒感染、过量接触放射线或有毒物质所致。

特点：体重、身长、头径相称，但均小于该孕龄正常值，外表无营养不良表现，脑重量轻。胎盘小，但组织无异常，胎儿无缺氧表现。胎儿出生缺陷发生率高，围生儿病死率高，新生儿多有脑神经发育障碍。

2. 外因性不均称型FGR　胚胎早期发育正常，至孕晚期受到有害因素影响，如各种因素所致的慢性胎盘功能不全。属继发性胎儿生长受限。

特点：新生儿呈营养不良或过熟儿状态，发育不匀称，身长、头径与孕龄相符，体重偏低。胎盘大小正常，但功能下降，有缺血缺氧的病理改变，使胎儿在分娩期对缺氧的耐受力下降，致新生儿脑神经受损。新生儿出生后躯体发育正常，易发生低血糖。

3. 外因性均称型FGR　为上述两型的混合型。病因有母儿双方因素，多系重要生长因素如叶酸、氨基酸、微量元素等缺乏或受有害药物影响所致。

特点：新生儿身长、体重、头径均小于正常，外表营养不良。胎盘小，外观正常。胎儿少有宫内缺氧，但代谢不良。出生后生长与智力发育常受到影响。

【诊断】

1. 临床指标　测宫高、腹围、体重，推测胎儿大小。

（1）宫高、腹围连续3周均在第10百分位数以下者，为筛选FGR指标，预测准确率85%以上。

（2）计算胎儿发育指数：胎儿发育指数 = 宫高（cm）$-3 \times$（月份$+1$），正常在-3和$+3$之间，小于-3可能为FGR。

（3）孕晚期孕妇每周体重增加0.5kg。若体重增长停滞或缓慢，可能为FGR。

2. 辅助检查

（1）B超测量：①测头围与腹围比值：胎儿头围在孕28周后生长减慢，而胎儿体重仍按原速增长，比值小于正常同孕周平均值的第10百分位数，即考虑可能为FGR。②测胎头双顶径（BPD）：正常孕妇孕早期每周平均增长3.6~4.0mm，孕中期2.4~2.8mm，孕晚期2.0mm。连续测量胎儿双顶径，若每周增长<2.0mm，或每3周增长<4.0mm，每4周增长<6.0mm，孕晚期每周增长<1.7mm，均应考虑有FGR的可能。③羊水量与胎盘成熟度：多数FGR伴有羊水过少、胎盘老化的B超图像。

（2）彩色多普勒超声检查：脐动脉舒张期末波缺失或倒置，对诊断FGR意义大。妊娠晚期脐动脉S/D比值≤3为正常，若S/D比值升高，也考虑可能为FGR。

【处理】

1. 查找病因　及早发现妊娠期高血压疾病,行 TORCH 感染检查,超声检查排除胎儿先天畸形等,必要时脐血穿刺行染色体核型分析。

2. 孕期治疗

(1) 一般治疗:均衡膳食,吸氧,卧床休息,取左侧卧位改善子宫胎盘血液循环。

(2) 补充营养药物:复合氨基酸片 1 片,每日 1~2 次;脂肪乳 250~500ml 静脉滴注,3 日一次,连用 1~2 周;10% 葡萄糖 500ml 加维生素 C 或能量合剂,每日一次,连用 10 日;叶酸 5~10mg,每日 3 次,连用 15~30 日,适量补充维生素 E、维生素 B、钙剂、铁剂、锌剂等。

(3) 其他药物:β- 肾上腺素激动剂能舒张血管、改善子宫胎盘血流;硫酸镁能恢复胎盘正常的血流灌注;丹参能促进细胞代谢、改善微循环,有利于维持胎盘功能。

3. 胎儿宫内监测　NST、脐动脉彩色多普勒超声检查及胎盘功能监测等。

4. 产科处理

(1) 继续妊娠:胎儿宫内状况良好,胎盘功能正常,孕妇无合并症及并发症者,在严密监护下至妊娠足月。

(2) 终止妊娠:指征①治疗后 FGR 无改善,胎儿停止生长 3 周以上。②胎盘提前老化,伴羊水过少等胎盘功能低下表现。③NST、脐动脉 S/D 比值测定等提示胎儿缺氧。④妊娠合并症、并发症病情加重,尽快终止妊娠。一般在孕 34 周左右终止,未达 34 周者,促胎肺成熟后再终止妊娠。

(3) 分娩方式选择:FGR 胎儿对缺氧耐受力差,适当放宽剖宫产指征。

1) 阴道产:胎儿状况良好,已成熟,胎盘功能正常,宫颈成熟度高,评分≥7 分,无其他禁忌者,可经阴道分娩;若胎儿难以存活,无剖宫产指征时予以引产。

2) 剖宫产:胎儿病情危重、产道条件欠佳者均行剖宫产。

第四节　胎儿畸形及死胎

一、胎儿畸形

胎儿畸形指胎儿在宫内发生的结构异常,与遗传、环境、食品、药物、病毒感染、母儿血型不合等有关。常见畸形依次为无脑儿、脑积水、开放性脊柱裂、脑脊膜膨出、腭裂、先天性心脏病等。

(一) 脑积水

胎头脑室内外有大量脑脊液(500~3000ml)潴留,使头颅体积增大,颅缝明显增宽,囟门显著增大,称脑积水。常伴脊柱裂、足内翻等畸形,易致梗阻性难产。

1. 诊断

(1) 腹部检查:若为头先露,在耻骨联合上方可触到特别大的胎头,而胎头与胎体比例不相称。胎头骨质薄软,有弹性,多高浮且跨耻征阳性,胎体因胎头过大而被向上推移,故胎心在脐上听得清楚。若为臀先露,在宫底部可触及宽大的胎头,检查不仔细易被忽略而产前漏诊,直至牵拉后出胎头有困难时,或牵拉时发现脊柱裂,才发现脑积水。

（2）肛门及阴道检查：肛查时，因胎先露部过高，仅有骨盆腔内空虚感。阴道检查时，若为头先露，可感到胎头很大，颅缝宽，囟门大且紧张，颅骨骨质软而薄，触之有如乒乓球的感觉，多可确诊。

（3）B超检查：颅骨特别大，骨质薄，颅缝及囟门宽大，胎头双顶径 >11cm，侧脑室增大，左右对称，结构不清，见不规则液性暗区。

（4）化验检查：若脑积水合并脊柱裂，应查孕妇血清或羊水中的甲胎蛋白值。

2. 处理　处理时应以母体免受伤害为原则。一经确诊，应及早引产。若为头先露，当宫口开大 3cm 时，即可行脑室穿刺，抽出颅内的脑脊液。也可在临产前以 B 超监视经腹穿刺抽出脑脊液，以缩小头颅体积，有利于娩出。若为臀先露，可经脊椎裂孔插管至脑室后缓慢放出脑脊液，使头颅体积缩小后便于牵出胎儿。胎儿娩出后，行阴道检查及宫腔探查，注意宫颈、阴道有无裂伤，子宫有无破裂，并注意预防产后出血和感染。

（二）无脑儿

最常见，多为女婴。头部缺少头盖骨，脑实质极少，脑髓暴露，脑部发育极为原始。双眼球突出，常合并脊柱裂等，不能存活。多伴羊水过多，常致早产。如羊水不多，常为过期产。

1. 诊断　腹部检查，胎头较小或扪不清。肛门检查或阴道检查能触到凹凸不平的颅底部，不易与面先露鉴别。羊水过多，胎心遥远而弱，羊水甲胎蛋白值明显升高，孕妇尿 E_3 值低。B 超检测无双顶径，X 线片未见颅骨影像。

2. 处理　一经确诊应尽早引产。偶有胎肩娩出困难或因脑脊膜膨出过大而引起分娩困难者，以毁胎术助产。羊水过多者应注意胎盘早剥和产后出血。

（三）其他

1. 脊柱裂　属脊椎管部分未完全闭合的状态。孕 18~20 周是发现脊柱裂的最佳时机，B 超检查可见某段脊椎两行强回声的间距变宽，或形成角度呈 V 或 W 形。严重者应终止妊娠。

2. 联体双胎　若多胎妊娠有畸胎家族史者，妊娠合并羊水过多时应注意有无联体双胎。B 超检查可判断。一经发现即终止妊娠，以母体免受伤害为原则。

二、死胎

妊娠 20 周后，胎儿在宫内死亡，称为死胎（fetal death）。胎儿在分娩过程中死亡，称为死产，是死胎的一种。死胎未及时排出，在宫内滞留时间过长时，可引起母体凝血功能障碍。

【病因】

1. 胎盘脐带因素　如前置胎盘、胎盘早剥、胎盘功能不全、脐带打结、脐带脱垂等。

2. 胎儿因素　如胎儿畸形、多胎、胎儿生长受限、母儿血型不合、胎儿宫内感染等。

3. 孕妇因素　严重的妊娠合并症、并发症，如妊娠期高血压疾病、过期妊娠、糖尿病、慢性肾炎、心血管疾病、全身和腹腔感染、各种原因引起的休克等；子宫局部因素如子宫张力过大或子宫收缩过强、子宫肿瘤、子宫畸形等。

【临床表现】　胎儿死亡后，孕妇自觉胎动停止，子宫不再继续增大，体重下降，乳房胀感消失。约80%的死胎在胎儿死亡后2~3周内自然娩出。若死亡后3周仍未排出，退行性变的胎盘释放凝血活酶进入母体血液循环，激活血管内凝血因子，引起弥散性血管内凝血（DIC），消耗血中纤维蛋白原及血小板。胎死宫内4周以上DIC发生机会明显增多，分娩时可引起严重出血。

【诊断】　自觉胎动停止，子宫小于妊娠周数，检查无胎心音，B超见胎心搏动和胎动消失是诊断死胎的可靠依据。

【处理】　死胎确诊后，应尽早终止妊娠。依沙丁啶或前列腺素E_2引产。宫颈成熟者可用缩宫素或米非司酮加米索前列醇引产。如存在凝血功能异常，用肝素25mg静脉滴注，每隔6小时给药一次改善凝血功能，再引产，并备新鲜血，预防产后出血和感染。产后应仔细检查胎盘、脐带和胎儿，寻找原因。

第五节　胎儿窘迫

胎儿在宫内因急性或慢性缺氧危及胎儿健康和生命者，称胎儿窘迫（fetal distress）。分为急性胎儿窘迫和慢性胎儿窘迫。

【病因】

1. **母体因素**　母体血液含氧量不足是重要原因。原因有：妊娠期高血压疾病、重度贫血、一氧化碳中毒、前置胎盘、胎盘早剥、各种原因引起的休克与急性感染发热以及宫缩过强使子宫胎盘血运受阻等。

2. **胎盘、脐带因素**　过期妊娠、胎盘发育障碍（过小或过大）、胎盘形状异常（膜状胎盘、轮廓胎盘等）和胎盘感染、胎盘早剥、严重的前置胎盘等。

3. **胎儿因素**　胎儿畸形、母儿血型不合、胎儿宫内感染等。

4. **难产处理不当**　产程过长、产伤、镇痛与麻醉药使用不当。

【临床表现及诊断】

1. **急性胎儿窘迫**　多发生于分娩期。

（1）胎心率异常：最明显的临床征象。胎心率>160次/分钟，尤其是>180次/分钟，为胎儿缺氧的初期表现。随后胎心率减慢，胎心率<110次/分钟，尤其是<100次/分钟，基线变异≤5次/分钟，为胎儿危险征。

（2）羊水胎粪污染：羊水胎粪污染时，经10分钟胎心监护出现异常，表明宫内缺氧，可致胎粪吸入综合征（MAS），造成不良胎儿结局。

（3）胎动异常：最初为胎动频繁，继而转弱及次数减少，进而消失。

（4）酸中毒：破膜后，采集胎儿头皮血进行血气分析。若pH<7.2（正常值7.25~7.35），PO_2<10mmHg，PCO_2>60mmHg，可诊断为胎儿酸中毒。

2. **慢性胎儿窘迫**　多发生在妊娠末期，延续至临产并加重。

（1）胎盘功能检查：测24小时尿E_3值并动态连续观察，若急骤减少30%~40%，或于妊娠末期多次测定24小时尿E_3值在10mg以下；E/C比值<10；妊娠特异β_1糖蛋白（SP_1）<100mg/L；胎盘生乳素<4mg/L，提示胎盘功能不良。

（2）胎心监测：连续描记胎心率20~40分钟，正常胎心率基线为110~160次/分钟。若胎动时胎心率加速不明显，基线变异频率<5次/分钟，持续20分钟，提示胎儿窘迫。

（3）B 型超声监测：检测胎儿呼吸运动、胎动、肌张力及羊水量。

（4）胎动计数：妊娠近足月时，胎动 >10 次 /12 小时。计算方法可嘱孕妇早、中、晚自行监测各 1 小时的胎动次数，3 次的胎动次数相加乘以 4，即 12 小时的胎动次数。胎动减少是胎儿窘迫的重要指标，每日监测胎动可预知胎儿的安危。胎动消失后，胎心在 24 小时内也会消失。

（5）羊膜镜检查：见羊水混浊呈浅绿色至棕黄色。

【处理】

1. 急性胎儿窘迫

（1）一般处理：左侧卧位；纠正酸中毒，产妇有脱水、酸中毒、电解质紊乱，故应静脉补液加 5% 碳酸氢钠 250ml。

（2）针对原因治疗：若为不协调性子宫收缩过强或因缩宫素使用不当引起宫缩过频过强，给予特布他林、硫酸镁或 β 受体兴奋剂抑制宫缩。若为羊水过少，有脐带受压征象，可经腹羊膜腔输液。

（3）尽快终止妊娠：有下列情况立即行剖宫产：①胎心基线变异消失伴胎心基线达 100 次 / 分钟以下，或伴频繁晚期减速，或伴频繁重度变异减速。②正弦波。③胎儿头皮血 pH<7.20 者。

无论阴道分娩或剖宫产均需做好新生儿窒息抢救准备。

2. 慢性胎儿窘迫

（1）一般处理：嘱孕妇取左侧卧位休息，定时吸氧，积极治疗孕妇合并症，改善胎盘供血，应将情况向家属说明，延长妊娠周数。

（2）已接近足月妊娠，估计胎儿娩出后生存机会大者，行剖宫产。

第六节　羊水量异常

一、羊水过多

正常妊娠足月时羊水量约为 1000ml 左右。凡在妊娠任何时期内，羊水量超过 2000ml 者，称为羊水过多（polyhydramnios）。文献报道为 0.5%~1%，妊娠合并糖尿病者，其发生率可达 36%。

【病因】　确切原因不清，可能与下列情况有关。

1. 胎儿畸形　约 25% 合并胎儿畸形，以中枢神经系统和上消化道畸形最常见。①羊水生成增多：如无脑儿缺乏抗利尿激素致尿量增多使羊水过多；脑膜膨出与脊柱裂胎儿，脑脊膜裸露，脉络膜组织增殖，渗出液增加，导致羊水过多。②羊水回收障碍：如无脑儿和严重脑积水，由于缺乏中枢吞咽功能，无吞咽反射，致羊水回收障碍而使羊水积聚造成羊水过多；食管闭锁和幽门梗阻及小肠高位闭锁或肺发育不全时，不能吞咽和吸入羊水，均可因羊水积聚导致羊水过多。③染色体异常：13- 三体、18- 三体、21- 三体胎儿，吞咽羊水有障碍，导致羊水过多。

2. 多胎妊娠　是单胎妊娠的 10 倍，尤以单卵双胎为多。

3. 疾病影响　孕妇和胎儿的某些疾病，如糖尿病孕妇的胎儿血糖增高，引起多尿而排入羊水中。还有母儿血型不合、胎儿免疫性水肿、胎盘绒毛水肿、妊娠高血压疾病、急性病毒性肝炎、孕妇严重贫血等,均可引起羊水过多。

4. 胎盘脐带病变　巨大胎盘、脐带帆状附着,也可引起羊水过多。胎盘绒毛血管瘤直径 >1cm 时,15%~30% 合并羊水过多。

5. 特发性羊水过多　约占 1/3,发病原因不明。

【临床表现】

1. 急性羊水过多　多发生在妊娠 20~24 周。在短期内羊水急剧增加,数日内子宫迅速增大,出现压迫症状。不能平卧,呼吸困难,甚至发绀;食量减少,消化不良,呕吐、便秘;下腔静脉受压,影响静脉回流,引起下肢及外阴部水肿及静脉曲张;胎位不清,听诊时胎心音遥远或听不到。

2. 慢性羊水过多　多发生在妊娠晚期。羊水在数周内逐渐增多,孕妇多能适应。产前检查宫高、腹围大于同期孕妇;皮肤张力大,有液体震荡感,胎位不清;听诊时胎心遥远或听不到。

【诊断】　根据临床表现与辅助检查可做出诊断。B 型超声检查是诊断羊水过多的重要辅助检查方法。

1. B 型超声检查　①羊水最大暗区垂直深度(羊水池)(amniotic fluid volume, AFV):显示胎儿与子宫壁间的距离增大,超过 8cm 即可考虑为羊水过多,其中 AFV 8~11cm 为轻度羊水过多,12~15cm 为中度羊水过多,>15cm 为重度羊水过多。②羊水指数(amniotic fluid index, AFI):测量时孕妇平卧,头部抬高 30°,以脐和腹白线为标志点,将腹分为 4 个区,测定 4 个区羊水最大暗区垂直深度相加之和。AFI ≥25cm 为羊水过多,其中 25~35cm 为轻度羊水过多,36~45cm 为中度羊水过多,>45cm 或 AFI> 该孕周的 3 个标准差或大于第 97.5 百分位为重度羊水过多。B 超检查可发现胎儿畸形、双胎等。

2. 胎儿染色体检查　了解染色体的结构、数目有无异常,排除三体型染色体异常。

3. 甲胎蛋白(alpha fetoprotein, AFP)测定　当妊娠合并胎儿神经管畸形(无脑儿、脊柱裂)、上消化道闭锁时,母血和羊水中的 AFP 明显增高。羊水 AFP 值超过同期正常妊娠平均值 3 个标准差以上;母血清 AFP 值超过同期正常妊娠平均值 2 个标准差以上,有助于诊断。

4. 孕妇血糖检查　排除妊娠期糖尿病引起的羊水过多。

5. 孕妇血型检查　B 超提示有胎儿水肿时,应作孕妇 Rh、ABO 血型检查,以排除母儿血型不合引起的羊水过多。

【鉴别诊断】　注意与葡萄胎、双胎妊娠、巨大胎儿相鉴别。

【治疗】　主要取决于胎儿有无畸形和孕妇症状的严重程度。

1. 羊水过多合并胎儿畸形　及时终止妊娠。

(1) 药物引产:采用经腹羊膜腔穿刺,放出适量羊水后注入依沙吖啶 50~100mg 引产。

(2) 人工破膜引产:①高位破膜:用高位破膜器自宫颈口沿胎膜向上送入 15~16cm 处刺破胎膜,使羊水以每小时 500ml 的速度缓慢流出,以免宫腔内压力骤减引起胎盘早剥。②防止休克:破膜放羊水过程中注意血压、脉搏及阴道流血情况。放羊水后,腹部放置沙袋或加腹带包扎以防血压骤降引起休克。③防止感染:破膜时严格无菌操作,破膜后 12 小时仍未分娩,需用抗生素;④诱发宫缩:破膜后 12 小时仍未临产,应用缩宫素引产。

2. 羊水过多无胎儿畸形

(1) 自觉症状轻,胎肺不成熟者,延长孕周。注意休息,低盐饮食,必要时给予镇静剂。

(2) 自觉症状重,经腹穿刺羊膜腔放出羊水,减低宫腔内压力,延长孕周。在 B 超监视下行羊膜腔穿刺,以每小时 500ml 的速度放出羊水,一次放羊水量不超过 1500ml,以孕妇症状缓解为度。酌情用镇静剂预防早产;严格无菌操作防感染;必要时 3~4 周后可重复进行。

(3) 减少羊水量:前列腺素合成酶抑制剂吲哚美辛有抗利尿作用,抑制胎儿排尿可减少羊水生成。吲哚美辛 2.2~2.4mg/(kg·d),分 3 次口服。但吲哚美辛可使胎儿动脉导管闭合,不宜久用。

(4) 病因治疗:积极治疗糖尿病和妊娠高血压疾病等;对母儿血型不合者,可宫内输血治疗。

(5) 终止妊娠:自觉症状严重者,妊娠≥34 周,胎肺已成熟,可行人工破膜,终止妊娠;如胎肺未成熟,可在羊膜腔内注入地塞米松 10mg 促胎肺成熟,24~48 小时后再考虑引产。

(6) 分娩期处理:分娩时应注意羊水过多流出过快,有导致脐带脱垂和胎盘早剥的危险。破膜后宫缩乏力者可用缩宫素加强宫缩。胎儿娩出后应及时预防宫缩乏力引起的产后出血。

二、羊水过少

妊娠晚期羊水量少于 300ml 者,称为羊水过少(oligohydramnios)。近年来由于 B 超的应用,其检出率有所增加,发生率为 0.4%~4%。

【病因】

1. 胎儿畸形　如胎儿先天性肾缺如、肾发育不全、输尿管或尿道狭窄等畸形致尿少或无尿而引起羊水过少。

2. 胎盘功能减退　凡是引起胎盘功能减退的疾病,如过期妊娠、妊娠高血压疾病、胎儿生长受限、胎盘退行性改变等,致使胎盘循环血量不足,胎儿尿液减少出现羊水过少。

3. 羊膜病变　电镜观察发现羊膜上皮层在羊水过少时变薄,上皮细胞萎缩,微绒毛短粗,尖端肿胀,数目少。可能与羊膜本身病变有关。

4. 疾病影响　胎膜早破时羊水流出过多过快使羊水减少;孕妇脱水、血容量不足时胎儿尿液生成减少;服用某些药物(如利尿剂),可引起羊水过少。

【临床表现及诊断】

1. 临床表现　胎儿在羊膜腔内的活动空间受限,孕妇于胎动时常感腹痛,子宫敏感性高,轻微刺激即可引起宫缩;孕期腹围、宫高均较同期妊娠者小;临产后阵痛剧烈,宫缩多不协调,宫口扩张缓慢,产程延长;羊水过少容易发生胎儿窘迫与新生儿窒息,增加围生儿死亡率;分娩时阴道检查前羊膜囊不明显,破膜后羊水流出较少,少于 300ml 即可诊断羊水过少。

2. B型超声检查 孕晚期B超测定羊水最大暗区垂直深度（AFV）≤2cm,为羊水过少；≤1cm为严重羊水过少。羊水指数法（AFI）:AFI≤8.0cm为羊水偏少,以≤5.0cm为诊断羊水过少的绝对值。B超发现羊水和胎儿交界面不清,胎盘胎儿面与胎体明显接触以及胎儿肢体挤压等,还可发现肾缺如、肾发育不全、输尿管或尿道狭窄等畸形。

3. 羊水直接测量 破膜时以容器置于外阴收集羊水,或剖宫产时用吸引器收集羊水。

4. 电子胎儿监护 无应激试验（NST）可呈无反应型。

5. 胎儿染色体检查 可做羊水细胞培养,或采集胎儿脐带血细胞培养,作染色体核型分析,荧光定量PCR法快速诊断。

【治疗】 根据胎儿有无畸形和孕周大小决定治疗方案。

1. 羊水过少合并胎儿畸形者 一旦确诊,尽早终止妊娠。采用经腹羊膜腔穿刺,注入依沙吖啶50~100mg引产。

2. 羊水过少胎儿正常者 妊娠已经足月,及时终止妊娠。①阴道分娩:胎儿储备力尚好,胎心音正常,行人工破膜引产。密切观察产程进展和胎心音变化及羊水性状。②剖宫产:胎盘功能不良,胎心音异常,羊水粪染,短时间内不能结束分娩者,应行剖宫产。

妊娠未足月,胎肺不成熟者,期待治疗。采取增加羊水量延长孕周的方法等待胎儿成熟。经腹在B超引导下,将37℃ 0.9%氯化钠液200~300ml,以每分钟10~15ml的速度输入羊膜腔。注意预防流产和早产,必要时应用宫缩抑制剂。

（李硕熙）

扫一扫
测一测

复习思考题

1. 巨大胎儿如何诊断? 分娩期如何处理? 新生儿出生后需注意什么?
2. 双胎妊娠的并发症分别有哪些?
3. 胎儿生长受限常见病因为? 孕期如何治疗?
4. 死胎的常见病因有哪些? 如何诊断?

第九章

课件
09章PPT

妊娠合并内外科疾病

 学习要点

扫一扫
知重点

---

1. 掌握　妊娠合并心脏病、病毒性肝炎的诊断及防治。
2. 熟悉　妊娠合并糖尿病、贫血的诊断及防治。
3. 了解　妊娠合并急性阑尾炎的诊断及防治。
4. 具备诊治妊娠合并内外科疾病的能力，能与孕妇及家属进行良好沟通。

第一节　心　脏　病

妊娠合并心脏病发病率约为 1.06%，死亡率为 0.73%，是孕产妇死亡的主要原因之一。

【妊娠、分娩对心脏病的影响】

1. 妊娠期　妊娠期母体血容量从孕 6 周开始逐渐增加，孕 32~34 周达最高峰，较未孕时增加 30%~45%；每分钟心排出量较非孕期增加 30% 左右，增加了心脏负担；孕晚期因子宫增大、横隔抬高，使心脏向左上方移位、大血管扭曲，机械性地加重了心脏负担。故心脏病孕妇易发生心力衰竭。

2. 分娩期　是心脏负担最重的时期。分娩过程中能量及氧的消耗均会加重心脏负担。

（1）第一产程：每次子宫收缩有 250~500ml 血液被挤入体循环，回心血量增加，心排血量增加 20% 左右。每次宫缩使右心房压力增高，平均动脉压增高 10%，心脏负担进一步加重。

（2）第二产程：除子宫收缩强度加大外，腹肌和骨骼肌也参加收缩，使周围循环阻力加大；产妇屏气用力，肺循环压力升高；腹压增加的同时使内脏血流涌向心脏。此期心脏的负担更重，极易发生心力衰竭。

（3）第三产程：胎儿及胎盘娩出后，子宫迅速缩小，胎盘血循环停止，血窦内的血液大量进入体循环，回心血量急剧增加；另外，腹腔内压骤减，大量血液向内脏灌注，造成血流动力学急剧变化，心脏病孕妇极易发生心力衰竭。

3. 产褥期　产后 1~3 天内，产妇体内潴留的大量液体于短期内回到循环中，使血容量再度增加,易发生心力衰竭。

因此,妊娠 32~34 周、分娩期和产褥期三天内,心脏负担最重,是发生心力衰竭的危险时期。

【心脏病对妊娠的影响】　心脏病不影响受孕,但发生心力衰竭时,因子宫缺氧,易引起宫缩发生早产或胎儿生长受限、胎儿窘迫甚至死亡。

【妊娠合并心脏病的种类】　随着医学技术水平发展及抗生素的应用,在妊娠合并心脏病中,先天性心脏病已占 35%~50%,居第一位;风湿性心脏病的发病率逐年下降;妊娠期高血压疾病性心脏病、围生期心肌病、贫血性心脏病等各占一定比例。

1. 风湿性心脏病　以二尖瓣狭窄及关闭不全最常见。二尖瓣狭窄影响血液从左心房流至左心室,妊娠后及分娩期血液循环总量的增加和血流动力学急剧改变,左心房压力骤增,大量血清渗出到肺泡及间质内,造成急性肺水肿及心力衰竭。

2. 先天性心脏病　无发绀型多见,多能安全渡过孕产各期。发绀型和无发绀型中的主动脉缩窄孕妇,对妊娠期血容量和血流动力学改变的耐受力很差,不宜妊娠,一旦妊娠,应尽早终止。

3. 妊娠期高血压疾病性心脏病　因冠状动脉痉挛,可致心肌供血不足。由于周围小动脉痉挛增加外周阻力,体内水钠潴留,血液黏度增高,均加重心脏负担致心力衰竭。

【诊断】

1. 妊娠合并心脏病的诊断

(1) 详细询问病史:过去有无心脏病,特别是风湿性心脏病及风湿热病史,以及过去的诊疗情况,有否心力衰竭史。

(2) 检查:发现舒张期Ⅱ级以上杂音或有Ⅲ级或Ⅲ级以上的粗糙收缩期杂音。严重的心律失常、心房颤动、心房扑动等。叩诊或 X 线显示有明显的心界扩大,个别心室或心房扩大。心电图示心律失常或心肌损害等。

2. 心脏代偿功能分级

Ⅰ级:一般体力活动不受限。

Ⅱ级:一般体力活动后有疲劳、心慌、气促感,休息后好转。

Ⅲ级:一般体力活动明显受限制,轻微活动也感心慌、气短,甚至发生心绞痛。休息时无症状。

Ⅳ级:不能进行轻微活动,即使在休息情况下仍有明显的心功能不全症状。

3. 心力衰竭的诊断

(1) 早期心力衰竭:①轻微活动后即出现胸闷、心悸、气短。②休息时心率超过110 次 / 分钟,呼吸超过 20 次 / 分钟。③夜间常因胸闷,需坐起呼吸,或到窗口呼吸新鲜空气。肺底有少量湿啰音,咳嗽后不消失。

(2) 心力衰竭:①诱因:妊娠期高血压疾病、重度贫血、心房颤动、上呼吸道感染等。②临床表现:气急、发绀、端坐呼吸、咳嗽或痰中带血。检查发现肺底有持续性啰音,颈静脉充盈,肝大伴压痛等。

【防治】

1. 未妊娠期　对有器质性心脏病的育龄妇女,做好宣教,使其了解妊娠和分娩对心脏病的影响。根据心脏病的种类、心脏病代偿功能和病情等,决定是否可以妊娠。

2. 妊娠期　心功能Ⅲ级或Ⅲ级以上者,不宜妊娠。心功能Ⅰ级～Ⅱ级者可妊娠,但应加强孕妇保健和产前检查,防止发生心力衰竭。

(1) 终止妊娠:①指征:心功能Ⅲ～Ⅳ级、有心衰病史者,风湿活动期、心房纤颤等,或有严重合并症,如慢性肾炎、高血压、重度贫血等。②方法:妊娠12周内行人工流产术。妊娠超过12周者,终止妊娠手术风险不亚于继续妊娠和分娩,应密切监护,积极防治心衰,使之安全度过妊娠和分娩期。

(2) 继续妊娠:①加强孕期产前检查。②保证充分休息和睡眠,避免过度劳累。③纠正贫血,饮食要营养丰富,孕4个月后给低盐饮食。④防治各种并发症,如上呼吸道感染、妊娠期高血压疾病等。⑤最好在预产期前两周入院待产。

3. 分娩期　对心功能良好又无手术指征的心脏病孕妇,在严密观察下经阴道分娩。

第一产程:鼓励和安慰产妇,精神紧张者选用地西泮或哌替啶。严密观察脉搏、呼吸、血压及心功能变化,有心脏功能代偿不全者取半坐位,给氧,同时用强心剂。常用去乙酰毛花苷0.4mg加入50%葡萄糖注射液20ml缓慢静脉推注,必要时每隔4~6小时重复给药一次,每次0.2mg。临产后即用抗生素预防感染,直至产后1周。

第二产程:减少产妇体力消耗,缩短产程。宫口开全后,避免产妇屏气用力,采取会阴切开术、产钳术或胎头吸引术,臀位者行臀牵引术,死胎行穿颅术。

第三产程:胎儿娩出后立即腹部放置沙袋防腹压骤降,宫缩不佳时肌内注射缩宫素10~20U,禁用麦角新碱。必要时可输血,速度宜慢。

4. 产褥期　严密观察脉搏、心率、血压及体温。卧床1~2周,保证产妇休息,必要时给予小剂量镇静剂。心功能Ⅲ～Ⅳ级者不宜哺乳。给予抗生素防感染。

5. 绝育和再妊娠问题　风湿性心脏病孕妇年龄越大,分娩时危险性越高,故不宜再妊娠,应采取避孕或绝育。心功能Ⅰ～Ⅱ级行绝育术,一般在产后7天左右行输卵管结扎术。心功能Ⅲ～Ⅳ级的孕妇最好男方做输精管结扎术,或产妇延期至产后4~6周,待病情稳定再行输卵管结扎术。

知识链接

围生期心肌病

发生在产前3个月至产后6个月内的心肌疾病,特征为既往无心血管疾病史的孕妇出现心肌收缩功能障碍和充血性心力衰竭。病理改变为心内膜增厚、附壁血栓。临床表现为呼吸困难、心悸、咳嗽、咯血、端坐呼吸、胸痛、肝大、水肿等。部分患者因心衰、肺梗死或心律失常死亡。心内膜或心肌活检见心肌细胞变性坏死伴炎性细胞浸润。处理为安静休息、增加营养和低盐饮食,心衰者给予强心利尿及扩张血管,栓塞者应用肝素。曾患围生期心肌病、心衰遗留心脏扩大者,应避免再次妊娠。

第二节　急性病毒性肝炎

病毒性肝炎是严重危害人类健康的传染病。病原主要包括甲型(HAV)、乙型

(HBV)、丙型(HCV)、丁型(HDV)及戊型(HEV)5种病毒。以乙型肝炎常见,可发生在妊娠任何时期。

【病毒性肝炎对妊娠的影响】

1. 对母体影响　妊娠早期早孕反应加重。妊娠晚期妊娠期高血压疾病发生率高,可能与肝病时醛固酮灭活能力下降有关。分娩时,由于肝功能损害和凝血功能减退易发生产后出血,严重威胁母儿生命。

2. 对胎儿影响　妊娠早期患肝炎,胎儿畸形率高。肝炎病毒可通过胎盘感染胎儿造成流产、早产、死胎、死产和新生儿死亡,围生儿死亡率明显增高。

3. 母婴传播

(1) 甲型肝炎病毒:经粪 - 口途径传播,不会通过胎盘或其他途径传给胎儿。

(2) 乙型肝炎病毒:通过输血、注射、密切接触等途径传播。母婴传播为主要途径,在子宫内经胎盘传播、分娩时通过软产道接触母血或羊水传播、产后接触母亲唾液或母乳喂养传播。

(3) 丙型肝炎病毒:通过输血、输血制品、注射、性生活、母婴传播等途径传播。

(4) 丁型肝炎病毒:必须同时有 HBV 感染。通过输血、输血制品、注射和密切接触传播,与 HBV 相比,HDV 的母婴垂直传播少见,而性传播相对重要。

(5) 戊型肝炎病毒:通过粪 - 口途径传播,经污染的水及食物暴发流行。本病的临床表现类似甲型肝炎,但病情重,孕妇于妊娠后期病死率高达 15%~25%。

【临床表现】　常见有乏力、食欲减退、恶心、呕吐、腹胀及肝区痛等。部分患者有畏寒、发热、黄疸及皮肤一过性瘙痒。妊娠早、中期检查可触及肝大,肝区有触痛或叩击痛。

【诊断】　根据有否与肝炎患者密切接触史,有无输血、注射血制品等病史,临床表现及血清谷丙转氨酶增高、血清胆红素在 17μmol/L 以上、尿胆红素阳性等结合病原学可诊断。

【鉴别诊断】

1. 妊娠剧吐　因严重失水,尿少,消瘦,长期饥饿引起代谢性酸中毒致肝损害,尿酮体阳性,有时血清胆红素及 ALT 轻度升高,出现黄疸较轻,纠正酸碱平衡及电解质紊乱后,病情很快好转。

2. 妊娠期高血压疾病　由于全身小动脉痉挛,出现高血压、水肿、蛋白尿、头痛、头晕等症状,终止妊娠后很快恢复。但应警惕妊娠期病毒性肝炎常合并妊娠期高血压疾病。

3. 药物性肝损害　常见药物:氯丙嗪、四环素、利福平、异烟肼及巴比妥类药物。本病无肝炎接触史和肝炎的典型症状,起病急而重,主要表现黄疸、皮疹、寒战、高热、肌痛等。停药后很快康复。

4. 妊娠期肝内胆汁淤积症(ICP)　又称妊娠特发性黄疸。常发生于有家族史或口服避孕药后。主要临床表现是全身瘙痒、黄疸,一般状况较好,无肝炎症状。妊娠终止后症状迅速消退。

5. 妊娠急性脂肪肝　少见,病因不明,多发生于妊娠 36~40 周,以初产妇居多。临床特点是病情发展快,剧烈呕吐、上腹部疼痛、黄疸迅速加深,可并发 DIC 和肝肾功能衰竭。虽有明显黄疸,尿胆红素却多为阴性,可能与多系统损害使肾小球基底膜增厚,胆红素不能滤过有关。超声检查显示典型脂肪肝图像。

【预防】

1. 加强卫生宣教　注意饮食卫生,避免与肝炎患者接触。加强营养,食物应含丰富的蛋白质、碳水化合物和维生素,以增强机体的抵抗力。患急性乙型肝炎的育龄妇女应避孕,待病情痊愈后至少半年,最好 2 年后再妊娠。

2. 加强围生保健　孕期监护应检查肝功能和肝炎病毒抗原抗体系统,提高病毒性肝炎的检出率。如乙型肝炎表面抗原(HbsAg)和乙型肝炎 e 抗原(HbeAg)阳性产妇分娩时应严格消毒隔离,防止产道损伤及新生儿产伤、羊水吸入等以减少传播。新生儿出生后预防母婴传染,不宜母乳喂养。

3. 免疫预防　HBsAg 或 HBeAg 阳性孕妇所分娩的新生儿,采取被动免疫和主动免疫相结合的方法,切断乙型肝炎病毒的母婴传播。

(1) 被动免疫法:新生儿出生后立即肌内注射乙肝免疫球蛋白 0.5ml,产后 1 个月、3 个月再各注射 0.16ml/kg。

(2) 主动免疫法:新生儿出生后 24 小时内肌内注射乙肝疫苗 30μg,出生后 1 个月、6 个月再各注射 10~20μg。

(3) 联合用药:乙肝疫苗按主动免疫法进行,乙肝免疫球蛋白出生后 6 小时内和生后 3~4 周各肌内注射 100U。

【治疗】

1. 一般处理　急性期应卧床休息,加强营养,高蛋白、高碳水化合物、高维生素和低脂肪饮食,必要时静脉输液,纠正水电解质紊乱。避免应用可能损害肝脏的药物,如镇静药、麻醉药、雌激素等。注意预防感染,分娩时严格消毒,应用广谱抗生素,以防感染诱发肝性脑病。防止产后出血。

2. 保肝治疗　补充大量的葡萄糖和多种维生素,如每日给予维生素 C 600mg,能促进肝细胞再生,改善肝功能。每日肌内注射维生素 K_1 10mg,促凝血因子合成。给予三磷酸腺苷(ATP)、辅酶 A、细胞色素 C 促肝细胞代谢。输新鲜血、血浆、白蛋白等,纠正低蛋白血症,改善凝血功能。

3. 重型肝炎的处理　限制蛋白质摄入,每日 <0.5g/kg。给予大量葡萄糖及维生素,每天热量维持在 7500kJ 以上。保持大便通畅,减少氨及毒素吸收。为减少肝细胞坏死及促肝细胞再生,给予高血糖素 1~2mg 加胰岛素 4~8U,溶于 10% 葡萄糖注射液 500ml 内静脉滴注,每天 1 次。注意低血糖反应。若已出现肝性脑病或有前驱症状时,即用降氨药物改善大脑功能,如醋谷胺 600mg/d 溶于 5% 葡萄糖注射液中静脉滴注,或精氨酸 15~20g/d 静脉滴注。

4. 产科处理

(1) 妊娠期:发生在妊娠早期,病情好转后,行人工流产术。发生在妊娠中、晚期,经保守治疗无效,病情继续发展时考虑终止妊娠。

(2) 分娩期:经阴道分娩适合于宫颈条件成熟,估计短时间内能顺利结束者。要防治出血,缩短第二产程,防止产道损伤和胎盘残留。胎肩娩出后,及时肌内注射缩宫素。重症肝炎应尽早结束分娩,在短期内行保肝治疗及纠正凝血功能后,及时行选择性剖宫产。手术前 4 小时停用肝素,避免伤口渗血不易控制。严密观察病情变化,及时对症处理,做好抢救新生儿窒息的准备。

（3）产褥期：及早选用对肝脏影响较小的广谱抗生物，如氨苄西林、氯唑西林或头孢霉素等。产后不宜哺乳，回奶不用雌激素，以免损害肝功能，可口服生麦芽或芒硝外敷退奶。

第三节 糖 尿 病

妊娠期间的糖尿病有两种情况，一种为妊娠前已有糖尿病的患者妊娠，又称糖尿病合并妊娠；另一种为妊娠前糖代谢正常或有潜在糖耐量减退，妊娠期才出现或发现糖尿病，又称妊娠期糖尿病（gestational diabetes mellitus，GDM）。糖尿病孕妇中 80% 以上为 GDM。我国 GDM 发生率为 18.9%，近年有明显增高趋势。GDM 患者多数于产后恢复正常，但将来患 II 型糖尿病的机会增加。

【妊娠期糖代谢的特点】 妊娠早中期，孕妇血浆葡萄糖水平随妊娠进展而降低，空腹血糖约降低 10%。原因是：①胎儿从母体获取葡萄糖增加。②孕期肾血浆流量及肾小球滤过率均增加，但肾小管对糖的再吸收率不能相应增加，导致部分孕妇排糖量增加。③雌激素和孕激素增加母体对葡萄糖的利用。因此，孕妇空腹血糖较非孕妇低，这也是孕妇长时间空腹易发生低血糖和酮症酸中毒的病理基础。

妊娠中晚期，孕妇体内抗胰岛素样物质增加，如胎盘生乳素、雌激素、孕酮等使孕妇对胰岛素的敏感性随孕周增加而下降，为维持正常糖代谢水平，胰岛素需求量必须相应增加。对于胰岛素分泌受限的孕妇，妊娠期间不能代偿这一生理变化而使血糖升高，使原有糖尿病加重或出现 GDM。

【妊娠对糖尿病的影响】 妊娠可使隐性糖尿病显性化，使无糖尿病史的孕妇发生 GDM，使原有糖尿病患者病情加重。孕早期空腹血糖较低，若不及时调整胰岛素用量，可能出现低血糖。随妊娠进展，抗胰岛素物质增加，胰岛素用量需不断增加。分娩过程中体力消耗较大，进食量少，易发生低血糖，需减少胰岛素用量。产后胎盘分泌的抗胰岛素物质迅速消失，胰岛素用量应立即减少。

由于妊娠期糖代谢的复杂变化，应用胰岛素治疗的孕妇，若未及时调整胰岛素用量，可能会出现血糖过低或过高，严重者甚至导致低血糖昏迷及酮症酸中毒。

【糖尿病对妊娠的影响】

1. 对孕妇的影响

（1）流产：高血糖可使胚胎发育异常甚至死亡，流产率达 15%~30%。

（2）妊娠期高血压疾病：较非糖尿病孕妇高 2~4 倍。糖尿病孕妇因广泛血管病变，使小血管内皮细胞增厚及管腔变窄，组织供血不足。糖尿病合并肾脏病变时，妊娠期高血压疾病发病率高达 50% 以上。

（3）感染：血糖控制不好的孕妇易发生感染如外阴阴道假丝酵母菌病、肾盂肾炎、无症状菌尿症、产褥感染及乳腺炎等。感染可加重糖尿病代谢紊乱，甚至诱发酮症酸中毒等。

（4）羊水过多：较非糖尿病孕妇多 10 倍。可能与胎儿高血糖、高渗性利尿致胎尿排出增多有关。

（5）产后出血：与巨大儿、难产、产程延长、产道损伤、手术产有关。

（6）糖尿病酮症酸中毒：由于妊娠期代谢复杂，高血糖及胰岛素相对或绝对不足，代谢紊乱加速脂肪分解，血清酮体急剧升高，引起代谢性酸中毒。糖尿病酮症酸中毒是孕妇死亡的主要原因，发生在孕早期可致畸，发生在妊娠中晚期易导致胎儿窘迫及胎死宫内。

（7）GDM 孕妇再次妊娠时，复发率高达 33%~69%。远期患糖尿病概率增加，17%~63% 将发展为 Ⅱ 型糖尿病。心血管系统疾病的发生率也高。

2. 对胎儿的影响

（1）巨大胎儿：发生率高达 25%~42%。胎儿长期处于母体高血糖所致的高胰岛素血症环境中，促进蛋白、脂肪合成和抑制脂肪分解作用，致躯干过度发育。GDM 孕妇过胖或体重指数过大是发生巨大儿的重要危险因素。

（2）胎儿生长受限：发生率为 21%。妊娠早期高血糖可抑制胚胎发育。糖尿病合并微血管病变可降低胎盘血供影响胎儿发育。

（3）流产和早产：早产发生率为 10%~25%。妊娠早期血糖高可使胚胎发育异常，导致胚胎死亡而流产。发生羊水过多、妊娠期高血压疾病、胎儿窘迫时，需提前终止妊娠。

（4）胎儿畸形：严重畸形发生率是正常妊娠的 7~10 倍。以心血管畸形和神经系统畸形最常见。

3. 对新生儿的影响

（1）新生儿呼吸窘迫综合征：高血糖刺激胎儿胰岛素分泌增加，形成高胰岛素血症，后者具有拮抗糖皮质激素促进肺泡 Ⅱ 型表面活性物质合成及释放的作用，使胎儿肺表面活性物质产生及分泌减少，胎儿肺成熟延迟。

（2）新生儿低血糖：新生儿脱离母体高血糖环境后，高胰岛素血症仍存在，若不及时补充糖，易发生低血糖，严重时危及新生儿生命。

【诊断】

1. 病史　具有糖尿病高危因素，包括糖尿病家族史、年龄 >30 岁、肥胖、巨大儿分娩史、无原因反复流产史、死胎、死产、胎儿畸形史等。

2. 临床表现　妊娠期有三多症状（多饮、多食、多尿），或外阴阴道假丝酵母菌感染反复发作，孕妇体重 >90kg，本次妊娠并发羊水过多或巨大胎儿者，应警惕合并糖尿病的可能。

3. 实验室检查

（1）尿糖测定：尿糖阳性者不能仅考虑妊娠期生理性糖尿，应进一步做空腹血糖检查及糖尿病筛查试验。

（2）空腹血糖测定：两次或两次以上空腹血糖 ≥5.8mmol/L 者，可诊断为糖尿病。

（3）糖尿病筛查试验：妊娠 24~28 周进行 GDM 筛查，50g 葡萄糖粉溶于 200ml 水中，5 分钟内服完，其后 1 小时血糖值 ≥7.8mmol/L 为糖尿病筛查阳性，应检查空腹血糖，空腹血糖异常可诊断为糖尿病，空腹血糖正常者再行口服葡萄糖耐量试验（oral glucose tolerance test，OGTT）。

（4）OGTT：我国多采用 75g 口服葡萄糖耐量试验。空腹 12 小时后，口服葡萄糖 75g，其正常上限为：空腹 5.6mmol/L，1 小时 10.3mmol/L，2 小时 8.6mmol/L，3 小时 6.7mmol/L。其中有两项或两项以上达到或超过正常值，可诊断为妊娠期糖尿病。仅 1

项高于正常值,诊断为糖耐量异常。

【处理】

1. 不宜妊娠　严重的心血管病史、肾功能减退或眼底有增生性视网膜炎者应避孕,不宜妊娠。若已妊娠应尽早终止。

2. 妊娠期管理　器质性病变较轻、血糖控制良好者,可在积极治疗、密切监护下继续妊娠。从孕前开始,在内科医师协助下严格控制血糖值,确保受孕前、妊娠期及分娩期血糖在正常范围。妊娠期血糖控制满意标准:孕妇无明显饥饿感,空腹血糖控制在 3.3~5.6mmol/L;餐前 30 分钟 3.3~5.8mmol/L;餐后 2 小时 4.4~6.7mmol/L;夜间 4.4~6.7mmol/L。

(1) 饮食治疗:饮食控制很重要。理想的饮食控制目标:既能保证和提供妊娠期间热量和营养需要,又能避免餐后高血糖或饥饿酮症出现,保证胎儿正常生长发育。多数 GDM 患者经合理饮食控制和适当运动治疗,均能控制血糖在满意范围。孕早期糖尿病孕妇所需的热卡摄取量与孕前相同。孕中期以后,每周热量增加 3%~8%。其中糖类占 40%~50%,蛋白质占 20%~30%,脂肪占 30%~40%。控制餐后 1 小时血糖值在 8mmol/L 以下。但要注意避免过分控制饮食,否则会导致孕妇饥饿性酮症及胎儿生长受限。

(2) 药物治疗:口服降糖药目前不推荐使用。胰岛素是大分子蛋白,不通过胎盘,对饮食治疗不能控制的糖尿病是主要治疗药物。

胰岛素用量个体差异较大,一般从小剂量开始,并根据病情、孕期进展及血糖值加以调整。孕前应用胰岛素控制血糖的患者,妊娠早期需要根据血糖监测情况及时减少胰岛素用量。妊娠中、后期的胰岛素需要量常有不同程度增加。妊娠 32~36 周胰岛素用量达最高峰,妊娠 36 周后用量稍下降。

(3) 孕期母儿监护:妊娠早期应密切监测血糖变化,及时调整胰岛素用量以防低血糖。每周检查一次直至妊娠第 10 周。妊娠中期每两周检查一次,一般妊娠 20 周时胰岛素需要量开始增加,每月测定肾功能及糖化血红蛋白含量,同时进行眼底检查。妊娠 32 周以后应每周检查一次。注意血压、水肿、尿蛋白情况,注意对胎儿发育、胎儿成熟度、胎儿胎盘功能等的监测,必要时及早住院。

3. 分娩时机与分娩方式的选择

(1) 分娩时间:原则上尽量推迟终止妊娠的时间。血糖控制良好,孕晚期无合并症,胎儿宫内状况良好,应等待至妊娠 38~39 周终止妊娠。血糖控制不满意,伴血管病变、重度子痫前期、严重感染、胎儿生长受限、胎儿窘迫等,应了解胎肺成熟情况,用地塞米松促胎儿肺成熟后终止妊娠。

(2) 分娩方式:有巨大胎儿、胎盘功能不良、胎位异常或其他产科指征者,应行剖宫产。对糖尿病病程 >10 年,伴有视网膜病变及肾功能损害、重度子痫前期、有死胎、死产史的孕妇,应放宽剖宫产指征。

4. 分娩期处理

(1) 一般处理:注意休息、镇静,给予适当饮食,严密观察血糖、尿糖及酮体变化,及时调整胰岛素用量,加强胎儿监护。

(2) 阴道分娩:临产时情绪紧张及疼痛可使血糖波动,胰岛素用量不易掌握,临产后仍采用糖尿病饮食,产程中一般停用皮下注射胰岛素,改为静脉输注生理盐水加胰岛素,根据血糖值调整静脉输液速度。血糖 >5.6mmol/L,静脉滴注胰岛素 1.25U/h;孕妇血糖 7.8~10.0mmol/L,静脉滴注胰岛素 1.5U/h;血糖 >10.0mmol/L,静脉滴注胰岛素 2U/h。同时复查血糖,发现血糖异常继续调整。应在 12 小时内结束分娩,产程过长增加酮症酸中毒、胎儿缺氧和感染危险。

(3)剖宫产:在手术前一日停止应用晚餐前精蛋白锌胰岛素,手术日停止皮下注射胰岛素,一般在早上监测血糖、尿糖及尿酮体。根据其空腹血糖水平及每日胰岛素用量,改为小剂量胰岛素持续静脉滴注。一般按 3~4g 葡萄糖加 1U 胰岛素比例配制葡萄糖注射液,并按每小时静脉输入 2~3U 胰岛素速度持续静脉滴注,每 3~4h 测血糖一次,尽量使术中血糖控制在 6.67~10.0mmol/L。术后每 2~4h 测一次血糖,直到饮食恢复。

5. 产后处理　产褥期胎盘排出后,体内抗胰岛素物质迅速减少,大部分 GDM 患者在分娩后即不再需要使用胰岛素,仅少数患者仍需胰岛素治疗。胰岛素用量应减少至分娩前的 1/3~1/2,并根据产后空腹血糖值调整用量。多数在产后 1~2 周胰岛素用量逐渐恢复至孕前水平。于产后 6~12 周行 OGTT 检查,若仍异常,可能为产前漏诊的糖尿病患者。

新生儿出生时处理:新生儿出生时应留脐血,进行血糖、胰岛素、胆红素、血细胞比容、血红蛋白、钙、磷、镁的测定。无论出生状况如何,均视为高危新生儿,注意保暖和吸氧,加强监护,重点防止新生儿低血糖,应在开奶同时,定期滴服葡萄糖注射液。

第四节　贫　血

世界卫生组织(WHO)资料表明,50% 以上孕妇合并贫血。国内统计妊娠合并贫血的发生率为 10%~20%。其中以缺铁性贫血最常见。

【贫血对妊娠的影响】

1. 对孕妇的影响　贫血孕妇的抵抗力低下,对分娩、手术和麻醉的耐受能力差,重度贫血可致贫血性心脏病;重度贫血降低孕妇对失血的耐受性,易发生失血性休克;贫血易并发产褥感染。

2. 对胎儿的影响　孕妇重度贫血时,经胎盘供氧和营养物质不足以满足胎儿生长需要,可造成胎儿生长受限、胎儿窘迫、早产或死胎。

【妊娠期贫血的诊断标准】　由于妊娠期血液系统的生理变化,妊娠期贫血的诊断标准不同于非孕妇女。世界卫生组织的标准为:孕妇外周血血红蛋白 <110g/L 及血细胞比容 <0.33。我国多年一直沿用的标准为:血红蛋白(Hb)<100g/L、红细胞计数(RBC)<3.5×10^{12}/L 或血细胞比容(HCT)<0.30。

妊娠期贫血通常分为 4 度:①轻度:RBC($3.0 \sim 3.5) \times 10^{12}$/L,Hb 81~100g/L。②中度:RBC($2.0 \sim 3.0) \times 10^{12}$/L,Hb 61~80g/L。③重度:RBC($1.0 \sim 2.0) \times 10^{12}$/L,Hb 31~60g/L。④极重度:RBC<$1.0 \times 10^{12}$/L,Hb ≤30g/L。

一、缺铁性贫血

缺铁性贫血是妊娠期最常见的贫血,占妊娠期贫血的 95%。

【病因】　妊娠期铁的需要量增加是孕妇缺铁的主要原因。以每毫升血液含铁 0.5mg 计算,妊娠期血容量增加需铁 650~750mg,胎儿生长发育需铁 250~350mg,故孕期需铁约 1000mg,孕妇每日需铁至少 4mg。每日饮食中含铁 10~15mg,吸收利用率仅为 10%,即 1~1.5mg,妊娠后半期铁的最大吸收率可达 40%,仍不能满足需求,若不及时补充铁剂,容易耗尽体内储存铁造成贫血。

【诊断依据】

1. 病史　有月经过多等慢性失血病史;有长期偏食、孕早期呕吐、胃肠功能紊乱导致的营养不良等病史。

2. 临床表现　轻者无明显症状,重者可有头晕、乏力、心悸、气短、食欲减退、腹胀、腹泻、皮肤黏膜苍白、皮肤毛发干燥、指甲脆薄以及口腔炎、舌炎等。

3. 实验室检查

(1)血象:外周血涂片为小红细胞低血红蛋白性贫血:血红蛋白 <100g/L,红细胞 <3.5×10^{12}/L,血细胞比容 <0.30,红细胞平均体积(MCV)<80fl,红细胞平均血红蛋白浓度(MCHC)<32%,而白细胞及血小板计数均正常。

(2)血清铁浓度:能灵敏地反映缺铁情况。正常成年妇女血清铁为 7~27μmol/L,若孕妇血清铁 <6.5μmol/L,可诊断为缺铁性贫血。

(3)骨髓象:红系造血呈轻度或中度增生活跃,以中、晚幼红细胞增生为主,骨髓铁染色见细胞内外铁均减少,且细胞外铁减少更明显。

【预防】　孕前积极治疗失血性疾病如月经过多等,增加铁贮备。孕期加强营养,多食富含铁的食物如猪肝、鸡血、豆类等。产前检查时,孕妇必须定期检测血常规,尤其在妊娠后期。妊娠 4 个月起常规补充铁剂,每日口服硫酸亚铁 0.3g。

【治疗】　治疗原则是补充铁剂和去除病因。一般治疗包括增加营养和食用含铁丰富的饮食,胃肠功能紊乱和消化不良者给予对症处理。

1. 补充铁剂　以口服给药为主。血红蛋白 <100g/L,应口服硫酸亚铁 0.3g,每日 3 次,同时服用维生素 C 0.3g 和 10% 稀盐酸 0.5~2ml 以促进铁的吸收。也可予以 10% 枸橼酸铁铵 10~20ml,每日 3 次。妊娠后期重度缺铁性贫血或严重胃肠道反应不能口服铁剂者,给予铁剂注射,可用右旋糖酐铁或山梨醇铁,首剂 50mg,若无副反应,可增至 100mg,每日 1 次。

2. 输血　多数孕妇补充铁剂后血象很快改善,不需输血。当血红蛋白 <60g/L、接近预产期或短期内需行剖宫产术者,应少量、多次输血,输血不可过多过快,避免加重心脏负担诱发急性左心衰竭。有条件者输浓缩红细胞。

3. 产时及产后的处理　中、重度贫血产妇于临产后应配血备用。严密监护产程,防止产程过长,可阴道助产缩短第二产程。积极预防产后出血,胎儿前肩娩出后,肌内注射或静脉滴注缩宫素 10~20U。如无禁忌证,胎盘娩出后可肌内注射或静脉注射麦角新碱 0.2mg,同时用缩宫素 20U 加于 5% 葡萄糖注射液中静脉滴注,持续至少 2 小时。出血多时及时输血。产程中严格无菌操作,产时产后用抗生素预防感染。贫血严重或有严重并发症者不宜哺乳。

二、巨幼细胞贫血

巨幼细胞贫血是由叶酸或维生素 B_{12} 缺乏引起 DNA 合成障碍所致的贫血。外周血呈大细胞正血红蛋白性贫血,骨髓内出现巨幼红细胞系列。其发病率国内报道为0.7%。

【病因】 叶酸与维生素 B_{12} 均为 DNA 合成过程中的重要辅酶。二者缺乏使 DNA 合成障碍,以造血组织最明显,特别是红细胞系统。叶酸缺乏占95%。

1. 来源缺乏或吸收不良 叶酸和维生素 B_{12} 存在于绿叶蔬菜、豆类及动物蛋白等动植物食物中,摄入不足的孕妇可引起本病。不当的烹调方法也可损失大量叶酸。患慢性消化道疾病可影响肠道吸收,加重叶酸和维生素 B_{12} 缺乏。

2. 需要量增加及排泄增多 正常成年妇女每日需叶酸 50~100μg,孕妇每日需叶酸 300~400μg,多胎孕妇需要量更多。孕妇肾血浆流量增加,叶酸在肾小球内滤过加速,肾小管再吸收减少,从尿中排泄增多。

【对孕妇及胎儿的影响】 重度贫血时,贫血性心脏病、妊娠期高血压疾病、胎盘早剥、早产、产褥感染等疾病的发病率明显增多,胎儿宫内生长受限、死胎等的发生率也明显增多。叶酸缺乏还可致胎儿神经管缺陷等多种畸形。

【临床表现与诊断】

1. 贫血 本病多发生在妊娠中、晚期,起病较急,多为中、重度贫血,表现为头晕、乏力、心悸、气短、皮肤黏膜苍白等。

2. 消化道症状 食欲缺乏、恶心、呕吐、腹胀、腹泻、舌炎、舌乳头萎缩等。

3. 周围神经炎症状 手足麻木、针刺、冰冷等感觉异常及行走困难等。

4. 其他 低热、水肿、脾大、表情淡漠等。

5. 实验室检查

(1) 外周血象:为大细胞性贫血。血细胞比容低,红细胞平均体积(MCV)>100fl,红细胞平均血红蛋白含量(MCH)>32pg,大卵圆形红细胞增多;中性粒细胞分叶过多,粒细胞体积增大,核肿胀;网织红细胞减少;血小板常减少。

(2) 骨髓象:红细胞系统呈巨幼细胞增生,巨幼细胞系列占骨髓细胞总数的30%~50%,核染色质疏松,可见核分裂。

(3) 叶酸及维生素 B_{12} 值:血清叶酸 <6.8nmol/L、红细胞叶酸 <227nmol/L,提示叶酸缺乏。血清维生素 B_{12}<90pg,提示维生素 B_{12} 缺乏。叶酸和(或)维生素 B_{12} 缺乏的临床症状、骨髓象及血象改变均相似,维生素 B_{12} 缺乏常有神经系统症状。

【防治】

1. 孕期加强营养,改变不良饮食习惯,多食新鲜蔬菜、水果、瓜豆类、肉类、动物肝及肾等食物。有高危因素的孕妇,应从妊娠 3 个月开始,每日服叶酸 0.5~1mg,连续服8~12 周。

2. 补充叶酸 确诊为巨幼细胞性贫血孕妇,应每日服叶酸 15mg,或每日肌内注射 10~30mg,直至症状消失、贫血纠正。治疗效果不显著、检查发现缺铁者,同时补给铁剂。有神经系统症状者,单独用叶酸可能使神经系统症状加重,应及时补充维生素 B_{12}。

3. 维生素 B_{12} 100~200μg 肌内注射,每日 1 次,2 周后改为每周 2 次,直至血红蛋白值恢复正常。

4. 血红蛋白 <60g/L 时,应少量间断输新鲜血或红细胞悬液。

5. 分娩时避免产程延长,预防产后出血及感染。

第五节　急性阑尾炎

急性阑尾炎是妊娠期常见的外科急腹症之一,国内报告孕妇发病率为 0.05%-0.2%。妊娠各期均可发生急性阑尾炎,但以妊娠前 6 个月内多见。妊娠后因子宫增大能使阑尾位置发生改变,诊断有一定难度,加之妊娠期阑尾炎容易发生穿孔及腹膜炎,因此,早期诊断和及时处理对预后极为重要。

【妊娠期阑尾位置的改变】 妊娠初期阑尾的位置与非妊娠期相似,在右髂前上棘与脐连线中外 1/3 处,随妊娠子宫的不断增大,阑尾也会逐渐向后上、向外、向后移位。在妊娠 3 个月末阑尾位于髂嵴下 2 横指,妊娠 5 个月末在髂嵴水平,妊娠 8 个月末在髂嵴上 2 横指,妊娠足月可达胆囊区。产后 10~12 日恢复到非妊娠期位置。

【妊娠期阑尾炎特点】 妊娠期盆腔器官充血,阑尾也充血,炎症发展很快,容易发生阑尾坏死、穿孔。一旦穿孔不易使炎症局限,造成弥漫性腹膜炎。若炎症波及子宫浆膜,可诱发子宫收缩,引起流产、早产或子宫强直性收缩,其毒素可能导致胎儿缺氧甚至死亡,威胁母儿安全。

【临床表现及诊断】

1. 妊娠早期急性阑尾炎　表现食欲减退、乏力、发热、恶心、呕吐、下腹痛,检查右下腹部有固定明显的压痛、反跳痛和肌紧张等,白细胞总数增高。其症状和体征与非妊娠时急性阑尾炎相似。

2. 妊娠中、晚期急性阑尾炎　子宫因增大明显而引起阑尾移位,检查时压痛点升高,压痛部位可达右肋下肝区。

【鉴别诊断】

1. 妊娠早期　患急性阑尾炎,临床表现典型,诊断常无困难,但需与右侧卵巢囊肿蒂扭转、右侧输卵管妊娠破裂及妊娠呕吐等相鉴别。

2. 妊娠中期　妊娠子宫使阑尾明显移位,应与右侧卵巢囊肿蒂扭转、右侧急性肾盂肾炎、右侧输尿管结石、急性胆囊炎相鉴别。

3. 妊娠晚期　因子宫增大充满腹腔,阑尾明显向外上方移位,腹痛在上腹部,需与重型胎盘早剥和子宫肌瘤红色变性等鉴别。

4. 分娩期　应与子宫破裂相鉴别。通过详细询问病史、认真查体和妇科检查,多能作出正确诊断。

5. 产褥期　需与产褥感染相鉴别。

【治疗】 原则:病情确诊后,给予大剂量广谱抗生素,防止炎症扩散,应尽快行手术治疗。可疑患急性阑尾炎孕妇,也是剖腹探查的指征。有产科指征者,可同时行剖宫产。

孕妇需继续妊娠者,阑尾手术后 3~4 日内,给予宫缩抑制药及镇静药,如硫酸镁、沙丁胺醇、黄体酮、维生素 E 和人绒毛膜促性腺激素等,以减少流产与早产的发生。

(田　群)

复习思考题

扫一扫
测一测

1. 妊娠、分娩对心脏病的影响？
2. 妊娠合并病毒性肝炎的临床表现？
3. 妊娠合并糖尿病的诊断？

第十章

妊娠合并性传播疾病

学习要点

1. 掌握　淋病的传播途径、诊断、治疗及预防。
2. 熟悉　梅毒、尖锐湿疣的传播途径、诊断、治疗及预防。
3. 了解　HIV 传播途径、诊断、治疗及预防。
4. 具备诊治妊娠合并性传播疾病的能力，能进行预防宣传指导。
5. 能与患者及家属进行良好的沟通。

　　性传播疾病（sexually transmitted diseases, STD）是指以性行为为主要传播途径的一组传染病。孕妇一旦感染性传播疾病，若不及早确诊和积极治疗，可通过垂直传播导致胎儿感染，将会严重影响下一代的健康。

第一节　淋　　病

　　淋病（gonorrhea）是由淋病奈瑟氏菌（简称淋菌）引起的以泌尿生殖系统化脓性感染为主要表现的性传播疾病。近年在我国的发病率居性传播疾病首位，任何年龄均可发生，以 20~30 岁居多。淋菌极易侵犯并隐匿在女性泌尿生殖道而引起感染。

　　【传播途径】　淋菌绝大多数通过性交直接传播。间接传播途径主要通过接触染菌衣物、毛巾、床单、浴盆等物品及消毒不彻底的检查器械等，或通过产道引起新生儿淋菌性眼结膜炎。

　　【淋病对妊娠、分娩及胎儿的影响】　孕妇感染淋菌并不少见，约占 1%~8%。妊娠期任何阶段的淋菌感染，对妊娠预后均有影响。妊娠早期淋菌性宫颈管炎，可导致感染性流产及人工流产后感染。妊娠晚期易因淋菌性宫颈管炎使胎膜脆性增加，极易发生胎膜早破。胎膜早破可使孕妇发生羊膜腔感染综合征，分娩时可出现滞产。对胎儿的威胁则是早产和胎儿宫内感染。胎儿感染易发生胎儿窘迫、胎儿宫内发育迟缓，甚至导致死胎、死产。产后常发生产褥感染。

　　【淋病对新生儿的影响】　经阴道娩出，可引起新生儿淋菌性结膜炎、肺炎，甚至出现淋菌性败血症，使围生儿死亡率明显增加。

　　【诊断及实验室检查】　根据不良的性接触史、临床表现、体征及实验室检查可作出诊断。常用的实验室检查有：

1. 分泌物涂片检查 取尿道口、宫颈管等处分泌物涂片行革兰染色,在多核白细胞内见到多个革兰阴性双球菌,可作出初步诊断。但此法对非急性期患者检出率低,仅可作筛查手段。

2. 分泌物培养 是目前筛查淋病的金标准方法。取尿道口、宫颈管或盆腔积液等处分泌物作涂片检查及培养,其培养的阳性率为 80%~90.5%。同时可作药敏试验。

3. 核酸检测 聚合酶联反应(PCR)技术检测淋菌 DNA 片段,具有高的敏感性及特异性。

【治疗】 治疗原则为尽早彻底治疗,遵循及时、足量、规范的用药原则。淋病孕妇选用抗生素治疗。首选头孢曲松钠 1g,每日一次肌内注射,并加用红霉素 0.5g,每日 4 次口服,连用 7~10 日为一疗程。对青霉素类药过敏者,改用大观霉素 4g,每日一次肌内注射,并加用阿奇霉素 1g 单次口服;或多西环素 100mg 口服,每日 2 次,连用 7 日。孕期禁用喹诺酮类药物。若治疗一个疗程后淋菌仍为阳性,则应按耐药菌株感染对待,及时更换药物。性伴侣应同时进行治疗。

【治愈标准】 治疗结束 2 周内,无性接触情况下符合以下标准则为治愈:①临床症状与体征均消失。②治疗结束后 4~7 天取宫颈管分泌物作涂片及细菌培养,连续 3 次均是阴性为治愈。

【预防】 加强性卫生知识宣传,杜绝不健康性行为。治疗期间禁止性生活,性伴侣应同时治疗。淋病孕妇娩出的新生儿,均用 1% 硝酸银液滴眼,预防淋菌眼炎并应预防性用药,头孢曲松钠 25~50mg/kg(最大剂量不超过 125mg)肌内注射或静脉注射,单次给药。

第二节 梅 毒

梅毒(syphilis)是由苍白密螺旋体引起的慢性全身性疾病,早期主要表现为皮肤黏膜损害,晚期侵犯心血管、神经系统等重要脏器,造成劳动力丧失甚至死亡。梅毒孕妇还能通过胎盘将病原体传给胎儿引起早产、死产或娩出先天梅毒儿。是严重危害人类健康的性传播疾病。

【传播途径】 传染源是梅毒患者。最主要的传播途径是通过性交经黏膜擦伤处传播。未经治疗的患者在感染后 1 年内最具传染性,随病期延长,传染性逐渐减弱,病期超过 4 年者基本无传染性。但患梅毒的孕妇即使病期超过 4 年,其螺旋体仍可通过胎盘传给胎儿,引起先天梅毒。此外,输血、接吻、衣物传染途径较少见。

【对胎儿及婴幼儿的影响】 患一、二期梅毒孕妇的传染性最强。梅毒螺旋体在胎儿内脏和组织中大量繁殖,引起流产、死胎、死产。未经治疗的一、二期梅毒孕妇几乎 100% 传给胎儿,早期潜伏梅毒孕妇感染胎儿的可能性达 80% 以上,可有 20% 早产。未治疗的晚期梅毒孕妇感染胎儿的可能性约为 30%,晚期潜伏梅毒(感染超过 2 年,临床无梅毒性损害表现,梅毒血清学试验阳性)孕妇,性接触已无传染性,但感染胎儿的可能性仍有 10%。一般先天梅毒儿占死胎的 30% 左右。

先天梅毒儿早期表现有皮肤大疱、皮疹、鼻炎及鼻塞、肝脾肿大、淋巴结肿大等;晚期先天梅毒多出现在 2 岁以后,表现为楔状齿、鞍鼻、间质性角膜炎、骨膜炎、神经性耳聋等。其病死率及致残率均明显增高。

【实验室检查】

1. 病原体检查 在一期梅毒的硬下疳部位取少许血清渗出液,放于玻片上,置暗视野显微镜下观察,依据螺旋体强折光性和运动方式进行判断,可以确诊。

2. 梅毒血清学检查 非梅毒螺旋体抗原血清试验是梅毒常规筛查方法,包括有性病研究实验室试验(VDRL)、血清不加热反应素玻片试验(USR)、快速血浆反应素环状卡片试验(RPR)。若以上均为阳性,应做定量试验,最好能做梅毒螺旋体抗原血清试验,测定血清特异性抗体,常用方法有荧光密螺旋体抗体吸收试验(FTA-ABS)和梅毒螺旋体血凝试验(TPHA)。近年已开展用PCR技术取羊水检测螺旋体诊断先天梅毒。

3. 脑脊液检查 淋巴细胞 $\geq 10 \times 10^6/L$,蛋白 $>50mg/dl$。VDRL 阳性为神经梅毒。

【治疗】 治疗梅毒的原则是早期明确诊断,及时治疗,用药足量,疗程规范。治疗期间应避免性生活,同时性伴侣也应接受检查及治疗。

1. 孕妇早期梅毒 包括一、二期及早期潜伏梅毒。首选青霉素疗法:①普鲁卡因青霉素 80 万 U,肌内注射,每日 1 次,连用 10~15 日。②苄星青霉素 240 万 U,两侧臀部肌内注射,每周 1 次,连续 3 次。若青霉素过敏,应改用红霉素 0.5g,每 6 小时 1 次,连服 15 日,或多西环素 100mg 每日 2 次口服,连用 15 日。

2. 孕妇晚期梅毒 包括三期梅毒及晚期潜伏梅毒。首选青霉素疗法:①普鲁卡因青霉素 80 万 U,肌内注射,每日 1 次,连续 20 日,必要时间隔 2 周后重复治疗一疗程。②苄星青霉素 240 万 U,两侧臀部肌内注射,每周 1 次,连续 3 次。若青霉素过敏,应改用红霉素 0.5g,每 6 小时 1 次,连服 30 日。

3. 先天梅毒 脑脊液 VDRL 阳性者:普鲁卡因青霉素 5 万 U/(kg·d),肌内注射,连续 10~15 日。脑脊液正常者:苄星青霉素 5 万 U/(kg·d),一次肌内注射。若青霉素过敏,应改用红霉素 7.5~12.5mg/(kg·d),分 4 次口服,连续 30 日。

【治愈标准】 包括临床治愈及血清学治愈。各种损害消退,症状消失,为临床治愈。抗梅毒治疗 2 年内,梅毒血清学试验由阳性转为阴性,脑脊液检查阴性为血清学治愈。

第三节 尖 锐 湿 疣

尖锐湿疣(condyloma acuminata)是近年常见的性传播疾病,仅次于淋病,居第二位。尖锐湿疣的病原体为人乳头瘤病毒(human papilloma virus,HPV)。性交为其主要传播途径,但也有少数为非性接触传播。好发部位以外阴部(阴唇后联合、小阴唇内侧等)最常见,其次是宫颈和阴道。

【病因】 HPV 病毒属环状双链 DNA 病毒,目前共发现约 100 多个型别,其中有 30 多个型别与生殖道感染有关。根据引起生殖道恶性肿瘤的可能性,分为高危型、中危型及低危型。生殖道尖锐湿疣主要与低危型 HPV 6、11 感染相关。早年性交、多个性伴侣、免疫力低下、吸烟及高性激素水平等,亦为发病高危因素。尖锐湿疣的发病与机体免疫状态关系密切。孕妇机体免疫功能受抑制,加之阴道分泌物增多和外阴部湿润温暖,容易患尖锐湿疣,且于妊娠期病灶增长快,分娩后缩小或自然消退。

【临床表现及诊断】 临床症状常不明显,可有外阴瘙痒、灼痛或性交后疼痛不适。病灶特征:多发性鳞状上皮增生,初为散在或呈簇状增生的粉色或白色小乳头状疣,柔软,有细的指样突起,病灶增大后互相融合呈鸡冠状、菜花状或桑葚状。病变多发生在外阴性交时易受损之部位,如阴唇后联合、小阴唇内侧、阴道前庭、尿道口等部位。根据临床表现、病理组织学检查见挖空细胞可确诊;亦可取新鲜病变组织或病变表面刮取细胞,采用 PCR 技术及 DNA 探针杂交行核酸检测确定 HPV 感染及类型。

【对孕妇及胎婴儿的影响】 妊娠期由于细胞免疫功能下降,甾体激素水平增加,局部血循环丰富,致尖锐湿疣生长迅速,数目多,体积大,多区域,多形态,巨大尖锐湿疣可阻塞产道。此外,妊娠期尖锐湿疣组织脆弱,阴道分娩时容易导致大出血。产后尖锐湿疣缩小,甚至自然消退。

孕妇患尖锐湿疣,有垂直传播的危险。胎儿宫内感染极罕见,有报道个别胎儿出现畸胎或死胎。绝大多数是通过软产道感染,在幼儿期有发生喉乳头瘤的可能。

【处理】

1. 妊娠 36 周以前孕妇患尖锐湿疣,若病灶小且少,仅在外阴部者,用药前可局部先行表面麻醉(1% 盐酸丁卡因)以减轻疼痛,药物可选用苯甲酸酊涂擦,每周 1 次,共 5~6 次;或 5% 氟尿嘧啶软膏涂擦均可治愈。若病灶大有蒂,可行物理及手术治疗,如激光、微波、冷冻、电灼等。巨大尖锐湿疣可行手术切除病变主体,待愈合后再予以药物局部治疗。应同时治疗患病之配偶或性伴侣。

2. 妊娠近足月或足月的孕妇患尖锐湿疣,病灶局限在外阴部者,仍可行冷冻治疗或手术切除病灶,届时可考虑经阴道分娩。若病灶广泛存在于外阴部、阴道和宫颈,或巨大病灶堵塞软产道,均应择期行剖宫产术结束分娩。妊娠结束后,部分尖锐湿疣有可能自然消失。

知识链接

艾拉光动力疗法治疗尖锐湿疣

艾拉(5-ALA,外用盐酸氨酮戊酸)为 5 碳化合物,在 ALA 脱水酶作用下,生成具有强光敏作用的原卟啉Ⅸ,它是血红素生物合成终末步的中间体。ALA 的合成受细胞内血红素含量调控,体内不会蓄积。给予过量的外源性 ALA 时,上述调节机制被打乱,机体某些增殖较快的组织产生大量原卟啉Ⅸ,经特定波长的光辐照,发生光动力学反应,生成具有杀伤细胞作用的单态氧(O₂)或其他自由基等,杀伤增殖活跃的细胞和组织,达到治疗目的。使用艾拉光动力疗法治疗尖锐湿疣能够彻底清除亚临床病灶和潜伏感染病灶,降低尖锐湿疣的复发率,临床常采用三阶段疗法治疗尖锐湿疣。

第四节 获得性免疫缺陷综合征

获得性免疫缺陷综合征(acquired immunodeficiency syndrome,AIDS),又称艾滋病,是由人免疫缺陷病毒(human immunodeficiency virus,HIV)感染引起的性传播疾病。HIV 感染引起 T 淋巴细胞损害,导致持续性免疫缺陷,多器官机会性感染及罕见恶性肿瘤,最终导致死亡。

【传播途径】 艾滋病患者和 HIV 携带者,均为传染源。HIV 存在于感染者血液、精液、阴道分泌物、眼液、尿液、乳汁、脑脊液中,破损的皮肤黏膜接触带病毒的体液可导致 HIV 感染。HIV 主要经性接触直接传播,包括同性接触及异性接触。艾滋病患者及 HIV 携带者均具有传染性。其次为血液传播,多见于吸毒者共用注射器;接受 HIV 感染的血液、血制品;接触 HIV 感染者的血液、黏液等。HIV 感染的妇女在孕期、分娩期、哺乳期可传染给胎儿及新生儿。

【诊断】 可根据流行病学病史(HIV/AIDS 患者的密切接触史、静脉注射毒品史、使用进口血液制品、性紊乱及多个性伴侣、多种性传播性疾病患者等)、临床表现、实验室检查可确诊。应注意对高危人群进行 HIV 抗体检测,在观察随访中 HIV 抗体阳性方可确诊为急性 HIV 感染。抗 HIV 抗体阳性经确证试验证实;若有 CD_4 淋巴细胞总数 $<200/mm^3$,或 $200\sim500/mm^3$;$CD_4/CD_8<1$;查见 AIDS 合并机会性感染病原学或肿瘤病理依据可确立。血清 p24 抗原阳性;外周血白细胞计数及血红蛋白含量下降;β_2 微球蛋白水平增高均可协助诊断。

【妊娠合并 HIV 感染】 据报道 HIV 感染者中有 18% 为妇女,近年来受感染妇女人数急剧上升,其中 85% 为生育年龄妇女。妇女受感染途径多为性接触,其次与吸毒有关。一般认为除使用毒品等因素外,HIV 感染本身对妊娠无直接影响(在胎儿出生体重、分娩孕龄及流产率等方面)。反之妊娠本身会影响母体免疫系统功能,并可能影响 HIV 感染病程。

【HIV 感染对胎儿及新生儿的影响】 宫内感染为 HIV 垂直传播的主要方式。孕妇感染 HIV 病毒可经胎盘在宫内感染胎儿。无论分娩方式为剖宫产或经阴道分娩的新生儿,25%~33% 受 HIV 感染,HIV 感染的儿童中有 85% 为受 HIV 感染母亲传播。虽然对母乳传播风险不完全清楚,为降低受累风险,产后不应哺乳。鉴于 HIV 感染对胎儿、新生儿高度的危害性,对 HIV 感染合并妊娠者可建议终止妊娠。

【治疗】 目前尚无治愈方法,主要采用抗病毒药物及一般支持对症治疗。受 HIV 感染孕产妇若在产前、产时或产后正确应用抗病毒药物治疗,其新生儿 HIV 感染率有可能显著下降(<8%),故应予充分重视。

1. 抗病毒药物 早期抗病毒能缓解病情,减少条件致病菌感染和肿瘤的发生。机会性感染和合并感染的治疗,如疱疹病毒感染用阿昔洛韦,真菌感染用酮康唑、伊曲康唑等;抗艾滋病病毒,可用利巴韦林,2,3- 双脱氧肌苷,齐多夫定等。目前有 3 类药可供选择:①核苷类反转录酶抑制剂(NRTI)。②蛋白酶抑制剂(PI)。③非核苷类反转录酶抑制剂(N-NRTI)。联合用药(鸡尾酒疗法)可增加疗效,多选用 2 种 NRTI 加 1 种 PI 或 2 种 NRTI 加 1 种 N-NRTI 的三联治疗。

2. 免疫调节药物 如干扰素、IL-2、中药香菇多糖片等亦可应用,并应加强全身支持治疗,注意营养,治疗存在的机会性感染及肿瘤。

3. 孕产妇应用齐多夫定(ZDV)治疗 ①产前:500mg/d 口服,从 14 周到 34 周或直至分娩。②产时:首次 2mg/kg 静脉注射后 1mg/(kg·h)直至分娩。③产后:2mg/kg 齐多夫定,每 6 小时一次,直至产后 6 周。

【预防】 艾滋病无治愈方法,重在预防。①避免不安全性行为,性生活中使用阴茎套,不吸毒。②开展宣传教育,了解其危害性及传播途径。③加强血液及血制品管理,防止医源性感染。④对高危人群进行 HIV 抗体检测,对 HIV 阳性者进行教育及随访,防止继续播散,并对其配偶及性伴侣检测 HIV 抗体。⑤及时治疗 HIV 感染的孕产妇,降低新生儿 HIV 感染。

(田　群)

 复习思考题

扫一扫
测一测

　　1. 试述淋病孕妇的治疗原则?

　　2. 先天梅毒儿的特征有哪些?

第十一章

异 常 分 娩

 学习要点

  1. 掌握　官缩乏力的诊断和处理,官缩乏力导致的异常产程图诊断标准;狭窄骨盆的分类、诊断及处理原则。

  2. 熟悉　官缩过强的诊断及处理原则;胎位异常的诊断及分娩机制。

  3. 了解　官缩乏力的病因及对母儿的影响;软产道异常的类型及处理。

  4. 具有观察产程、判断异常产程的能力,并能正确处理难产。

  5. 关爱产妇,能与产妇及家属良好沟通,并能开展产时、产后健康指导。

异常分娩(abnormal labor)又称难产(dystocia)。影响分娩的因素包括产力、产道、胎儿及精神心理因素,任何一个或一个以上的因素发生异常,且各因素间不能相互适应,使分娩进程受到阻碍,称为异常分娩。

第一节　产力异常

在分娩过程中,子宫收缩的节律性、对称性和极性不正常或强度、频率有改变,称子宫收缩力异常,简称产力异常。子宫收缩力异常临床上分为子宫收缩乏力(简称宫缩乏力)和子宫收缩过强(简称宫缩过强)两类,每类又分为协调性子宫收缩与不协调性子宫收缩。

一、子宫收缩乏力

【病因】

1. 头盆不称或胎位异常　由于胎先露下降受阻,不能紧贴子宫下段和宫颈内口,因而不能反射性地出现有力的子宫收缩,导致继发性子宫收缩乏力。

2. 精神因素　由于产妇对分娩有恐惧心理,精神过度紧张、过度疲劳等,均会导致子宫收缩乏力。

3. 子宫因素　子宫发育不良、子宫肌瘤、子宫壁过度膨胀、多次妊娠分娩等。

4. 内分泌因素　临产后产妇体内雌激素、缩宫素、前列腺素、乙酰胆碱等分泌不足,孕激素下降缓慢,可影响子宫肌纤维收缩能力。

5. 药物影响　在产程早期使用大剂量解痉、镇静(痛)剂及宫缩抑制剂等。

【临床表现及诊断】

1. 协调性宫缩乏力(低张性宫缩乏力)　其特点是子宫收缩力弱,但子宫收缩具有正常的节律性、对称性及极性。宫缩乏力分为:①原发性宫缩乏力:指产程一开始就出现宫缩乏力,因发生在潜伏期,应明确是否真正临产,需排除假临产。②继发性宫缩乏力:协调性宫缩乏力多属继发性宫缩乏力,即产程早期子宫收缩正常,产程进展到活跃期后或第二产程时宫缩强度转弱,使产程延长或停滞,多伴有胎位或骨盆等异常。对胎儿影响不大。

2. 不协调性宫缩乏力(高张性宫缩乏力)　其特点是子宫收缩的极性倒置,宫缩的兴奋点来自子宫下段的一处或多处冲动,节律不协调;宫腔内压力虽高,但宫缩时子宫底部不强,宫缩间歇期子宫壁也不完全松弛,表现为子宫收缩不协调。这种宫缩不能使宫口扩张、胎先露下降,属于无效宫缩。产妇自觉下腹部持续疼痛、拒按,烦躁不安,严重者出现脱水、电解质紊乱、肠胀气、尿潴留。检查:下腹部有压痛,胎位触不清,胎心不规律,宫口扩张早期缓慢或停止扩张,胎先露部下降延缓或停止,潜伏期延长。

3. 产程曲线异常

产程曲线异常(图 11-1)可单独存在,也可并存。

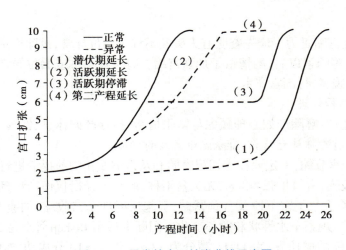

图 11-1　异常的宫口扩张曲线示意图

(1) 潜伏期延长:潜伏期超过 16 小时。

(2) 活跃期延长:活跃期超过 8 小时。活跃期宫口扩张初产妇 <1.2cm/h、经产妇 <1.5cm/h,提示活跃期延长。

(3) 活跃期停滞:活跃期宫口不再扩张达 4 小时以上。

(4) 第二产程延长:第二产程初产妇大于 2 小时,经产妇大于 1 小时尚未分娩,称第二产程延长。

(5) 胎头下降延缓:活跃晚期和第二产程,胎头下降速度初产妇 <1.0cm/h、经产妇 <2.0cm/h,称为胎头下降延缓。

(6) 胎头下降停滞:活跃晚期胎头下降停止 >1 小时。

(7) 总产程超过 24 小时称为滞产,必须避免发生滞产。

【对母儿的影响】

1. 对产妇的影响　由于产程延长,产妇休息不好,进食较少,精神疲惫与体力消耗,可出现疲乏无力、肠胀气、排尿困难等,影响子宫收缩,严重时引起脱水、酸中毒、低钾血症。因第二产程延长,膀胱被压迫于胎头与耻骨联合之间,可导致组织缺血、水肿、坏死,形成膀胱阴道瘘或尿道阴道瘘。胎膜早破、多次阴道检查均增加感染机会。产后宫缩乏力易引起产后出血,使产褥感染率增加。

2. 对胎儿的影响　协调性宫缩乏力容易造成胎头在盆腔内旋转异常,导致产程延长,增加手术机会,使新生儿产伤、窒息、颅内出血等发生率增加;不协调性宫缩乏力,不能使子宫壁完全放松,对胎盘 - 胎儿循环影响大,很容易发生胎儿窘迫。

【预防】　妊娠期应定期做产前检查,并向孕妇宣传孕期和分娩期卫生知识,了解分娩是生理过程。开展陪伴分娩或家属陪伴分娩,有助于消除产妇的紧张情绪,可预防精神紧张所致的宫缩乏力。临产后做好待产工作,严密观察产程进展,发现问题及时处理。分娩前鼓励多进食,必要时静脉补充营养。避免过多使用镇静药物,注意检查有无头盆不称等情况发生。注意及时排空膀胱和直肠,必要时可进行导尿操作和温肥皂水灌肠。

【处理】

1. 协调性宫缩乏力　应先查明有无头盆不称及胎位异常,排除产道梗阻、产妇衰竭及胎儿窘迫等因素以后,酌情给予加强宫缩。有头盆不称或胎位异常等情况,估计不能经阴道分娩者,行剖宫产术。

(1) 第一产程处理

1) 一般处理:解除产妇心理顾虑与紧张情绪,指导产妇休息、饮食及大小便。不能进食者可通过静脉补充营养;排尿困难者及时导尿。

2) 加强子宫收缩:一定要在密切观察胎心及宫缩变化的前提下进行处理。

① 人工破膜:宫口扩张≥3cm、无头盆不称、胎头已经衔接而产程延缓时,可进行人工破膜,使胎头与子宫下段及宫颈紧贴,引起反射性子宫收缩,加速产程进展。一旦破膜应该同时观察羊水性状和胎心变化。国际上通用 Bishop 评分法估计引产和人工破膜加强宫缩的成功率(表 11-1),满分为 13 分,评分≥10 分成功,7~9 分的成功率为 80%,4~6 分的成功率为 50%,≤3 分失败。

表 11-1　Bishop 评分方法

指标	分数			
	0	1	2	3
宫口开大	0	1~2	3~4	≥5
宫颈管消退(%)(未消退为 2~3cm)	0~30	40~50	60~70	≥80
先露位置(坐骨棘水平 =0)	-3	-2	-1~0	+1~+2
宫颈硬度	硬	中	软	
宫口位置	后	中	前	

② 缩宫素静脉滴注:适用于协调性宫缩乏力、宫口扩张≥3cm、胎心良好、胎位正常、头盆相称者。从小剂量开始,通常缩宫素 2.5U 加入 0.9% 生理盐水 500ml 中,开始滴速为 4~5 滴 / 分钟(1~2mU/min),根据宫缩强弱,调整输液滴速。每分钟一般不超过60 滴,宫缩间隔在 2~3 分钟,持续 40~60 秒为有效。用药过程中要有专人在床旁守护,密切观察宫缩、胎心、血压及产程进展等变化。若宫缩过强过频或胎心率变快变慢应立即停止使用,以防子宫破裂和胎儿窘迫。

③ 地西泮静脉注射:宫颈扩张缓慢及宫颈水肿时,静脉缓慢推注地西泮,常用量10mg,间隔 4~6 小时可重复使用,与缩宫素联合应用效果更佳。地西泮能使宫颈平滑肌松弛,软化宫颈,促进宫颈扩张。

经上述处理,试产 2~4 小时产程仍无进展或出现胎儿窘迫征象时,应立即行剖宫产术。

(2)第二产程的处理:若无头盆不称,出现宫缩乏力时,应加强宫缩,促进产程进展。枕先露者,若胎头双顶径已通过坐骨棘平面,等待自然分娩,或行会阴侧切,胎头吸引术或产钳助产术;若双顶径在坐骨棘水平以上者,或伴有胎儿窘迫征象者行剖宫产术。

(3)第三产程的处理:胎肩娩出后可立即静脉推注缩宫素 10U,预防产后出血,若破膜时间长、产程长,应给予抗生素预防感染。

2. 不协调性宫缩乏力 处理原则为恢复子宫收缩的节律性、对称性和极性。给予镇静剂如地西泮 10mg 静脉推注或哌替啶 100mg 肌内注射等,使产妇安静入睡,经充分休息后多能恢复为协调性子宫收缩,产程可顺利进展。但对伴有胎儿窘迫征象及头盆不称者,应尽早行剖宫产术。若不协调性宫缩已被控制但子宫收缩仍弱时,则按协调性宫缩乏力处理。

二、子宫收缩过强

(一)协调性宫缩过强

子宫收缩的节律性、对称性和极性均正常,仅子宫收缩力过强、过频。如果子宫收缩过强,且产道无阻力,分娩在短时间结束,总产程不到 3 小时者,称为急产,经产妇多见。有急产史的孕妇,应提前住院待产。临产后不宜灌肠处理。提前做好接产及抢救新生儿窒息的准备。若急产来不及消毒及新生儿坠地者,新生儿应肌内注射维生素 $K_1$10mg,预防颅内出血,并尽早肌内注射精制破伤风抗毒素 1500U。未消毒者给予抗生素预防感染。产后仔细检查宫颈、阴道、外阴,若有撕裂应当及时缝合。

若产道梗阻或瘢痕子宫,宫缩过强时可能出现病理缩复环,甚至发展为子宫破裂。

(二)不协调性宫缩过强

1. 强直性子宫收缩 多由外因造成,如临产后缩宫素使用不当而致子宫强烈收缩,宫缩间歇期短或无间歇。

【临床表现】 产妇烦躁不安,持续性腹痛、拒按。胎位触不清,胎心听不清。有时可能出现病理性缩复环等先兆子宫破裂征兆。

【处理】 一旦确诊,立即给予宫缩抑制剂,如 25% 硫酸镁 20ml 加入 5% 葡萄糖注射液 20ml 缓慢静脉推注(不少于 5 分钟),或肾上腺素 1mg 加于 5% 葡萄糖注射液

250ml 内静脉滴注,当宫缩恢复正常时可行阴道助产或等待自然分娩。若属梗阻性原因,应立即行剖宫产术。若胎死宫内,可用乙醚吸入麻醉,若仍不能缓解强直性宫缩,应行剖宫产术。

2. 子宫痉挛性狭窄环　子宫壁局部肌肉呈痉挛性不协调性收缩所形成的环状狭窄,持续不放松,称为子宫痉挛性狭窄环。多在子宫上下段交界处,也可以在胎体某一狭窄部位,以胎颈、胎腰处常见(图 11-2)。多由产妇精神紧张、过度疲劳以及应用宫缩剂不当或粗暴的阴道内操作所致。

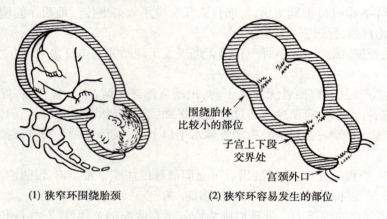

(1) 狭窄环围绕胎颈　　　　　(2) 狭窄环容易发生的部位

图 11-2　子宫痉挛性狭窄环

【临床表现】　产妇出现持续性腹痛、烦躁不安,宫颈扩张缓慢,胎先露部下降停滞,胎心时快时慢。阴道检查可触及硬而无弹性的狭窄环,特点是此环不随宫缩上升,与病理缩复环不同。

【处理】　应认真寻找导致子宫痉挛性狭窄环的原因,并及时纠正。停止阴道内操作及停用宫缩剂等。若无胎儿窘迫征象,肌内注射镇静剂哌替啶 100mg 或吗啡 10mg,宫缩抑制剂如 25% 硫酸镁 20ml 加入 25% 葡萄糖注射液 20ml 予以缓慢静脉推注,一般可消除异常宫缩。若经上述处理,子宫痉挛性狭窄环不能缓解,宫口未开全,胎先露较高,或伴有胎儿窘迫征象,立即行剖宫产术。若胎死宫内,宫口已开全,可行乙醚麻醉,经阴道分娩。

第二节　产 道 异 常

产道异常包括骨产道异常和软产道异常,临床上骨产道异常多见。

一、骨产道异常

骨盆径线过短或形态异常,致使骨盆腔小于胎先露可通过的限度,阻碍胎先露下降,影响产程顺利进展称为狭窄骨盆。狭窄骨盆可以为一个径线过短或多个径线同时过短,也可以为一个平面狭窄或多个平面同时狭窄。当一个径线狭窄时要观察同一个平面其他径线的大小,再结合整个骨盆腔大小与形态进行综合分析,作出正确判断。

【狭窄骨盆的类型】

1. 骨盆入口平面狭窄　以扁平型骨盆居多,根据骨盆入口平面狭窄程度分 3

级：Ⅰ级，临界性狭窄，对角径 11.5cm，入口前后径 10.0cm；Ⅱ级，相对性狭窄，对角径 10.0~11.0cm，入口前后径 8.5~9.5cm；Ⅲ级，绝对性狭窄，对角径 ≤9.5cm，入口前后径 ≤8.0cm。

常见以下两种类型：

（1）单纯扁平骨盆：骨盆入口呈横扁圆形，骶岬向前下突出，骨盆入口前后径缩短而横径正常，髂棘间径与髂嵴间径比例正常（图 11-3）。

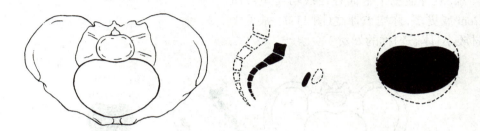

图 11-3　单纯扁平骨盆

（2）佝偻病性扁平骨盆：骨盆入口呈横的肾形，骶骨下段变直后移，失去骶骨正常弯度。尾骨呈钩状突向骨盆出口平面。由于髂骨外展，使髂棘间径≥髂嵴间径，坐骨结节外翻使耻骨弓角度及坐骨结节间径增大（图 11-4）。

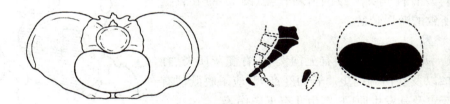

图 11-4　佝偻病性扁平骨盆

2. 中骨盆及骨盆出口平面狭窄　分 3 级：Ⅰ级，临界性狭窄，坐骨棘间径 10.0cm，坐骨结节间径 7.5cm；Ⅱ级，相对性狭窄，坐骨棘间径 8.5~9.5cm，坐骨结节间径 6.0~7.0cm；Ⅲ级，绝对性狭窄，坐骨棘间径 ≤8.0cm，坐骨结节间径 ≤5.5cm。常见以下两种类型：

（1）横径狭窄骨盆：类似类人猿型骨盆，以骨盆各平面横径狭窄为主，入口平面呈纵椭圆形（图 11-5）。

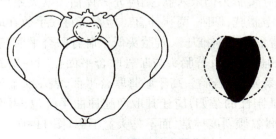

图 11-5　横径狭窄骨盆

（2）漏斗型骨盆：骨盆入口各径线值正常，由于骨盆壁向内倾斜使坐骨切迹 <2 横指、耻骨弓角度 <90°，坐骨结节间径与出口后矢状径之和 <15cm，常见于男型骨盆（图 11-6）。

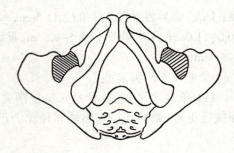

图 11-6　漏斗型骨盆

3. 骨盆三个平面狭窄　骨盆外形呈女型骨盆，但骨盆三个平面各径线均比正常值小 2cm 或更多，称均小骨盆（图 11-7），常见于身材矮小、体态匀称的妇女。

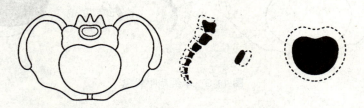

图 11-7　均小骨盆

4. 畸形骨盆　骨盆失去正常形态及对称性。包括跛行及脊柱侧突所致的偏斜骨盆（图 11-8）和骨盆骨折所致的畸形骨盆。

【诊断】

1. 病史　询问孕妇有无佝偻病、脊髓灰质炎、脊柱结核以及外伤等病史。若为经产妇，应了解既往有无难产史及其发生原因，新生儿有无产伤等。

2. 全身检查　观察身高、脊柱及下肢残疾情况以及米氏菱形窝是否对称等。孕妇身高 <145cm 应警惕均小骨盆，脊柱侧突或跛行者可伴有偏斜骨盆。

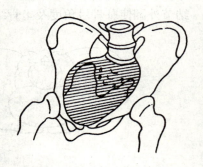

图 11-8　偏斜骨盆

3. 腹部检查

（1）腹部形态：观察腹形，有无尖腹及悬垂腹，估计有无骨盆入口平面狭窄。用尺测量子宫高度及腹围，B 超观察胎先露部与骨盆关系，测量胎头双顶径、胸径、腹径、股骨长，预测胎儿体重，判断能否通过骨产道。

（2）评估头盆关系：正常情况下，部分初孕妇在预产期前 1~2 周，经产妇于临产后，胎头应入盆。若已临产，胎头仍未入盆，则应充分评估头盆关系。检查头盆是否相称的具体方法：孕妇排空膀胱，仰卧，两腿伸直。检查者将一手放在耻骨联合上方，另一手将浮动的胎头向骨盆腔方向推压。若胎头低于耻骨联合平面，表示胎头可以入盆，头盆相称，称胎头跨耻征阴性；若胎头与耻骨联合平面在同一平面，表示可疑头盆不称，称胎头跨耻征可疑阳性；若胎头高于耻骨联合平面，表示头盆不称，称胎头跨耻征阳性。对出现跨耻征阳性的孕妇，应让其取两腿屈曲半卧位，再次检查胎头跨耻征，若转为阴性，提示为骨盆倾斜度异常，而不是头盆不称（图 11-9）。

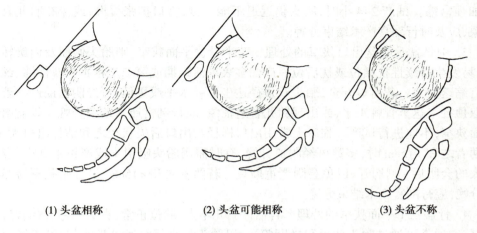

(1) 头盆相称　　　　(2) 头盆可能相称　　　　(3) 头盆不称

图 11-9　检查头盆相称程度

4. 骨盆测量

　　骨盆外测量发现异常时,应进行骨盆内测量。对角径 <11.5cm,为骨盆入口平面狭窄,属扁平骨盆。中骨盆平面狭窄及骨盆出口平面狭窄往往同时存在,应测量骶骨前面弯度、坐骨棘间径、坐骨切迹宽度。若坐骨棘间径 <10cm,坐骨切迹宽度 <2 横指,为中骨盆平面狭窄。若坐骨结节间径 <8cm,应测量出口后矢状径及检查骶尾关节活动度,估计骨盆出口平面的狭窄程度。若坐骨结节间径与出口后矢状径之和 <15cm,为骨盆出口平面狭窄。

【对母儿的影响】

　　1. 对产妇的影响　影响胎儿先露部衔接,发生胎位异常,由于胎先露被阻隔在骨盆入口之上,常引起继发性宫缩乏力,导致产程延长或停滞。影响胎头内旋转,容易发生持续性枕横位或枕后位。胎头长时间嵌顿于产道内,压迫软组织引起局部缺血、水肿、坏死,于产后形成生殖道瘘;胎膜早破及手术助产增加感染机会。严重的梗阻性难产可导致子宫破裂,危及产妇生命。

　　2. 对围生儿的影响　脐带脱垂发生率是正常产妇的 4~6 倍,导致胎儿窘迫,甚至胎儿死亡,新生儿产伤及感染率增加。

【分娩时的处理原则】　明确狭窄骨盆类别和程度,了解产力、胎位、胎儿大小、胎心率、宫口扩张程度、破膜与否,结合年龄、产次、既往分娩史进行综合判断,决定分娩方式。

　　1. 一般处理　在分娩过程中,应安慰产妇,使其信心倍增,还需注意产妇休息,保证营养及水分的摄入,必要时补液。要监测宫缩强弱,勤听胎心,检查胎先露下降和宫口扩张程度。

　　2. 骨盆入口平面狭窄的处理

　　(1) 绝对性骨盆狭窄:胎头跨耻征阳性者,胎头不能入盆,行剖宫产术结束分娩。

　　(2) 相对性骨盆狭窄:胎头跨耻征可疑阳性,足月活胎体重 <3000g,胎心率正常,可以在严密监护下试产。骨盆入口平面狭窄的试产,必须以宫口开大 3~4cm,胎膜已破为试产开始。胎膜未破者可在宫口扩张 3cm 时行人工破膜。若破膜后宫缩较强,产程进展顺利,多数能经阴道分娩。试产过程中若出现宫缩乏力,可用缩宫素静脉滴

注加强宫缩。试产 2~4 小时,胎头仍迟迟不能入盆,宫口扩张缓慢,或伴有胎儿窘迫征象,应及时行剖宫产术结束分娩。

3. 中骨盆及骨盆出口狭窄的处理 若中骨盆平面狭窄,则胎头俯屈及内旋转受阻,易发生持续性枕横位或枕后位。产妇多表现活跃期或第二产程延长及停滞、继发性宫缩乏力等。若宫口开全,胎头双顶径达坐骨棘水平或更低,可经阴道助产。若胎头双顶径未达坐骨棘水平,或出现胎儿窘迫征象,应行剖宫产术结束分娩。骨盆出口平面狭窄,不应进行试产。临床上常用出口横径与出口后矢状径之和估计出口大小。若两者之和 >15cm 时,多数可经阴道分娩,有时需用胎头吸引术或产钳术助产,应做较大的会阴后 - 侧切开,以免会阴严重撕裂。若两者之和 <15cm,足月胎儿不易经阴道分娩,应行剖宫产术结束分娩。

4. 骨盆三个平面狭窄的处理 若估计胎儿不大、胎位正常、头盆相称、宫缩好,可以试产,通常可通过胎头变形和极度俯屈,以胎头最小径线通过骨盆腔,可能经阴道分娩。若胎儿较大,头盆不称,胎儿不能通过产道,应尽早行剖宫产术。

5. 畸形骨盆的处理 如果畸形严重、头盆不称者,应及时行剖宫产术。

二、软产道异常

软产道异常可由先天发育异常及后天疾病引起。

(一) 阴道异常

1. 阴道纵隔 阴道纵隔若伴有双子宫、双宫颈,位于一侧子宫内的胎儿下降,通过该侧阴道分娩时,纵隔被推向对侧,分娩多无阻碍。若阴道纵隔发生于单宫颈时,有时纵隔位于胎先露的前方,纵隔薄可自行断裂,纵隔厚阻碍胎先露下降时,须在纵隔中间剪断,待分娩结束后,再剪除残留的隔,缝合残端。

2. 阴道横隔 多位于阴道上、中段。在横隔中央或稍偏一侧常有一小孔,易被误认为宫颈外口。阴道横隔影响胎先露下降,当横隔被撑薄,此时可在直视下自小孔处将隔做“X”形切开。若横隔高且坚厚,阻碍胎先露下降,则需行剖宫产术结束分娩。

3. 阴道包块 包括阴道囊肿、阴道肿瘤和阴道尖锐湿疣。阴道壁囊肿较大时,阻碍胎先露下降,可行囊肿穿刺抽出其内容物,待产后再择机处理。阴道内肿瘤阻碍胎先露部下降而又不能经阴道切除者,应行剖宫产术。较大或范围广的尖锐湿疣可阻塞产道,阴道分娩可能造成严重的阴道裂伤,行剖宫产术为宜。

(二) 宫颈异常

1. 宫颈黏合和瘢痕 宫颈粘连和瘢痕可为损伤性刮宫、感染和物理治疗所致,易致宫颈性难产。轻度的宫颈膜状粘连可试行粘连分离、机械性扩展或宫颈放射状切开,严重的宫颈粘连和瘢痕应行剖宫产术。

2. 宫颈水肿 多见于持续性枕后位或滞产,宫口未开全而过早使用腹压,使宫颈前唇长时间被压于胎头与耻骨联合之间,血液回流受阻引起水肿,影响宫颈扩张。轻者可抬高产妇臀部,减轻胎头对宫颈压力,也可于宫颈两侧各注入 0.5% 利多卡因 5~10ml 或地西泮 10mg 静脉推注,待宫口近开全,用手将水肿的宫颈前唇上推,使其逐渐越过胎头,即可经阴道分娩。若经上述处理无明显效果,可行剖宫产术。

3. 宫颈坚韧 常见于高龄初产妇,宫颈缺乏弹性或精神过度紧张使宫颈挛缩,宫颈不易扩张。此时可于宫颈两侧各注入 0.5% 利多卡因 5~10ml,也可静脉推注地西泮

10mg,若不见缓解,应行剖宫产术。

4. 宫颈癌 此时宫颈硬而脆,缺乏伸展性,经阴道分娩易致宫颈裂伤、出血及癌肿扩散,应行剖宫产术。若为早期浸润癌,可先行剖宫产术,随即行子宫颈癌根治术。

(三)子宫异常

1. 子宫畸形 包括双角子宫和子宫纵隔畸形等,可导致胎位和胎盘位置异常,易发生原发性宫缩乏力、产程异常、子宫破裂等,临产后严密观察,适当放宽剖宫产指征。

2. 瘢痕子宫 瘢痕子宫再孕分娩时子宫破裂的风险增加。但并非所有有剖宫产史的妇女再孕后均需剖宫产。剖宫产后阴道分娩应根据前次剖宫产术式、指征、术后有无感染、术后再孕间隔时间、既往剖宫产次数、有无紧急剖宫产的条件以及本次妊娠胎儿大小、胎位、产力及产道情况等综合分析决定。若只有1次剖宫产史、切口为子宫下段横切口、术后再孕间隔时间超过两年且胎儿体重适中时,阴道试产成功率较高。阴道试产过程中发现子宫破裂征象,应紧急剖宫产同时修补子宫破口,必要时需切除子宫。若前次剖宫产为子宫体部纵切口或"T"形切口、剖宫产次数≥2次、术后有感染、剖宫产指征为骨盆狭窄、本次妊娠有剖宫产指征,则行剖宫产术。

3. 子宫肌瘤 子宫肌瘤对分娩的影响取决于肌瘤的大小、数目、生长的部位及有无变性等因素。肌壁间肌瘤可引起子宫收缩乏力,产程延长;宫颈肌瘤或子宫下段肌瘤或嵌顿于盆腔内的浆膜下肌瘤,均可阻碍胎先露衔接及下降,应行剖宫产术,并可同时行肌瘤切除术。

第三节 胎 位 异 常

胎位异常是造成难产常见原因之一,包括胎头位置异常、臀先露及肩先露等。

一、持续性枕后位、枕横位

在分娩过程中,胎头以枕后(横)位衔接。在下降过程中,胎头枕部因强有力宫缩绝大多数能向前转135°或90°,转成枕前位自然分娩。若胎头枕骨持续不能转向前方,直至分娩后期仍位于母体骨盆后方或侧方,致使分娩发生困难者,称持续性枕后位或持续性枕横位(图11-10)。发病率5%左右。

【原因】

1. 骨盆异常 常发生于男型骨盆或类人猿型骨盆。这两类骨盆入口平面前半

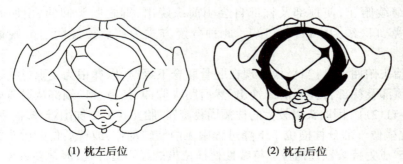

(1) 枕左后位   (2) 枕右后位

图 11-10 持续性枕后位

部较狭窄,后半部较宽,胎头容易以枕后(横)位衔接。这类骨盆常伴有中骨盆平面及出口平面狭窄,影响胎头在中骨盆平面向前旋转,为适应骨盆形态而成为持续性枕后(横)位。

2. 子宫收缩乏力　影响胎头下降、俯屈及内旋转,容易造成持续性枕后(横)位。反之,持续性枕后(横)位使胎头下降受阻,容易导致宫缩乏力,两者互为因果关系。

3. 胎头俯屈不良　若以枕后位衔接,胎儿脊柱与母体脊柱接近,不利于胎头俯屈,胎头前囟成为胎头下降的最低部位,而最低点又常转向骨盆前方,当前囟转至前方或侧方时,胎头枕部转至后方或侧方,形成持续性枕后(横)位。

4. 其他　头盆不称、前壁胎盘、膀胱充盈、胎儿发育异常等使内旋转受阻,形成持续性枕后(横)位。

【临床表现及诊断】

1. 症状　胎儿枕骨持续位于骨盆后方压迫直肠,产妇自觉肛门坠胀及排便感,致使宫口尚未开全时过早使用腹压,容易导致宫颈前唇水肿和产妇疲劳,影响产程进展。持续性枕后位常导致活跃期晚期及第二产程延长。若在阴道口虽已见到胎发,经多次宫缩时屏气却不见胎头顺利下降时,应想到可能是持续性枕后(横)位。

2. 腹部检查　在宫底部触及胎臀,胎背偏向母体后方或侧方,在对侧明显触及胎儿肢体。枕后位时胎背伸直,前胸贴近母体腹壁,胎心在胎儿肢体侧的胎胸部位容易闻及。

3. 肛门检查或阴道检查　若为枕后位,感到盆腔后部空虚,查明胎头矢状缝位于骨盆斜径上,前囟在骨盆右前方,后囟(枕部)在骨盆左后方则为枕左后位,反之为枕右后位。查明胎头矢状缝位于骨盆横径上,后囟在骨盆左侧方,则为枕左横位,反之为枕右横位。若出现胎头水肿、颅骨重叠、囟门触不清时,需行阴道检查,借助胎儿耳廓及耳屏的位置和方向判定胎位,若耳廓朝向骨盆后方,诊断为枕后位;若耳廓朝向骨盆侧方,诊断为枕横位。

4. B型超声检查　根据胎头眼眶及枕部位置,准确探清胎头位置以明确诊断。

【分娩机制】　在无头盆不称的情况下,多数枕后(横)位在强有力宫缩作用下可使胎头枕部向前旋转90°或135°成为枕前位。在分娩过程中,若不能转成枕前位时,其分娩机制为:

1. 枕左(右)后位　胎头枕部到达中骨盆向后旋转45°,使矢状缝与骨盆前后径一致。胎儿枕部朝向骶骨成正枕后位。其分娩方式有:

(1)胎头俯屈较好:胎头继续下降,前囟先露抵达耻骨联合下缘时,以前囟为支点,胎头继续俯屈,使顶部及枕部自会阴前缘娩出,继之胎头仰伸,由耻骨联合下娩出额、鼻、口、颏[图11-11(1)]。此种分娩方式为枕后位经阴道分娩最常见的方式。

(2)胎头俯屈不良:当鼻根出现在耻骨联合下缘时,以鼻根为支点,胎头先俯屈,使前囟、顶部及枕部自会阴前缘娩出,然后胎头仰伸,使鼻、口、颏部从耻骨联合下娩出[图11-11(2)]。因胎头以较大的枕额周径旋转,胎儿娩出更加困难,多需手术助产。

2. 枕横位　部分枕横位于下降过程中无内旋转动作,或枕后位的胎头枕部仅向前旋转45°成为持续性枕横位。持续性枕横位虽能经阴道分娩,但是多数需要用手或行胎头吸引术将胎头转成枕前位娩出。

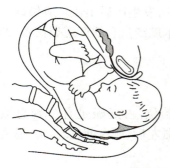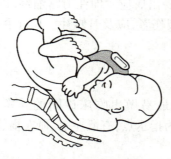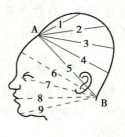

（1）枕后位以前囟为支点娩出（胎头俯屈较好）

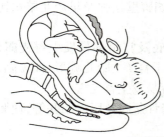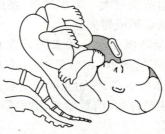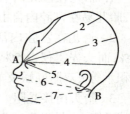

（2）枕后位以鼻根为支点娩出（胎头俯屈不良）

图 11-11　枕后位分娩机制

【对母儿的影响】

1. 对产妇的影响　胎位异常导致继发性宫缩乏力，使产程延长，常需手术助产，容易发生软产道损伤，增加产后出血及感染机会。若胎头长时间压迫软产道，可发生软组织缺血坏死脱落，形成生殖道瘘。

2. 对胎儿的影响　第二产程延长和手术助产机会增多，常出现胎儿窘迫和新生儿窒息，使围生儿死亡率增加。

【处理】　持续性枕后（横）位在骨盆无异常、胎儿不大时，可以试产。试产时应严密观察产程，注意胎头下降、宫口扩张程度、宫缩强弱及胎心有无变化。

1. 第一产程

（1）潜伏期：保证产妇充分休息与营养。让产妇朝向胎背的对侧方向侧卧，以利胎头枕部转向前方。若宫缩欠佳，应尽早静脉滴注缩宫素。

（2）活跃期：宫口开大 3~4cm 产程停滞除外头盆不称可行人工破膜，若产力欠佳，静脉滴注缩宫素。若宫口开大每小时 1cm 以上，伴胎先露部下降，多能经阴道分娩。在试产过程中，出现胎儿窘迫征象，应行剖宫产术结束分娩。若经过上述处理效果不佳时，则应行剖宫产术结束分娩。宫口开全之前，嘱产妇不要过早屏气用力，以免宫颈水肿影响产程进展。

2. 第二产程　当第二产程初产妇已近 2 小时，经产妇已近 1 小时，进展缓慢，应行阴道检查。当胎头双顶径已达坐骨棘平面或更低时，可先行徒手将胎头枕部转向前方，使矢状缝与骨盆出口前后径一致，或自然分娩，或阴道助产。若转成枕前位有困难时，也可向后转成正枕后位，再以产钳助产。若以枕后位娩出时，需做较大的会阴后 - 侧切开，以免造成会阴裂伤。若胎头位置较高，疑有头盆不称，需行剖宫产术。

3. 第三产程 胎盘娩出后应立即注射宫缩剂,以防发生产后出血。应做好新生儿抢救准备。有软产道裂伤者,应及时修补。凡行手术助产及有软产道裂伤者,产后给予抗生素预防感染。

二、臀先露

臀先露是最常见且最易做出临床诊断的异常胎位,占妊娠足月分娩总数的3%~4%。臀先露以骶骨为指示点,有骶左前、骶左横、骶左后、骶右前、骶右横、骶右后6种胎位。

【原因】

1. 胎儿在宫腔内活动范围过大 羊水过多、经产妇腹壁松弛及早产儿羊水比较多,胎儿易在宫腔内自由活动形成臀先露。

2. 胎儿在宫腔内活动范围受限 胎盘附着在宫底及宫角部易发生臀先露,占73%;而头先露仅占5%。子宫畸形(如单角子宫、双角子宫等)、胎儿畸形(如无脑儿、脑积水等)、双胎妊娠及羊水过少等,使胎儿活动受限,容易发生臀先露。

3. 胎头衔接受阻 狭窄骨盆、前置胎盘、肿瘤阻塞骨盆腔及巨大胎儿等,使胎头衔接受阻,也易发生臀先露。

【临床分类】 根据胎儿两下肢所取的姿势分为以下3类:

1. 不完全臀先露 以一足或双足、一膝或双膝,或一足一膝为先露。膝先露是暂时的,产程开始后转为足先露。较少见。

2. 完全臀先露(混合臀先露) 胎儿双髋关节及双膝关节均屈曲,犹如盘膝坐,以臀部和双足为先露。较多见。

3. 单臀先露(腿直臀先露) 胎儿双髋关节屈曲,双膝关节直伸,以臀部为先露。最多见。

【临床表现及诊断】

1. 症状 孕妇常感肋下有圆而硬的胎头。临产后由于胎臀不能紧贴子宫下段及宫颈内口,常导致宫缩乏力,宫口扩张缓慢,致使产程延长。

2. 腹部检查 子宫呈纵椭圆形,在宫底部可触到圆而硬、按压时有浮球感的胎头;如若未衔接,在耻骨联合上方触到不规则、软而宽的胎臀,胎心在脐左(或右)上方听得最清楚。衔接后,胎臀位于耻骨联合之下,胎心听诊以脐下最明显。

3. 阴道检查 若宫口扩张 2cm 以上及胎膜已破,能直接触到胎臀、外生殖器及肛门,此时应注意与颜面相鉴别。若为胎臀,可触及肛门与两坐骨结节连在一条直线上,手指放入肛门内有环状括约肌收缩感,取出手指可见有胎粪。若为颜面,口与两颧骨突出点呈三角形,手指放入口内可触及齿龈和弓状的下颌骨。若触及胎足时,应与胎手相鉴别,胎足趾短而平,有足跟,胎手指长,指端不平齐。

4. B 型超声检查 能准确判断臀先露类型及胎儿大小、胎头姿势等。

【分娩机制】 以骶右前位为例加以说明。

1. 胎臀娩出 临产后,胎臀以粗隆间径衔接于骨盆入口右斜径,并不断下降,前髋下降稍快,先抵骨盆,抵达盆底遇到阻力后,前髋向母体右前方旋转45°,使前髋位于耻骨联合后方,此时粗隆间径与母体骨盆出口前后径相一致,骶骨朝向母体骨盆正右方。胎臀继续下降,胎体稍侧屈以适应产道,后臀先从会阴前缘娩出,随即胎体稍伸直,使前臀从耻骨弓下娩出。继之双腿双足娩出。当胎臀及两下肢娩出后,胎体行外旋转,使胎背转向右前方。

2. 胎肩娩出　当胎体行外旋转时,胎儿双肩径于骨盆入口右斜径入盆,并沿此径线逐渐下降,当双肩达骨盆底时,前肩向右旋转45°转至耻骨弓下,使双肩径与骨盆出口前后径相一致,同时胎体侧屈使后肩及后上肢从会阴前缘娩出,继之前肩及前上肢从耻骨弓下娩出。

3. 胎头娩出　当胎肩通过会阴时,胎头矢状缝于骨盆入口左斜径入盆,并沿此径线逐渐下降,同时胎头俯屈。当枕骨达骨盆底时,胎头向母体左前方旋转45°,使枕骨位于耻骨联合后方。胎头继续下降,当枕骨下凹到达耻骨弓下时,以此处为支点,胎头继续俯屈,使颏、面及额部相继自会阴前缘娩出,随后枕部自耻骨弓下娩出。

【对母儿的影响】

1. 对产妇的影响　胎臀形状不规则,不能紧贴子宫下段及宫颈内口,容易发生胎膜早破、宫缩乏力,使产程延长、产后出血机会增多,若宫口未开全而强行牵拉,容易造成宫颈撕裂甚至延及子宫下段。

2. 对胎儿及新生儿的影响　胎臀高低不平,对前羊膜囊压力不均匀,常致胎膜早破,发生脐带脱垂是头先露的10倍,脐带受压可致胎儿窘迫甚至死亡;胎膜早破,使早产儿及低体重儿增多。后出胎头牵出困难,常发生新生儿窒息、臂丛神经损伤及颅内出血,颅内出血的发病率是头先露的10倍。

【处理】

1. 妊娠期　在妊娠30周前,臀先露多能自行转为头先露。若妊娠30周后仍为臀先露应予矫正。矫正方法有以下几种:

(1) 胸膝卧位:让孕妇排空膀胱,松解裤带,做胸膝卧位姿势,每次15分钟,每日2~3次,连做1周后复查。成功率70%以上。这种姿势借助胎儿重心改变,可使胎臀退出盆腔而完成胎位矫正。

(2) 激光照射或艾灸至阴穴:近年多用激光照射两侧至阴穴(足小趾外侧,距趾甲角0.1寸),也可以用艾条灸,每次15~20分钟,每1次,5次为一疗程。

(3) 外转胎位术:对于上述矫正方法无效者,可于妊娠32~34周时行外转胎位术。因有可能发生胎盘早剥、脐带缠绕等严重并发症,应用时要慎重,最好在B型超声及胎儿电子监测下进行。术前半小时口服利托君10mg,查清胎位,听胎心。先使先露松动,沿胎头俯屈方向转动。动作应轻柔,间断进行。若术中或术后发现胎动频繁而剧烈或胎心率异常,应停止转动并退回原始位观察半小时。

2. 分娩期　根据产妇年龄、胎产次、骨盆类型、胎儿大小、胎儿是否存活、臀先露类型以及有无合并症,在临产初期做出正确判断,决定分娩方式。

(1) 择期剖宫产的征象:狭窄骨盆、软产道异常、胎儿体重大于3500g、胎儿窘迫、高龄初产、有难产史、不完全臀先露等,均应行剖宫产术结束分娩。

(2) 决定经阴道分娩的处理

1) 第一产程:产妇宜侧卧。少做肛查及阴道检查,不灌肠,尽量避免胎膜破裂。一旦破膜,应立即听胎心。若有脐带脱垂,胎心尚好,宫口未开全,为抢救胎儿,需立即行剖宫产术。若无脐带脱垂,可严密观察胎心及产程进展。若出现协调性宫缩乏力,应加强宫缩。当宫口开大4~5cm时,胎足即可经宫口脱出至阴道。为了使宫颈和阴道充分扩张,消毒外阴之后,使用"堵"外阴方法。当宫缩时用无菌巾以手掌堵住阴道口,让胎臀下降,避免胎足先下降,待宫口及阴道充分扩张后才让胎臀娩出。此法有利于后出胎头的顺利娩出。在"堵"的过程中,应每隔 10~15 分钟听胎心一次,并注意宫口是否开全。宫口已开全仍堵易引起胎儿窘迫或子宫破裂。宫口近开全时,要做好接产和抢救新生儿窒息的准备。

2) 第二产程:接产前,应导尿排空膀胱。初产妇应作会阴后 - 侧切开术。有 3 种分娩的方式:①自然分娩:胎儿自然娩出,不作任何牵拉。极少见,仅见于经产妇、胎儿小、宫缩强、骨盆腔宽大者。②臀助产术:当胎臀自然娩出至脐部后,胎肩及后出胎头由接产者协助娩出。脐部娩出后,一般应在 2~3 分钟娩出胎头,最长不能超过 8 分钟。后出胎头娩出主张用单叶产钳,效果佳。③臀牵引术:胎儿全部由接产者牵拉娩出,此种手术对胎儿损伤大,一般情况下应禁止使用。

3) 第三产程:产程延长易并发子宫收缩乏力性出血。胎盘娩出后,应肌内注射宫缩剂,防止产后出血。行手术操作及有软产道损伤者,应及时检查并缝合,给予抗生素预防感染。

三、肩先露

当胎体纵轴与母体纵轴相垂直,胎儿横卧于骨盆入口以上,先露部为肩时称为肩先露。以肩胛骨为指示点,有肩左前、肩左后、肩右前、肩右后 4 种胎位。是最不利于母儿的胎位。占妊娠足月分娩总数的 0.25%。除死胎及早产儿胎体可折叠而自然娩出外,足月活胎不能经阴道自然娩出。若处理不及时,容易造成子宫破裂,威胁母儿生命。

【原因】 肩先露的常见原因:①经产妇所致腹壁松弛,子宫前倾使胎体纵轴偏离骨产道,斜向一侧呈横产式。②早产儿,尚未转至头先露时。③骨盆狭窄。④前置胎盘。⑤羊水过多。⑥子宫异常或肿瘤,影响胎头入盆。

【临床表现】 肩先露不能紧贴子宫下段及宫颈内口,缺乏直接刺激,容易发生宫缩乏力;胎肩对宫颈压力不均,易发生胎膜早破,破膜后羊水迅速外流,胎儿上肢或脐带容易脱落出来,导致胎儿窘迫甚至死亡。

【诊断】

1. 腹部检查 产妇腹部呈横椭圆形,子宫底高度低于孕周。宫底部及耻骨联合上方空虚,母体腹部一侧触及胎头,另一侧触及胎臀。肩前位时,胎背朝向母体腹壁,触之宽大平坦;肩后位时,母体腹壁触及不规则的胎儿肢体。胎心在脐周两侧最清楚。

2. 肛门检查或阴道检查 胎膜未破者不易查清胎位。临产后胎膜多已破裂,若宫口已扩张,阴道检查可触到胎手、肩胛骨及腋窝。根据腋窝尖端指向胎儿肩部及头端位置,可确定胎头在母体左或右侧。例如胎头在母体右侧,肩胛骨朝向后方,则为肩右后位。

3. B 型超声检查 能明确胎位。

【对分娩的影响】

1. 常发生胎膜早破及宫缩乏力。

2. 胎儿上肢或脐带容易脱垂,导致胎儿窘迫,甚至死亡。

3. 临产后,随着宫缩不断加强,胎肩及一部分胎儿胸廓被挤入盆腔内,胎体折叠弯曲,胎儿颈部被拉长,上肢脱出于阴道口外,胎头和胎臀被阻于骨盆入口上方,形成忽略性(嵌顿性)肩先露,形成对母体最不利的胎位。若子宫收缩继续增强,子宫上段越来越厚,子宫下段被动扩张越来越薄,子宫上下段肌壁厚薄相差悬殊,形成环状凹陷,称病理缩复环,为子宫破裂的先兆,若不及时处理,将发生子宫破裂。

【处理】

1. 妊娠期　与臀先露处理相同。

2. 分娩期根据胎产次、胎儿大小、胎儿是否存活、宫口扩张程度、胎膜是否破裂、有无并发症等,综合判断决定分娩方式。

(1) 足月活胎、伴有产科指征者,应于临产前行择期剖宫产术。

(2) 初产妇、足月活胎,临产后应行剖宫产术。

(3) 经产妇、足月活胎,首选剖宫产术。若胎儿小、胎心好、宫口开大 5cm 以上,羊水尚未流尽、无先兆子宫破裂者,可在硬膜外麻醉或全麻下行内转胎位术,转成臀先露,待宫口开全助产娩出。

(4) 双胎妊娠足月活胎,第二胎儿为肩先露可行内转胎位术。

(5) 出现先兆子宫破裂或子宫破裂征象,无论胎儿是否存活,均应立即行剖宫产术。

(6) 若胎儿已死,无先兆子宫破裂征象者,待宫口近开全。在全麻下行断头术或碎胎术。注意防治产后出血,给予抗生素预防感染。

第四节　异常分娩的诊治要点

产力、产道及胎儿等任何一种或一种以上因素发生改变,均可导致分娩异常,判断和处理时应当综合考虑。臀先露及肩先露是单一胎位异常引起的难产,容易判断,最常见的头位难产最难判断。如骨盆狭窄可导致胎位异常及宫缩乏力,宫缩乏力亦可引起胎位异常。难产与顺产在一定条件下可相互转化,有时很难确定。

【原因】

1. 产力异常　包括各种收缩力异常,主要有子宫收缩力异常。子宫收缩乏力可致产程延长或停滞;子宫收缩过强可引起急产或严重的并发症。

2. 产道异常　有骨产道异常及软产道异常,以骨产道狭窄多见。骨产道狭窄,可导致产力异常或胎位异常。骨产道过度狭窄,即使正常大小的胎儿也难以通过(头盆不称)。

3. 胎儿异常　包括头先露、臀先露及肩先露等。

【临床表现及诊断】 明显的胎位异常、胎儿发育异常、骨产道或软产道异常,在产前容易诊断,而多数的头先露异常分娩发生在分娩过程中。

(一) 母亲方面

1. 产妇全身衰竭　产程延长,烦躁不安、进食减少。严重者出现脱水、电解质紊乱及代谢性酸中毒,肠胀气或尿潴留。

2. 子宫收缩力异常　应区别是宫缩乏力或宫缩过强。临床上多见继发性宫缩乏力,当头盆不称、骨盆狭窄或胎位异常时,产程开始一段时间宫缩正常,随着胎头下降受阻,胎头不能紧贴子宫下段及宫颈内口,造成继发性宫缩乏力。产妇精神紧张或不适当地应用缩宫素,可出现不协调性子宫收缩。双胎妊娠及羊水过多时,子宫壁过度伸展致使宫缩乏力,可使产程延长;宫缩过强时,若胎头下降受阻,可发生先兆子宫破裂甚至子宫破裂。

3. 胎膜早破 头盆不称或胎位异常时,先露与骨盆之间有空隙,前后羊水交通,前羊膜囊受力不均,宫缩时,胎膜承受压力过大而破裂。羊水过多、双胎妊娠也容易发生胎膜早破,胎膜早破往往是异常分娩的一个早期信号,必须查明有无头盆不称或胎位异常,破膜后应立即听胎心,注意有无脐带脱垂。

(二) 胎儿方面

1. 胎头水肿或血肿 产程进展缓慢或停滞时,胎头先露部软组织长时间受产道挤压或牵拉使骨膜下血管破裂,形成胎头水肿(又称产瘤)或头皮血肿。

2. 胎头下降受阻 临产后,一旦发现胎头下降受阻,应想到宫缩乏力、骨盆狭窄、胎位异常、软产道异常、子宫痉挛狭窄环等。潜伏期胎头迟迟不入盆,应行胎头跨耻征检查,警惕宫缩乏力及头盆不称。活跃期及第二产程,胎头下降速度 <1cm/h 或停留原处,最多见于中骨盆狭窄及持续性枕后(横)位。

3. 胎儿窘迫 由于产程延长,尤其第二产程延长,导致胎儿缺氧,胎儿代偿能力下降或失代偿,可出现胎儿窘迫。

【处理】 做到产前预测,产时准确诊断,针对原因适时处理。无论出现哪种产程异常,均需仔细评估子宫收缩力、胎儿大小与胎位、骨盆狭窄程度及头盆关系等,综合分析决定分娩方式。

1. 一般处理 首先解除产妇的恐惧与精神紧张,补充足够营养,必要时给予 10%葡萄糖注射液、维生素 C 和电解质。可给予温肥皂水灌肠,尿潴留时应予以导尿。

2. 产科处理 凡有先兆子宫破裂、骨盆明显狭窄或者明显畸形、肩先露、初产妇混合臀位或足位、臀位伴有骨盆狭窄、巨大胎儿等,均应考虑剖宫产术。若遇有轻度头盆不称,特别是骨盆入口平面临界性狭窄,要结合产力、胎位及胎儿大小等条件,给予充分试产的机会。

(陈　霞)

复习思考题

1. 简述子宫收缩力异常的分类。

2. 简述子宫收缩乏力的处理原则。

3. 试述枕后位的分娩机制。

4. 分娩过程中怎样正确使用缩宫素?

5. 妊娠期纠正臀位的方法有哪些?

第十二章

课件
12章PPT

分娩期并发症

扫一扫
知重点

学习要点

1. 掌握　产后出血的概念,产后出血、子宫破裂、羊水栓塞、脐带先露与脐带脱垂的临床表现、诊断及处理。

2. 熟悉　子宫破裂、羊水栓塞、脐带先露与脐带脱垂的概念,子宫破裂和产后出血的预防。

3. 了解　产后出血、子宫破裂、羊水栓塞、脐带先露与脐带脱垂的病因。

4. 具有对分娩期并发症正确诊断和正确处理的能力。

5. 关爱产妇,能与产妇及家属良好沟通,能开展农村社区产后出血的预防和转诊工作。

第一节　产　后　出　血

产后出血(postpartum hemorrhage,PPH)是指胎儿娩出后24小时内失血量超过500ml,剖宫产时超过1000ml。分娩后2小时内是高发时段。产后出血为分娩期严重并发症,居我国产妇死亡原因的首位。

【病因】　引起产后出血的主要原因有子宫收缩乏力、胎盘因素、软产道裂伤和凝血功能障碍。这些原因可共存、相互影响或互为因果。

1. 子宫收缩乏力　最常见。任何影响产后子宫肌收缩和缩复功能的因素,均可引起子宫收缩乏力性产后出血。

(1) 全身因素:产妇精神过度紧张;体力虚弱或合并急慢性全身性疾病。

(2) 产科因素:产程延长使得体力消耗过多;前置胎盘、胎盘早剥等均可导致子宫肌水肿或渗血,影响收缩。

(3) 子宫因素:子宫过度膨胀,如双胎妊娠、羊水过多;子宫肌壁损伤,如产次过多、剖宫产史;子宫病变,如子宫肌瘤、子宫畸形等。

2. 胎盘因素

(1) 胎盘滞留:胎盘在胎儿娩出30分钟后仍不排出,将导致产后出血。常见原因有:膀胱充盈、胎盘嵌顿、胎盘剥离不全。

(2) 胎盘植入:指胎盘绒毛在附着部位与子宫肌层紧密连接。根据胎盘绒毛侵入子宫肌层深度分为胎盘粘连、胎盘植入、穿透性胎盘植入。胎盘绒毛黏附于肌层表面为胎盘粘连;绒毛深入子宫肌壁间为胎盘植入;穿过子宫肌层达到或超过子宫浆膜层为穿透性胎盘植入。常见原因有子宫内膜损伤、胎盘附着部位异常、子宫手术史和原发性蜕膜发育不良等。

(3)胎盘部分残留:指部分胎盘小叶、副胎盘或部分胎膜残留于宫腔,影响子宫收缩而出血。

3. 软产道裂伤　阴道手术助产、软产道组织弹性差而子宫收缩力过强、急产等,均可引起会阴、阴道、宫颈裂伤。

4. 凝血功能障碍　较少见。任何原发或继发的凝血功能异常,均能导致产后出血。如重度子痫前期、胎盘早剥、羊水栓塞等,原发性血小板减少、重症肝炎等,均影响凝血功能,可发生弥散性血管内凝血。

【临床表现及诊断】

(一)临床表现

产后出血的主要临床表现为胎儿娩出后阴道流血过多及失血性休克、严重贫血等症状。

(二)测量失血量的方法

1. 称重法　失血量(ml)=[分娩后接血敷料湿重(g)−接血前敷料干重(g)]/1.05(血液比重 g/ml)。

2. 容积法　用产后接血容器收集血液后,放入量杯测量失血量。

3. 面积法　可按接血纱布血湿面积(10cm×10cm=10ml)粗略估计失血量。

4. 休克指数　休克指数=脉率/收缩压(mmHg)。0.5,为血容量正常;1,为轻度休克;1.0~1.5,失血量约为全身血容量的 20%~30%;1.5~2.0,失血量约为全身血容量的 30~50%;2.0 以上,失血量约为全身血容量的 50% 以上,重度休克。

(三)失血原因的诊断

1. 子宫收缩乏力　检查子宫质软,轮廓不清,宫底较高,甚至摸不到宫底,按摩宫底可将积血压出,血色暗红,有血凝块,按摩子宫或应用宫缩剂后,子宫变硬,阴道出血量减少或停止。

2. 胎盘因素　胎儿娩出后 10 分钟,胎盘仍未娩出,阴道多量流血时首先考虑为胎盘因素所致。胎盘剥离不全或剥离后滞留宫腔,常表现为胎盘娩出前阴道流血量多伴有子宫收缩乏力;胎盘嵌顿时在子宫下段可发现狭窄环。胎盘残留是产后出血的常见原因,故胎盘娩出后应仔细检查胎盘、胎膜是否完整,警惕副胎盘残留的可能。胎盘因素所致大量出血在胎盘娩出、宫缩改善后常立即停止。

3. 软产道裂伤　胎儿娩出后立即出现持续流血,色鲜红,能自凝。出血量与裂伤程度以及是否累及血管相关。

4. 凝血功能障碍　产妇持续阴道出血,血液不凝,不易止血,甚至全身多部位出血、身体瘀斑。根据病史、出血特点、相关凝血功能的实验室检查可作出诊断。

【治疗】　产后出血的治疗原则为针对病因、迅速止血、补充血容量、纠正休克及防治感染。

1. 子宫收缩乏力性出血的处理　加强宫缩是最迅速有效的止血方法,具体方法有:

(1)按摩子宫:胎盘娩出后,助产者一手置于宫底部,拇指在前壁,其余 4 指在后壁,均匀有节律地按摩并压迫宫底(图12-1)。若效果不佳,可一手握拳置于阴道前穹隆,顶住子宫前壁,另一手在腹壁按压子宫后壁使宫体前屈,双手相对紧压子宫并均匀有节律地按摩子宫(图12-2)。按摩时间以子宫恢复正常收缩,并能保持良好收缩状态为止。

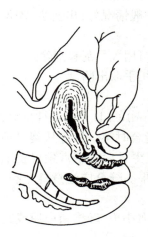

图 12-1　腹壁按摩宫底

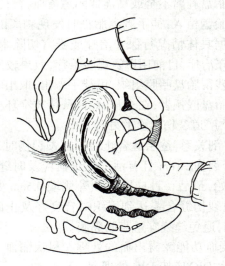

图 12-2　腹部 - 阴道双手按摩子宫

(2) 应用宫缩剂:①缩宫素 10U 加入 0.9% 生理盐水 500ml 内静脉滴注,必要时缩宫素 10U 直接行宫体注射。②前列腺素类药物:缩宫素无效时,尽早使用前列腺素类药物。

(3) 宫腔纱条填塞法:应用无菌纱布条填塞宫腔,有明显局部止血作用。方法为助手在腹部固定宫底,术者持卵圆钳将无菌不脱脂棉纱布条送入宫腔内,自宫底由内向外填紧。24 小时后取出纱布条,取出前应先使用宫缩剂。宫腔填塞纱布条后应密切观察生命体征及宫底高度,警惕因填塞不紧导致隐性出血,并给予抗生素预防感染。

(4) 子宫压缩缝合法:首先将子宫从腹壁切口托出,用两手托住并挤压子宫体,观察出血情况,加压后出血明显减少或停止,成功可能性大。可按照图12-3 进行缝合。

(5) 结扎盆腔血管:经上述处理仍出血不止,可先结扎子宫动脉上行支,若无效可结扎髂内动脉。

(6) 髂内动脉或子宫动脉栓塞术:经股动脉穿刺,将介入导管直接导入髂内动脉或子宫动脉,注入吸收性明胶海绵栓塞动脉。栓塞剂于栓塞后 2~3 周吸收,血管复通。适用于产妇生命体征稳定时进行。

(7) 切除子宫:适用于经积极抢救无效并危及产妇生命的产后出血,可行子宫次全切除术或子宫

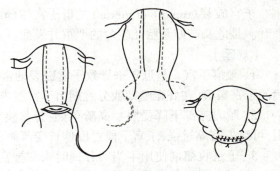

图 12-3　子宫压缩缝合法

全切除术。

2. 胎盘因素出血的处理

（1）若胎盘已剥离未排出，膀胱过度膨胀者应先导尿，术者一手按摩子宫使子宫收缩，另一手轻轻牵拉脐带协助胎盘娩出。

（2）胎盘剥离不全或粘连致阴道流血，行徒手剥离胎盘术取出。

（3）胎盘植入：徒手剥离胎盘时发现剥离困难，提示可能为胎盘植入，应立即停止剥离，根据具体情况行保守治疗或子宫切除术。若一般情况好，出血少，需保留子宫者，可保守治疗，目前用甲氨蝶呤治疗，效果较好。

（4）残留胎盘胎膜组织，可徒手取出，取出困难时可用大号刮匙刮除。

（5）胎盘嵌顿者，在全身麻醉下，待狭窄环松解后用手取出胎盘。

3. 软产道裂伤出血的处理

按解剖关系，逐层缝合止血。宫颈裂伤时，若裂伤 <1cm 且无活动性出血，可不予缝合。若裂伤 >1cm 且有活动性出血应及时缝合。缝合时第一针应从裂口顶端上方 0.5cm 开始，最后一针应距宫颈外侧端 0.5cm 处，以减少日后发生宫颈口狭窄的可能性。阴道裂伤缝合要达到组织对合良好及止血的效果。缝合应注意缝至裂伤顶端，不留死腔，避免缝线穿透直肠黏膜。

4. 凝血功能障碍出血的处理　尽快输血、血浆、血小板、纤维蛋白原或凝血因子等，如发生 DIC 应按 DIC 处理。

5. 失血性休克的处理　①密切观察生命体征，及时发现早期休克，去枕平卧，保暖、吸氧。②准确评估休克程度。③建立有效静脉通道，应用升压药及肾上腺皮质激素。④纠正酸中毒。⑤防治肾衰、心衰。⑥应用抗生素预防感染。

【预防】

1. 产前预防　做好孕前及孕期保健工作，对有可能发生产后出血的孕妇，应提前到有抢救条件的医院住院分娩。

2. 产时预防　正确处理产程，尽早使用缩宫素。

3. 产后预防　产后 2 小时是产后出血发生的高峰期。产妇留产房观察 2 小时。观察产妇生命体征、宫缩、阴道流血量及膀胱充盈情况，发现异常及时处理。鼓励产妇与新生儿早接触、早吸吮。

第二节　子　宫　破　裂

子宫破裂（rupture of uterus）是指子宫体部或子宫下段在妊娠晚期或分娩期发生裂开。是危及产妇及胎儿生命的严重并发症。

【病因】

1. 瘢痕子宫　是近年来导致子宫破裂的常见原因。如前次剖宫产或肌瘤剜除术后的子宫瘢痕，在妊娠晚期或分娩期由于宫腔内压力增高时发生破裂。

2. 胎先露部下降受阻　高龄孕妇、骨盆狭窄、头盆不称等情况下，胎先露下降受阻，可继发宫缩过强，子宫下段过度伸长变薄而发生破裂。

3. 子宫收缩剂使用不当　分娩时未掌握宫缩剂的适应证和正确的使用方法，导致产生过强宫缩，如遇瘢痕子宫或先露下降受阻，可造成子宫破裂。

4. 产科手术创伤　暴力行阴道助产手术、内倒转术等,可造成子宫破裂。

【临床表现】

子宫破裂通常经历先兆子宫破裂和子宫破裂两个阶段。子宫瘢痕破裂一般先兆破裂阶段表现不明显,或一开始就是子宫破裂的表现。

(一) 先兆子宫破裂

常见于产程延长、胎先露部下降受阻的产妇。表现为:①过强的宫缩使产妇下腹剧痛难忍,烦躁不安、大声呼叫,呼吸、脉搏加快。②因胎先露下降受阻,子宫下段逐渐拉长变薄而宫体更加变短增厚,两者间形成环状凹陷,称病理缩复环。随产程进展,此环会逐渐上升达脐部甚至脐上(图12-4),压痛明显。③膀胱受胎先露部压迫充血,出现排尿困难及血尿。④由于宫缩过强过频,胎儿供血受阻,胎心率改变或听不清。此阶段若不及时处理,子宫将破裂。

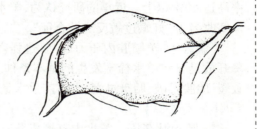

图 12-4　先兆子宫破裂时腹部外观

(二) 子宫破裂

根据破裂程度,可分为完全性与不完全性子宫破裂。

1. 完全性子宫破裂　指宫壁全层破裂,宫腔与腹腔相通。子宫破裂时,产妇突感腹部如撕裂样剧痛,随后宫缩骤然停止,产妇顿感轻松,但不久又出现全腹持续性疼痛,随即进入休克状态。检查时有全腹压痛及反跳痛,在腹壁下清楚地扪及胎体,于胎儿侧方可触及缩小的子宫,胎心音消失,阴道可有鲜血流出,量多或少。下降的胎先露部升高或消失,开大的宫口缩小。

2. 不完全性子宫破裂　指子宫肌层全部或部分破裂,浆膜层尚完整,宫腔与腹腔不相通,胎儿及其附属物仍在宫腔内。腹部检查在破裂处有明显压痛,若破口累及两侧子宫血管可导致急性大出血或形成阔韧带血肿,可在子宫一侧扪及逐渐增大且有压痛的包块,往往胎心率异常。

【诊断】　典型的子宫破裂根据病史、症状、体征一般较易诊断。子宫不完全破裂,由于症状、体征不明显,诊断有一定困难。B 型超声检查,可确定子宫破裂的部位,显示胎儿与子宫的关系。

【处理】

1. 先兆子宫破裂　确诊后立刻采取有效抑制宫缩的措施,如静脉全身麻醉或肌内注射哌替啶 100mg 等,同时尽快行剖宫产术。

2. 子宫破裂　一旦确诊,无论胎儿是否存活,都应在抢救休克的同时进行手术治疗。需根据产妇状态、子宫破裂程度、感染程度及产妇有无生育要求等决定是否保留子宫。若有生育要求、破口小、整齐、无明显感染者,可行裂口修补术,反之行子宫次全切除术。若破口延长到了宫颈,行全子宫切除术。术前术后给予大量广谱抗生素控制感染。

【预防】　宣传孕妇保健知识,加强产前检查,有高危因素者,提前住院待产。密切关注产程,及时发现先兆子宫破裂征象并正确处理。有剖宫产史或子宫手术史者,根据指征及前次手术情况决定本次分娩方式。对缩宫素、前列腺素等子宫收缩剂的适应证、方法应严格掌握,胎儿娩出前禁止肌内注射缩宫素。正确掌握产科手术助产的指征和操作规程,阴道助产术后应仔细检查软产道,如有损伤及时修补。

第三节　羊　水　栓　塞

羊水栓塞(amniotic fluid embolism,AFE)是指在分娩过程中羊水进入母体血液循环后引起的肺栓塞、休克、弥散性血管内凝血(DIC)、肾功能衰竭等一系列病理改变,是极其严重的分娩期并发症。可发生在足月分娩和妊娠10~14周钳刮术时,其死亡率高达60%以上。近年的研究认为,羊水栓塞的核心问题是过敏反应,故建议将羊水栓塞改名为"妊娠过敏反应综合征"。

【病因】　羊膜腔内压力过高(过强宫缩)、胎膜破裂、宫颈或宫体损伤致静脉或血窦开放是导致羊水栓塞发生的基本条件。多产妇、高龄初产妇、急产、前置胎盘、子宫破裂、胎膜早破、胎盘早剥、剖宫产手术是发生羊水栓塞的诱因。

【病理生理】

1. 肺动脉高压　羊水内有形成分直接形成栓子,经肺动脉进入肺循环阻塞小血管,并刺激肺组织产生和释放血管活性物质,导致肺小血管痉挛。羊水内有形成分激活凝血过程,使肺毛细血管内形成弥散性血栓,进一步阻塞肺小血管,加重肺动脉高压。肺动脉高压可引起急性右心衰竭,继而呼吸循环功能衰竭,患者可突然死亡。

2. 过敏性休克　羊水内某些成分为过敏原,引起Ⅰ型变态反应,导致过敏性休克。

3. 弥散性血管内凝血(DIC)　羊水含有多量促凝物质,进入母血后使血管内产生广泛微血栓,消耗大量凝血因子及纤维蛋白原,发生DIC。此时因大量凝血物质消耗及纤溶亢进,导致血液不凝固,易发生严重产后出血及失血性休克。

4. 急性肾功能衰竭　由于DIC和休克,肾脏急性缺血最终导致肾功能障碍和衰竭。

【临床表现】　典型的羊水栓塞可分三个阶段:

1. 循环呼吸衰竭及休克　在分娩过程中,尤其是刚刚破膜不久。产妇突然出现寒战、烦躁不安、呛咳等先兆症状,继而出现呼吸困难、发绀、肺底部出现湿啰音、心率加快、血压下降、抽搐、昏迷等。严重者发病急骤,产妇仅惊叫一声或打一哈欠,血压迅速下降或消失,呼吸循环骤停,于数分钟内迅速死亡。

2. 出血　患者渡过心肺功能衰竭和休克阶段之后,进入凝血功能障碍阶段,表现为子宫出血为主的全身出血倾向,如全身皮肤黏膜出血、切口渗血,甚至消化道大出血等。

3. 急性肾功能衰竭　后期存活的患者出现少尿(或无尿)和尿毒症的表现。

典型病例的临床表现通常按顺序出现,有时也可不全出现。

【诊断】　根据病史、临床表现,可初步诊断,并立即进行抢救。在抢救同时为确诊应做如下检查:①床旁胸部X线摄片:见双肺弥散性点片状浸润影,沿肺门周围分布,伴有右心扩大。②采集下腔静脉血,镜检有无羊水有形成分。③床旁心电图检查:提示右心房、右心室扩大,ST段下降。④与DIC有关的实验室检查。⑤若尸检,可见肺水肿、肺泡出血,主要脏器(肺、心、脑等)组织中可找到羊水有形成分。

【处理】　一旦怀疑羊水栓塞,应立即抢救。抗过敏、抗休克、纠正呼吸循环功能衰竭和缺氧、防止 DIC 和肾衰竭。

1. 抗过敏,解除肺动脉高压,改善低氧血症

(1) 保持呼吸道通畅及给氧:出现呼吸困难、发绀者,立即面罩给氧,或行气管插管正压给氧。保证供氧,是改善肺泡毛细血管缺氧、预防及缓解肺水肿的关键。

(2) 抗过敏:改善缺氧的同时,应迅速给予大剂量肾上腺糖皮质激素抗过敏。地塞米松 20mg 加于 25% 葡萄糖注射液中静脉推注后,再将 20mg 加于 5%~10% 葡萄糖注射液中静脉滴注。

(3) 解除肺动脉高压:解除支气管平滑肌及血管平滑肌痉挛,纠正机体缺氧。首选盐酸罂粟碱,30~90mg 加于 10%~25% 葡萄糖注射液 20ml 中缓慢静脉推注,日量不 >300mg;或阿托品 1mg 加于 10%~25% 葡萄糖注射液 10ml 中,每隔 15~30 分钟静脉推注一次,直至患者面部潮红、症状好转为止。

2. 抗休克

(1) 补充血容量:输新鲜血液和血浆以补充血容量。

(2) 升压药:多巴胺 20~40mg 加于 10% 葡萄糖注射液 250ml 中静脉滴注,根据血压调整滴速。

(3) 纠正心衰:常选用毛花苷丙 0.2~0.4mg 加于 10% 葡萄糖注射液 20ml 中缓慢静脉推注;或毒毛花苷 K 0.125~0.25mg 同法静脉注射,必要时 4~6 小时重复一次。

(4) 纠正酸中毒:若有酸中毒可用 5% 碳酸氢钠 250ml 静脉滴注,并及时纠正电解质紊乱。

3. 防治 DIC 肝素钠用于治疗羊水栓塞早期的高凝状态,羊水栓塞由高凝状态向纤溶亢进发展时,可在肝素化的基础上使用抗纤溶药物,如氨基己酸。

4. 预防肾功能衰竭 补足血容量后仍少尿,可给予呋塞米 20~40mg 缓慢静脉注射,或 20% 甘露醇 250ml 快速静脉滴注(心衰者慎用)。无效者尽早采取血液透析。

5. 产科处理 原则上应在产妇呼吸循环功能得到明显改善,并已纠正凝血功能障碍后进行。在第一产程发病应立即剖宫产终止妊娠;在第二产程发病阴道助产结束分娩。若有产后出血,短时间内无法止血者可行子宫切除术,争取抢救时机。

第四节　脐带先露与脐带脱垂

胎膜未破裂时,脐带位于胎先露前方或一侧,称脐带先露(presentation of umbilical cord)或隐性脐带脱垂。胎膜破裂,脐带脱出于宫颈口外,降至阴道内甚至露于外阴部,称脐带脱垂(prolapse of umbilical cord)。

【病因】 胎先露部不能衔接,胎位异常,羊水过多,脐带过长,低置胎盘等。

【诊断】 有脐带脱垂危险因素存在时,应警惕脐带脱垂的发生。若胎膜未破,于宫缩后或胎动后胎心率突然变慢,改变体位、上推胎先露后迅速恢复者,应考虑有脐带先露的可能。已破膜者一旦出现胎心率异常,应立即行阴道检查,若在胎先露旁或前方及阴道内触及脐带,或见脐带脱出于外阴,即可确诊。

【处理】

1. 脐带先露 经产妇、胎膜未破,立即取头低臀高位,等待胎头衔接,若产程进展顺利,胎心持续良好,可阴道分娩。初产妇,足先露或肩先露者应行剖宫产术。

2. 脐带脱垂 一旦发现,胎儿存活者,应在数分钟内娩出胎儿。宫口开全,胎头已入盆,应立即行助产术;有困难者,尤其是初产妇,应行剖宫产术。若宫口未开全,产妇取头低臀高位,将胎先露上推,尽快行剖宫产术

（陈 霞）

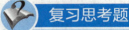

复习思考题

1. 什么是产后出血？引起产后出血的原因主要有哪些？
2. 子宫收缩乏力性产后出血的处理方法有哪些？
3. 发生先兆子宫破裂如何处理？
4. 什么是羊水栓塞、脐带脱垂？

第十三章

产褥期并发症

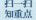
扫一扫
知重点

 学习要点

1. 掌握　产褥感染、产褥病率和晚期产后出血的概念。
2. 熟悉　产后发热的鉴别、晚期产后出血及产褥感染的诊断治疗原则。
3. 了解　产褥感染及晚期产后出血的原因。
4. 具有初步判断产褥感染及晚期产后出血原因的能力；能与产妇及家属良好沟通并指导配合治疗。

第一节　产　褥　感　染

　　产褥感染（puerperal infection）是指分娩及产褥期生殖道受病原体侵袭，引起局部或全身的感染。产褥病率（puerperal morbidity）是指自分娩 24 小时以后的 10 日内，每日用口表测体温 4 次，间隔 4 小时，有 2 次≥38℃者。产褥病率的原因以产褥感染为主，也可以是生殖道以外的急性乳腺炎、上呼吸道感染、泌尿系统感染等。产后出血、产褥感染、妊娠合并心脏病，妊娠期高血压疾病仍是孕产妇死亡的四大原因。

【病因】

　　1. 诱因　由于女性生殖道的防御功能和自净作用，羊水中也含有抗菌物质，通常妊娠和正常分娩不会增加产妇感染机会。合并其他易感情况时则有可能造成产褥感染，如产妇体质虚弱、孕期贫血、妊娠晚期性生活、胎膜早破、羊膜腔感染、慢性疾病、产科手术操作、产程延长、产前产后出血过多等。

　　2. 病原体种类　孕期及产褥期女性阴道内有大量微生物寄生，如需氧菌、厌氧菌、真菌、衣原体及支原体等，以厌氧菌为主，可分致病性与非致病性两类。有些非致病菌在一定条件下也可致病，称条件致病菌。

　　（1）需氧性链球菌：β- 溶血性链球菌致病性最强，能产生致热外毒素与溶组织酶，引起严重感染。炎症常扩散迅速，甚至可致败血症。其临床特点为发热早，寒战，体温超过 38℃，心率快，腹胀，子宫复旧不良，子宫旁或附件区触痛。

　　（2）大肠杆菌属：为需氧菌。大肠杆菌与其相关的革兰阴性杆菌、变形杆菌是菌血症和感染性休克最常见的病原菌。它们寄生在阴道、会阴、尿道口周围,在不同环境对抗生素敏感性有很大差异,需做药敏试验。

(3)葡萄球菌:需氧菌。主要是金黄色葡萄球菌和表皮葡萄球菌。前者多为外源性感染,容易引起伤口的严重感染;后者存在于阴道菌群中,所致感染较轻。

(4)厌氧革兰阳性球菌:消化链球菌和消化球菌寄生在正常阴道中。当产道损伤、胎盘残留、局部组织坏死缺氧时,细菌则迅速繁殖,若与大肠杆菌混合感染,则放出异常恶臭气味。

(5)类杆菌属:为一组厌氧的革兰阴性杆菌,有加速血液凝固的特点,可引起感染邻近部位的血栓性静脉炎。

(6)其他:支原体、衣原体、梭状芽孢杆菌、淋病奈瑟菌、病毒等均可导致产褥感染。

3. 感染途径

(1)内源性感染:正常孕妇生殖道或其他部位寄生的病原体,多数并不致病,当抵抗力降低等诱因出现时可致病。

(2)外源性感染:由被污染的衣物、用具、各种手术器械及临产前性生活造成感染。

近年研究表明,内源性感染更重要,因条件致病菌不仅可以导致产褥感染,而且还能通过胎盘、胎膜、羊水间接感染胎儿,导致流产、早产、胎儿生长受限、胎膜早破、死胎等。

【病理及临床表现】 发热、疼痛、异常恶露,为产褥感染的三大主要症状。产褥早期发热的最常见原因是脱水,但低热后突然高热,应考虑感染的可能。感染部位、程度、扩散范围不同,临床表现各不相同。

1. 急性外阴、阴道、宫颈炎 分娩时会阴部损伤或手术产导致感染。会阴裂伤或会阴后-侧切开伤口感染时,可出现会阴部疼痛,坐位困难。局部伤口红肿、发硬、伤口裂开,脓液流出,压痛明显,严重者可伴有低热。急性阴道裂伤及挫伤感染表现为局部疼痛、黏膜充血、水肿、溃疡、脓性分泌物增多,严重者可引起阴道旁结缔组织炎、甚至瘘管。急性宫颈炎常因裂伤引起,感染向深部蔓延,可达宫旁组织,引起盆腔结缔组织炎。

2. 急性子宫内膜炎、子宫肌炎 病原体经胎盘剥离面侵入,扩散到子宫蜕膜层称子宫内膜炎,侵犯子宫肌层称子宫肌炎。两者常伴发,表现有所不同。子宫内膜炎表现为阴道内大量脓性分泌物且有臭味。子宫肌炎,则表现为腹痛,子宫复旧不良,恶露多呈脓性,子宫压痛明显,同时伴有高热、头痛、白细胞增高等感染症状。

3. 急性盆腔结缔组织炎、急性输卵管炎 病原体沿宫旁淋巴和血液达宫旁组织,出现急性炎性反应,形成炎性包块,同时累及输卵管,形成输卵管炎。表现为下腹痛及肛门坠胀,可伴寒战、高热、头痛等全身中毒症状,严重者侵及整个盆腔形成"冰冻骨盆"。淋病奈瑟菌上行感染,达输卵管与盆腹腔,形成脓肿后,高热不退。患者白细胞持续升高,中性粒细胞明显增多,核左移。

4. 急性盆腔腹膜炎及弥漫性腹膜炎 炎症继续发展,扩散至子宫浆膜,形成盆腔腹膜炎。继而发展成弥漫性腹膜炎,出现全身中毒症状,如高热、恶心、呕吐、腹胀、下腹部明显压痛、反跳痛。腹膜面分泌大量渗出液,纤维蛋白覆盖引起肠粘连,也可在直肠子宫陷凹形成局限性脓肿,若脓肿波及肠管与膀胱可出现腹泻、里急后重与排尿困难。急性期治疗不彻底可发展成盆腔炎性疾病后遗症而致不孕。

5. 血栓静脉炎 分盆腔内血栓静脉炎和下肢血栓静脉炎两类。厌氧菌为常见病原体。单侧居多,产后1~2周多见,盆腔内血栓静脉炎常侵及子宫静脉、卵巢静脉、髂内静脉、髂总静脉及阴道静脉,表现为寒战、高热,症状可持续数周或反复发作。局部检查与盆腔结缔组织炎不易鉴别。下肢血栓静脉炎,病变多在股静脉、腘静脉及大隐静脉,多继发于盆腔静脉炎,表现为弛张热,下肢持续性疼痛,受累静脉呈硬索状,因血液回流受阻,引起下肢水肿,皮肤发白,习称"股白肿"。病变轻,部位深时无明显阳性体征,彩色多普勒超声检查可协助诊断。

6. 脓毒血症及败血症 感染血栓脱落进入血循环可引起脓毒血症,可出现感染性休克和脑、肺、肾脓肿或肺栓塞而死亡。若病原体大量进入血循环并形成败血症,则出现高热、寒战、气促等全身明显中毒症状,危及生命。

【诊断】

1. 详细询问病史、分娩经过,产后有无引起感染的原因。

2. 全身及局部检查 体温、脉搏、血压等全身检查。仔细检查腹部、盆腔及会阴伤口,确定感染部位和严重程度。排除引起产褥病率的其他疾病。

3. 辅助检查 B型超声、彩色多普勒超声、CT、磁共振等检测手段,能够对感染形成的炎性包块、脓肿做出定位及定性诊断。检测血清C-反应蛋白>8mg/L,有助于早期诊断感染。

4. 确定病原体 病原体的鉴定对产褥感染诊断与治疗非常重要。方法有:病原体培养、分泌物涂片检查、病原体抗原和特异抗体检测。

【鉴别诊断】 主要与上呼吸道感染、急性乳腺炎、泌尿系统感染相鉴别。

【治疗】

1. 支持疗法 加强营养,增强全身抵抗力,纠正水、电解质失衡。病情严重或贫血者,多次少量输新鲜血或血浆。

2. 宫腔残留 清除宫腔残留物,脓肿切开引流,一般取半卧位以利于引流。若会阴伤口或腹部切口感染,也应行切开引流术。

3. 抗生素应用 按药敏试验选用广谱高效抗生素,注意需氧菌、厌氧菌及耐药菌株问题。中毒症状严重者,短期加用肾上腺皮质激素,提高机体应激能力。

4. 血栓静脉炎 大量应用抗生素的同时,可加肝素150U/(kg·d),加入5%葡萄糖注射液500ml中静脉滴注,每6小时一次,体温下降后改为每日2次,连用4~7日;尿激酶40万U加入生理盐水或5%葡萄糖注射液500ml中静脉滴注10日,用药期间监测凝血功能。也可口服双香豆素、阿司匹林等,用活血化瘀中药治疗。

【预防】 加强孕期保健,做好孕期宣教工作,积极治疗全身及生殖系统炎症。孕32周后应避免性生活及盆浴,加强营养,预防和纠正贫血,增强体质。接产时严格无菌操作,正确处理产程,避免滞产、产道损伤与产后出血,正确掌握手术指征,保持外阴清洁。产后注意个人卫生,产褥期严禁性生活,早日下床活动积极促进子宫复旧和恶露排出,必要时给予广谱抗生素预防感染。

第二节 晚期产后出血

晚期产后出血指分娩结束 24 小时后,在产褥期内发生的子宫大量出血。多见于产后 1~2 周,也可延迟到产后 2 月左右发病。临床表现为持续或间断的阴道流血,也可突然大量阴道流血,可引起失血性休克,多伴有寒战、低热。

【病因】

1. 胎盘、胎膜残留 最常见,多发生于产后 10 日左右。残留在宫腔内的胎盘组织变性、坏死、机化,可形成胎盘息肉。坏死组织脱落时,基底部血管开放致大量出血。

2. 蜕膜残留 正常蜕膜于产后 1 周内脱落并随恶露排出。若蜕膜剥离不全或剥离后长时间残留在宫腔,诱发子宫内膜炎症,影响子宫复旧,可引起晚期产后出血。

3. 子宫胎盘附着部位复旧不全 胎盘娩出后,子宫胎盘附着部即刻缩小,血栓形成,从血栓机化至内膜逐渐修复,约需 6~8 周。如果胎盘附着部复旧不全,可使血栓脱落,血窦重新开放,导致子宫大量出血。

4. 感染 多见于子宫内膜炎,可引起胎盘附着面及子宫收缩不佳,致子宫大量出血。

5. 子宫切口裂开 多见于子宫下段剖宫产横切口两侧端,主要因感染及伤口愈合不良。

(1) 子宫切口感染的原因:①子宫下段切口离阴道口较近,增加感染机会。②手术操作过多,尤其是阴道检查频繁。③产程过长;④无菌操作不严。

(2) 切口过低或过高:①过低,宫颈侧以结缔组织为主,组织愈合能力差。②过高,切口上缘宫体与下缘子宫下段的肌组织厚薄相差大,缝合不易对齐,影响愈合。

(3) 缝合技术不当:出血血管结扎松弛,易形成血肿;缝合过密,切口血供不良,均影响切口愈合。

6. 肿瘤 产后滋养细胞肿瘤或子宫黏膜下肌瘤等,均可引起晚期产后出血。

【诊断】

1. 病史 产后恶露不净,有臭味,色由暗红变鲜红,反复或突然阴道流血。若为剖宫产,应注意术前、术中特殊情况及术后恢复情况,尤其注意术后有无发热等,并排除全身出血性疾病。

2. 症状和体征 除阴道流血,可有腹痛、发热和贫血。双合诊检查应在严密消毒、输液、备血且有抢救条件下进行。可发现子宫增大、软,宫口松弛,可以示指轻触子宫下段切口部位,了解愈合情况。

3. 辅助检查 血、尿常规,宫腔分泌物培养或涂片,了解有无感染与贫血;超声检查子宫大小、宫腔内有无残留物、剖宫产切口愈合情况;查血 hCG 排除胎盘残留和滋养细胞肿瘤。

【治疗】

1. 少量或中等量阴道流血,给予足量广谱抗生素及子宫收缩剂。

2. 疑有胎盘、胎膜、蜕膜残留或胎盘附着部复旧不全者,应行刮宫术。术前备血、建立静脉通路,做好开腹准备,刮出物送病理,以明确诊断。刮宫后继续给予抗生素及子宫收缩剂。

3. 疑有剖宫产切口裂开,仅少量阴道流血可先给予广谱抗生素及支持疗法,密切观察病情;若阴道流血量多,可作剖腹探查。若切口周围坏死范围小,炎症反应轻微,可清创缝合及作髂内动脉、子宫动脉结扎止血或行髂内动脉栓塞术;若组织坏死范围大,酌情作子宫次全切或子宫全切术。

4. 肿瘤引起的阴道流血,应作相应处理。

【预防】

1. 产后应仔细检查胎盘、胎膜是否完整,若有残缺应及时取出。不能排除胎盘残留时,应行宫腔探查。

2. 剖宫产时子宫下段横切口应注意切口位置的选择及缝合,避免切口两侧角部撕裂。

3. 严格无菌操作,术后应用抗生素预防感染。

(刘志宏)

 复习思考题

扫一扫
测一测

1. 产褥感染与产褥病率的区别?

2. 怎样防治产褥感染?

3. 什么是晚期产后出血? 最常见的原因是什么? 如何预防?

课件
14章PPT

扫一扫
知重点

第十四章

妇科病史及检查

学习要点

1. 掌握　妇科病史书写特点；盆腔检查的方法及注意事项。
2. 熟悉　妇科常见症状鉴别要点。
3. 了解　妇科病史的采集方法与内容。
4. 具备妇科临床实践基本技能，能完整采集病史，正确进行盆腔检查。
5. 关心体贴患者，能与患者良好沟通。

　　妇科病史采集及体格检查是诊断妇科疾病的主要依据，也是妇科临床实践的基本技能。盆腔检查为妇科所有。

第一节　妇　科　病　史

一、妇科病史采集方法

　　妇科病史是诊断妇科疾病的重要依据，所形成的文字资料具有法律意义，要求全面、客观、真实、准确、系统完整，采集方法包括观察、会谈、心理测试等。采集病史时，应态度和蔼、语言亲切，细致询问并耐心聆听患者陈述。询问要有目的性，不要遗漏关键病史，避免暗示和主观臆测。遇危重患者在了解基本病情后，立即进行抢救，待病情稳定后再详细询问病史。对不能自述的患者，可向最了解其病情的家属或亲友询问。外院转诊患者，应索阅病情介绍作为参考资料。妇科病史涉及到患者的隐私(如性生活史)，要尊重患者，保护其隐私，当其有难言之隐时，不可反复追问，可先行检查再补充询问。良好的沟通技巧有利于病史采集，和谐医患关系。

二、妇科病史的内容

　　1. 一般项目　包括患者姓名、性别、年龄、籍贯、职业、民族、婚姻、住址、入院日期、病史记录日期、病史陈述者、可靠程度。非患者陈述者，应注明陈述者与患者之间的关系。

2. 主诉 促使患者就医的主要症状(或体征)及其持续时间。要求用简单明了的语言描述,通常不超过 20 字。妇科常见症状有外阴瘙痒、阴道出血、白带异常、下腹痛、腹部包块、不孕等。若患者有停经、阴道流血及腹痛三种主要症状,按其发生的时间顺序书写:停经 ×× 日,阴道流血 ×× 日,腹痛 ×× 日。若患者无任何自觉症状,仅在体检时发现有子宫肌瘤,主诉应写为:体检发现"子宫肌瘤"×× 日。

3. 现病史 指患者本次疾病发生、发展及诊疗的全过程,是病史主要组成部分,要详细记述。应以主要症状为核心,按时间先后顺序,系统地记述主要症状的演变、有无诱因、有无伴随症状及其与主要症状之间的关系、发病后诊疗情况和结果,睡眠、饮食、体重及大小便的变化,与鉴别诊断有关的阳性或阴性资料等。和本次疾病虽无紧密关系,但仍需治疗的其他疾病,可在现病史后另起一段记录。

4. 月经史 包括初潮年龄、月经周期、经期持续时间、经量、有无血块、经血颜色及伴随症状如乳房胀痛、情绪变化等。如 12 岁初潮,周期为 28~30 日,持续 3~5 日,可简写为 $12\dfrac{3-5}{28-30}$。常规询问末次月经(LMP)起始日期及其经量和持续时间,必要时询问前次月经(PMP)起始日期。若已绝经,应询问绝经年龄及绝经后有无阴道流血等异常情况。

5. 婚育史 婚次及每次结婚年龄,是否近亲结婚。男方健康状况、有无性病史。双方同居情况。初孕情况、初产年龄,足月产、早产、流产次数及现存子女数,生育史可简写为足月产数 - 早产数 - 流产数 - 现存子女数,如足月产 1 次,无早产,流产 2 次,现存子女 1 人,简写为 1-0-2-1,也可记录为孕 3 产 1(G_3P_1)。分娩方式、有无难产史、新生儿出生情况、有无产后出血等。自然流产或人工流产情况。末次流产或分娩日期。采用何种避孕措施及效果。

6. 既往史 既往健康状况,患过何种疾病尤其是妇科疾病。询问手术外伤史、输血史、过敏史等。

7. 个人史 生活和居住情况,出生地和曾经住过的地区,有无烟酒嗜好。

8. 家族史 家族成员中有无遗传病及可能与遗传有关的疾病和传染病,如糖尿病、高血压、肿瘤和结核病等。

第二节 体 格 检 查

体格检查在采集病史后进行。包括全身检查、腹部检查和盆腔检查。盆腔检查是妇科特有检查故又称妇科检查。除病情危急外,按以下顺序进行。

一、全身检查

测量体温、脉搏、呼吸、血压;必要时测身高、体重;注意患者精神状态、神志、发育、体态、毛发分布、头部器官、颈部、乳房(注意发育、有无包块、压痛和分泌物)、心肺、肝肾、脊柱及四肢。

二、腹部检查

是妇科体格检查的重要内容。视诊腹部形态,有无隆起、瘢痕、妊娠纹等;触诊腹壁厚度,有无压痛、反跳痛和肌紧张,有无包块,包块部位、大小、形状、质地、活动度、是否光滑及有无压痛等;叩诊有无移动性浊音及液体波动感;听诊肠鸣音情况。合并妊娠时,应检查子宫底高度、腹围、胎位、胎心音及胎儿发育情况。

三、盆腔检查

(一) 基本要求

1. 所有检查器具必须严格消毒。

2. 检查前嘱患者排空膀胱,直肠充盈者应排空大便,必要时应导尿或灌肠后检查。

3. 置于被检查者臀下垫单或纸单应一次性使用,避免交叉感染。

4. 患者取膀胱截石位。臀部置于检查台缘,头部略垫高,两手平放于身体两侧,使腹肌松弛。检查者面向患者,立于患者两腿之间。

5. 经期及阴道出血者避免阴道检查,若因病情必须检查时,应严格消毒后进行。

6. 否认性生活史的患者禁做阴道和窥器检查,行直肠-腹部诊。确需检查,应征得患者及家属同意后方可进行。

7. 疑有盆腔内病变但腹部肥厚或高度紧张不合作的患者,若盆腔检查不满意,可在麻醉下进行盆腔检查,或改用 B 超明确诊断。

8. 关心体贴患者,态度严肃认真,语言亲切友好,动作仔细轻柔。男医生做妇科检查时,应有其他医护人员在场,以消除患者紧张心理及避免不必要的误会。

(二) 检查内容及方法

1. 外阴检查 观察外阴发育、阴毛多少及分布情况,有无畸形、炎症、溃疡或肿瘤等。注意皮肤黏膜色泽或色素及质地,有无厚薄变化或萎缩。分开两侧小阴唇,暴露阴道前庭观察尿道口与阴道口,注意有无红肿、赘生物及处女膜形态,有无损伤和畸形。嘱患者向下屏气,观察有无阴道前后壁膨出、子宫脱垂及尿失禁。

2. 阴道窥器检查

(1) 放置与取出:将阴道窥器前后两叶前端合拢,涂润滑剂(拟作宫颈细胞学检查或阴道分泌物检查时改用生理盐水),检查者一手示指及拇指分开双侧小阴唇,另一手持窥器沿阴道侧后壁轻轻斜行插入阴道(图 14-1)。边推进边将两叶转平并逐渐张开,充分暴露宫颈、阴道壁及穹隆部。注意两叶顶端勿直接碰触宫颈,以防出血。检查完毕合拢窥器两叶沿阴道侧后壁缓缓取出。

(2) 视诊

1) 阴道:观察阴道壁黏膜颜色、皱襞,有无畸形,有无红肿、溃疡、损伤、肿块、瘢痕。观察后穹隆有无裂伤、瘢痕、膨出或肿物。查看阴道分泌物的量及性质、色泽、有无气味。阴道分泌物异常者需做滴虫、假丝酵母菌等检查时可于此时取材送检。

2) 宫颈:观察宫颈大小、颜色、外口形状,是否光滑,有无出血、裂伤、糜烂样改变、外翻、息肉、腺囊肿、赘生物,宫颈管分泌物的量及性状,宫颈有无接触性出血等。如需做宫颈刮片、宫颈管分泌物涂片及培养应在此取材。

3. 双合诊 检查者一手中、示指深入阴道,另一手在腹壁处配合检查的方法。是盆腔检查中最重要的方法。其目的是扪清阴道、宫颈、宫体、附件、宫旁结缔组织及盆腔其他器官和组织的情况。

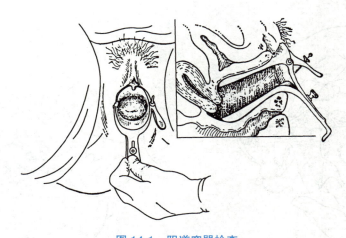

图 14-1 阴道窥器检查
阴道窥器放置完毕所显示的正面及侧面观(暴露宫颈及阴道侧壁)

(1) 检查阴道及宫颈:检查者戴无菌手套,一手中、示指涂润滑剂后沿阴道后壁轻轻插入阴道,检查阴道通畅度、深度,有无畸形、瘢痕、肿块及穹隆部情况。阴道内手指经阴道前壁压迫尿道,观察尿道口有无脓液排出。手指放入阴道后穹隆部,检查后穹隆有无饱满及触痛。再扪触宫颈大小、形状、硬度及宫颈外口情况,有无接触性出血。上抬或向两侧摇动宫颈,患者感到疼痛时称为宫颈举痛。

(2) 检查宫体及附件:将阴道内两指放在宫颈后方,另一手掌心朝下手指平放在患者腹部平脐处,当阴道内手指向上向前方抬举宫颈时,腹部手指往下往后按压腹壁,并逐渐向耻骨联合部移动,通过内、外手指同时抬举和按压,相互协调,即可扪清子宫位置、大小、形状、软硬度、活动度以及有无压痛(图 14-2)。正常子宫位置是前倾略前屈。扪清宫体后,阴道内两手指移向一侧穹隆部,往上向盆腔深部触及,另一手从同侧髂嵴水平开始,由上往下按压腹壁,与阴道内手指相互配合,触摸该侧输卵管、卵巢及宫旁结缔组织情况(图 14-3)。扪及包块应注意其位置、大小、质地、活动度、是否光滑、有无压痛及与子宫的关系等。正常情况下输卵管不能触及,卵巢偶可触及,稍有酸胀感。

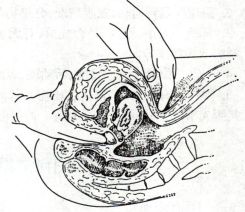

图 14-2 双合诊检查子宫

4. 三合诊 经直肠、阴道、腹部联合检查的方法。双合诊后,检查者一手示指放入阴道,中指放入直肠,另一手置于腹部配合检查(图 14-4),用于弥补双合诊的不足。扪清后倾或后屈子宫的大小,发现子宫颈旁、子宫后壁、直肠子宫陷凹、宫骶韧带、盆腔后部及直肠的病变。对诊断生殖器肿瘤、子宫内膜异位症、生殖器结核等盆腔病变十分重要。

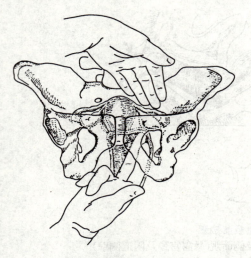

图 14-3　双合诊检查附件

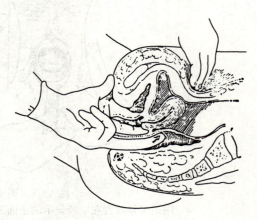

图 14-4　三合诊

5. 直肠 - 腹部诊　检查者一手戴手套,示指伸入直肠,另一手在腹部配合检查的方法,又称肛腹诊。适用于无性生活史、阴道闭锁或其他不宜进行双合诊及三合诊检查的患者。

(三) 记录

盆腔检查结果按生殖器解剖部位顺序记录。

1. 外阴　发育情况,婚产式,异常情况时应详细描述。

2. 阴道　是否通畅,黏膜情况,分泌物的量、色、性状及气味。

3. 宫颈　大小、硬度、是否光滑,有无裂伤、糜烂样改变、息肉、腺囊肿、接触性出血、举痛或摇摆痛等。

4. 子宫　位置、大小、硬度、活动度,表面是否平整、有无压痛等。

5. 附件　有无增厚、包块及压痛。若扪及包块,注意包块位置、大小、硬度、活动度、是否光滑、与周围组织的关系等。两侧附件分别记录。

第三节　妇科常见症状的鉴别要点

一、阴道流血

是最常见的症状之一。出血可来自外阴、阴道、宫颈、宫体及输卵管。以来自宫体为最多,除正常月经外均称为"阴道流血"。

(一) 原因

1. 卵巢内分泌功能失调　排卵障碍性功能失调子宫异常出血。

2. 与妊娠有关子宫出血　以流产、异位妊娠等多见。

3. 生殖器炎症　如宫颈息肉、急性宫颈炎。

4. 生殖器肿瘤　子宫肌瘤最常见,具有分泌功能的卵巢肿瘤可引起阴道出血。几乎所有恶性生殖器肿瘤均可致阴道出血。

5. 损伤及异物　生殖道创伤如骑跨伤,阴道内异物,宫腔内放置节育器等。

6. 外源性性激素使用不当　雌激素、孕激素使用不当,可致异常子宫出血。

7. 全身性疾病　白血病、再生障碍性贫血等也可引起子宫出血。

(二) 临床表现及鉴别要点

1. 周期规则的阴道流血

(1) 经间出血:发生在下次月经来潮前 14~15 天,历时 3~4 天,量少于月经,为排卵期出血。

(2) 经量增多:月经周期正常,但经量增多或经期延长,是子宫肌瘤的典型症状。其他见于子宫腺肌病或放置宫内节育器等。

(3) 经前或经后点滴出血:月经来潮前后数日持续少量阴道流血,常淋漓不断。可因放置节育器、子宫内膜异位症及排卵性月经失调引起。

2. 周期不规则的阴道流血　多为无排卵性功能失调性子宫出血所致。

3. 无规律的阴道流血　常为生殖器恶性肿瘤所致,首先考虑子宫颈癌和子宫内膜癌。

二、白带异常

指白带的量及性状发生异常改变。临床常见如下:

1. 透明黏性白带　外观及性状与正常相似,但量显著增多,考虑卵巢功能失调、阴道腺病或宫颈高分化腺癌等疾病。

2. 黄白色或灰黄色泡沫状稀薄白带　为滴虫性阴道炎的特征,可伴有外阴瘙痒。

3. 凝乳块状或豆渣状白带　为假丝酵母菌阴道炎的特征,伴严重外阴瘙痒或灼痛。

4. 灰白色均质鱼腥味白带　常见于细菌性阴道病。

5. 脓性白带　色黄或黄绿,黏稠伴臭味,常为细菌感染所致。淋病奈瑟菌阴道炎、急性宫颈炎及子宫颈管炎,宫腔积脓、宫颈癌、阴道癌或阴道内异物残留均可引起。

6. 血性白带　白带中混有血液,血量多少不定,应考虑宫颈息肉、宫颈癌、子宫内膜癌等。放置宫内节育器也可引起血性白带。

7. 水样白带　持续流出淘米水样白带伴恶臭者,考虑晚期宫颈癌、阴道癌或黏膜下肌瘤伴感染。输卵管癌为间断性排出黄色或红色水样白带。

三、下腹疼痛

(一) 急性下腹痛

发病急骤,疼痛剧烈,常伴发热、恶心、呕吐等。

1. 下腹痛伴发热　常见于急性子宫内膜炎、盆腔炎、输卵管卵巢脓肿或子宫肌瘤红色变性等,也可见于急性阑尾脓肿。

2. 下腹痛伴阴道流血　多与病理妊娠有关。如输卵管妊娠及流产、输卵管妊娠破裂时,表现为突发患侧下腹撕裂样剧痛,随后转为全腹痛,继之疼痛减轻或肛门出现坠胀感,伴恶心、呕吐及并发休克。若为流产所致,疼痛位于下腹正中,呈阵发性加剧。

3. 下腹痛伴附件肿块　常见于子宫浆膜下肌瘤蒂扭转、卵巢肿瘤或卵巢非赘生性囊肿扭转或破裂。

（二）慢性下腹痛

起病缓慢,病程长,呈隐痛或钝痛,有时与月经周期有关。

1. 月经间期下腹痛　下腹一侧疼痛,程度较轻,持续 3~4 日,伴少量阴道流血,为排卵期腹痛,不需处理。

2. 经期下腹痛　呈进行性加重经期下腹坠胀痛,有时伴性交痛,多见于子宫内膜异位症或子宫腺肌病。原发性痛经、子宫后倾后屈位、宫颈狭窄和盆腔炎等疾病则在月经前后发生下腹痛。

四、下腹部肿块

（一）与子宫相关的肿块

1. 妊娠子宫　育龄妇女有停经史,下腹部正中扪及包块,应首先考虑为妊娠子宫。停经后出现不规则阴道出血且子宫迅速增大者,可能为葡萄胎。妊娠早期子宫峡部变软时,宫体与宫颈似不分离,此时勿将宫颈误认为宫体误诊为卵巢肿瘤。

2. 子宫肌瘤　子宫均匀增大,或表面有单个或多个球形隆起。典型症状为月经过多。带蒂的浆膜下肌瘤仅蒂与宫体相连,多无症状,检查时应与卵巢实质性肿瘤鉴别。

3. 子宫腺肌病　子宫均匀增大且质硬,一般不超过妊娠 12 周大小。患者多伴有逐渐加重的痛经、经量增多及经期延长。

4. 子宫恶性肿瘤　绝经过渡期或绝经后患者子宫增大伴有不规则阴道出血,应考虑子宫内膜癌。既往有生育或流产史,尤其是有葡萄胎史者,若子宫不规则增长迅速,伴不规则阴道出血及腹痛者,考虑妊娠滋养细胞肿瘤。

5. 其他　处女膜闭锁或阴道横隔致经血积聚宫腔造成子宫增大,患者至青春期无月经来潮,出现周期性腹痛,下腹部可扪及肿块。子宫畸形如双子宫或残角子宫可于子宫另一侧扪及有与其对称或不对称的包块,两者相连,硬度亦相同。

（二）与附件相关的肿块

1. 输卵管妊娠　肿块位于子宫旁,大小形状不一,触痛明显。患者多有短暂停经后出现腹痛及阴道持续少量流血。

2. 附件炎性肿块　多为双侧,位于子宫两旁,与子宫有粘连且压痛明显。如急性炎症时患者有发热、腹痛。慢性盆腔炎患者有不孕及下腹部隐痛史,甚至出现反复急性盆腔炎发作。如输卵管、卵巢囊肿或脓肿、输卵管积水。

3. 卵巢非赘生性囊肿　多为单侧活动的囊性包块。葡萄胎患者常并发一侧或双侧卵巢黄素囊肿。

4. 卵巢赘生性囊肿　不论肿块大小,凡其表面光滑、囊性且可活动者多为良性肿瘤,如卵巢浆液性囊腺瘤、成熟畸胎瘤。凡肿块为实性、表面高低不平及活动受限尤其是盆腔内扪及其他结节或伴有胃肠道症状者多为卵巢恶性肿瘤,如卵巢浆液性囊腺癌、卵巢颗粒细胞瘤。

（三）其他

盆腔肿块还需和来自肠道、泌尿系统的肿块及腹壁或后腹膜肿块相鉴别。如盆腔结核包裹性积液等。

五、外阴瘙痒

（一）局部原因

1. 阴道炎症　最常见为外阴阴道假丝酵母菌病、滴虫性阴道炎、细菌性阴道病、外阴鳞状上皮增生、外阴尖锐湿疣等，也因为白带异常增多刺激外阴引起瘙痒。

2. 局部刺激　多见于尿失禁、尿瘘、粪瘘大小便刺激所致。

3. 局部过敏　卫生用品、阴茎套、药物、化纤内裤等过敏所致。

（二）全身原因

全身疾病如糖尿病、妊娠期肝内胆汁淤积症、黄疸、维生素 A、B 缺乏等，均可引起外阴瘙痒。

（三）原因不明

患者多因精神、心理紧张引起，自诉外阴瘙痒在夜间加重。妇科检查未发现器质性病变。

（冯　玲）

 复习思考题

1. 妇科病史的主要内容有哪些？
2. 盆腔检查的基本要求包括？
3. 盆腔检查包括哪些？双合诊检查目的是什么？
4. 妇科常见症状有哪些？

课件
15章PPT

第十五章

外阴上皮内非瘤样病变

扫一扫
知重点

学习要点

1. 掌握　外阴上皮内非瘤样病变的分类、诊断及治疗。
2. 熟悉　外阴上皮内非瘤样病变病理特点及临床表现。
3. 了解　外阴上皮内非瘤样病变病因及贝赫切特病的临床与病理特征。
4. 具备诊治外阴上皮内非瘤样病变的能力，能进行外阴活检，能开展健康教育。

外阴上皮内非瘤样病变（nonneoplastic epithelial disorders of vulva）是指女性外阴皮肤和黏膜组织发生变性及色素改变的一组常见慢性疾病，临床亦称外阴白色病变。

第一节　外阴鳞状上皮增生

外阴鳞状上皮增生（squamous hyperplasia of vulva）是以外阴瘙痒为主要症状的鳞状上皮细胞良性增生为主的外阴疾病，是最常见的外阴上皮内非瘤样病变，恶变率2%~5%。多见于 50 岁左右妇女。

【病因】　病因不明。与外阴局部潮湿、分泌物或外部刺激物长期刺激导致外阴瘙痒而反复搔抓有关。

【病理】　镜下见病变区表皮层角化过度和角化不全，棘细胞层不规则增厚，上皮脚向下延伸，末端钝圆或较尖。上皮脚之间的真皮层乳头明显，伴轻度水肿及淋巴细胞和少量浆细胞浸润。上皮细胞层次排列整齐，细胞大小、极性和核形态、染色均正常。

【临床表现】

1. 症状　外阴瘙痒，严重者坐卧不安，影响睡眠。因反复搔抓加重皮肤损伤且加剧瘙痒程度。

2. 体征　病变累及大阴唇、阴唇间沟、阴唇后联合等处，呈局灶性、多发性或对称性。早期皮肤暗红或粉红色，角化过度部位呈白色。晚期皮肤增厚、色素增加，出现苔藓样变，似皮革样增厚，严重者可见抓痕、皲裂、溃疡。

【诊断】　根据临床表现，可作出初步诊断，病理组织学检查可确诊。活检应多点取材,在色素减退区、皲裂、溃疡、粗糙、隆起或硬结处进行。

【鉴别诊断】　应与外阴白癜风、外阴炎、白化病、外阴上皮内瘤变及外阴癌鉴别。

【治疗】

1. 一般治疗　①保持外阴皮肤清洁、干燥。②忌用刺激性大的肥皂或药物清洗外阴。③衣着宜宽松透气,忌穿化纤内裤。④忌搔抓。⑤瘙痒症状明显、精神较紧张以致失眠者,可用镇静和抗过敏药物。⑥忌食辛辣和过敏食物,少饮酒。

2. 药物治疗　应用糖皮质激素控制瘙痒。常用 0.025% 醋酸氟轻松软膏,0.01% 曲安奈德软膏等,每日涂擦局部 3~4 次。症状缓解后,改用 1%~2% 氢化可的松软膏,每日 1~2 次,连用 6 周。

3. 物理治疗　行激光、冷冻及聚焦超声治疗。

4. 手术治疗　适用于反复应用药物治疗或物理治疗无效者、局部病损组织出现不典型增生或有恶变可能者。

第二节　外阴硬化性苔藓

外阴硬化性苔藓(lichen sclerosus of vulva)以外阴及肛周皮肤萎缩变薄、色素减退变白为主要特征的疾病。任何年龄均可发病,多见于绝经后妇女,次为幼女。

【病因】　病因不清。相关因素为:①自身免疫性疾病。②性激素缺乏:如睾酮水平低。③基因遗传性疾病。④局部组织自由基作用。

【病理】　镜下早期见真皮乳头层水肿,进一步表皮萎缩角化,上皮增厚和上皮脚变钝,基底细胞胞质空泡化和毛囊栓塞,黑素细胞减少,真皮层有淋巴细胞和浆细胞浸润。

【临床表现】

1. 症状　外阴病损区瘙痒、烧灼感为主要表现,晚期出现性交困难。幼女患者症状不明显。

2. 体征　病损区为大小阴唇、阴唇后联合及肛周,呈对称性。早期皮肤发红肿胀,出现粉红、象牙白色或有光泽的多角形小丘疹,丘疹融合成片后呈紫癜状;外阴逐渐萎缩,皮肤变白、变薄、发亮、皱缩,弹性差,皲裂及脱皮;晚期皮肤萎缩菲薄呈"雪茄纸"或羊皮样改变,阴道口挛缩狭窄。幼女症状不明显,检查时在外阴及肛周区见锁孔状珠黄色花斑样或白色病损环,至青春期大多自行消失。硬化性苔藓极少发展为外阴癌。

【诊断和鉴别诊断】　根据症状及体征作出初步诊断,确诊需行病理检查。病检方法与外阴鳞状上皮增生相同。

应与老年生理性萎缩鉴别。后者仅见于老年妇女,表现为外阴皮肤各层组织及皮下脂肪层均萎缩,大阴唇变平,小阴唇退化,患者无自觉症状。硬化性苔藓还应与白癜风相鉴别。

【治疗】

1. 一般治疗　同外阴鳞状上皮增生。

2. 局部药物治疗　用 2% 丙酸睾酮油膏与 1% 或 2.5% 氢化可的松软膏混合涂擦患部,每日 3~4 次至症状缓解后逐渐减少用药频率。或 0.3% 黄体酮油膏局部涂擦,每日 3 次。病情顽固局部用药无效者,可用曲安奈德混悬液皮下注射。

幼女硬化性苔藓至青春期时有可能自愈。用 1% 氢化可的松软膏或 0.3% 黄体酮油膏,症状多可缓解,应长期随访。

3. 全身治疗　阿维 A 胶囊,20~30mg/d 口服,可缓解症状。口服多种维生素;局部有感染者使用抗生素;精神紧张失眠者使用镇静剂。

4. 物理治疗　同外阴鳞状上皮增生。

5. 手术治疗　同外阴鳞状上皮增生。

第三节　其他外阴皮肤病

1. 贝赫切特病　又称眼 - 口 - 生殖器综合征。病因不明,可能与微生物感染、非特异性免疫活性增高有关。主要临床与病理特征为反复发作的口腔黏膜、外阴溃疡及眼炎或其他皮肤溃疡。急性期给予糖皮质激素和免疫抑制剂促其愈合,小剂量长期应用预防复发。

2. 外阴硬化性苔藓合并鳞状上皮增生　硬化性苔藓患者长期瘙痒和搔抓,在原有病变的基础上出现鳞状上皮增生。以外阴瘙痒、烧伤感及性交痛为主要症状。体检见外阴皮肤萎缩、变薄且局部隆起。需多点活检确诊。治疗选用醋酸氟轻松软膏涂擦局部,每日 3~4 次,连用 6 周,继用 2% 丙酸睾酮软膏 6~8 周,之后每周 2~3 次,必要时长期使用。

3. 其他　外阴白癜风、外阴白化病、继发性外阴色素减退疾病如外阴阴道假丝酵母菌病、糖尿病外阴炎等长期刺激外阴所致。

(冯　玲)

 复习思考题

1. 简述外阴鳞状上皮增生的诊断及治疗方法。

2. 简述外阴硬化性苔藓的诊断及治疗方法。

3. 贝赫切特病的主要临床与病理特征是什么?

女性生殖系统炎症

 学习要点

1. 掌握　阴道炎、宫颈炎、盆腔炎性疾病的病因、临床表现、诊断和治疗。
2. 熟悉　前庭大腺炎的临床表现和治疗;生殖器结核的传播途径、临床表现、诊断及治疗。
3. 了解　女性生殖系统自然防御机制;非特异性外阴炎的临床表现及治疗。
4. 具有诊治女性生殖系统炎症的能力;掌握阴道分泌物涂片检查的方法。
5. 能与患者进行良好沟通,进行健康教育,有效预防女性生殖系统炎症的发生。

【女性生殖道的自然防御功能】

1. 两侧大阴唇自然合拢,遮掩阴道口、尿道口。

2. 阴道口闭合,阴道前后壁紧贴,可防止外界污染。

3. 生理情况下,雌激素使阴道上皮增生并增加细胞内糖原,阴道乳酸菌将糖原转化为乳酸,维持阴道正常的酸性环境(pH≤4.5,多在3.8~4.4),抑制其他病原体生长,称为阴道自净作用。正常阴道微生物群中乳酸菌为优势菌,乳酸菌除维持阴道的酸性环境外,其产生的 H_2O_2、细菌素等可抑制致病微生物生长,维持阴道微生态平衡。

4. 宫颈内口紧闭,宫颈管腺体细胞分泌大量黏液,形成胶冻状黏液栓,成为上生殖道感染的机械屏障,且黏液栓内含乳铁蛋白、溶菌酶,可抑制病原体侵入子宫内膜。

5. 育龄妇女子宫内膜周期性剥脱,是消除宫腔感染的有利条件。

6. 输卵管黏膜上皮细胞的纤毛向宫腔方向摆动以及输卵管的蠕动,均有利于阻止病原体侵入。

7. 生殖道免疫系统　生殖道黏膜如宫颈和子宫聚集有不同数量淋巴组织及散在淋巴细胞。此外,中性粒细胞、巨噬细胞、补体以及一些细胞因子均在局部有重要的免疫功能。

【阴道正常微生物群】　包括:①革兰阳性需氧菌及兼性厌氧菌:乳酸菌、棒状杆菌、非溶血性链球菌、肠球菌及表皮葡萄球菌。②革兰阴性需氧菌及兼性厌氧菌:加德纳菌(革兰染色变异,有时呈革兰阳性)、大肠埃希菌及摩根菌。③专性厌氧菌:消化球菌、消化链球菌、类杆菌、动弯杆菌、梭杆菌及普雷沃菌。④支原体及假丝酵母菌。

第一节　外阴炎及前庭大腺炎

一、非特异性外阴炎

【病因】　外阴受经血、阴道分泌物、尿液、粪便刺激；糖尿病患者糖尿刺激、粪瘘患者粪便刺激、尿瘘患者尿液长期浸渍等；穿紧身化纤内裤、经期使用卫生用品通透性差，局部潮湿，均可引起非特异性外阴炎。

【临床表现】　外阴皮肤黏膜瘙痒、疼痛、烧灼感，于活动、性交、排尿及排便时加重。检查见外阴充血、肿胀、糜烂，常有抓痕，严重者形成溃疡或湿疹。慢性炎症可使皮肤增厚、粗糙、皲裂，甚至苔藓样变。

【治疗】　祛除病因，局部可用 0.1% 聚维酮碘液或 1：5000 高锰酸钾液坐浴，坐浴后涂抗生素软膏或紫草油。可选用中药水煎熏洗外阴部。急性期可选用微波或红外线局部物理治疗。

二、前庭大腺炎

【病因及病原体】　在性交、分娩等情况污染外阴部时易引发炎症。常见病原体为葡萄球菌、大肠埃希菌、链球菌、肠球菌。淋病奈瑟菌、沙眼衣原体亦为常见病原体。急性炎症发作时，病原体首先侵犯腺管，引起前庭大腺导管炎，腺管开口因肿胀或渗出物凝聚而阻塞，脓液不能外流、积存而形成脓肿，称前庭大腺脓肿。

【临床表现】　炎症多为一侧。初起时局部肿胀、疼痛、灼热感，行走不便，有时可致大小便困难。检查见局部皮肤红肿、发热、压痛明显，患侧前庭大腺开口处有时可见白色小点。脓肿形成时，疼痛加剧，可触及波动感。脓肿增大可自行破溃。若破孔大、引流良好，脓液流出后炎症消退而痊愈；若破孔小、引流不畅，则炎症持续不退，反复急性发作。

【治疗】　炎症急性发作时卧床休息，局部保持清洁。根据病原体选用抗生素治疗，也可选用清热解毒中药局部热敷或坐浴。若脓肿形成，应尽快行脓肿切开引流及造口术，并放置引流条。

三、前庭大腺囊肿

【病因】　前庭大腺脓肿消退后，腺管阻塞；前庭大腺腺管损伤；先天性腺管狭窄。前庭大腺囊肿可继发感染形成脓肿反复发作。

【临床表现】　前庭大腺囊肿小且无感染，无自觉症状；若囊肿大，可有外阴坠胀或性交不适。检查见大小不等的椭圆形囊肿位于外阴部后下方，向大阴唇外侧突起。囊肿多为单侧。

【治疗】　行前庭大腺造口术。

第二节 阴 道 炎

一、滴虫性阴道炎

【病原体】 为阴道毛滴虫,适宜在温度 25~40℃、pH 5.2~6.6 的潮湿环境中生长,在 pH 5 以下或 7.5 以上环境无法生长。生存力较强,能在 3~5℃的环境中生存 21 日,在 46℃的环境中生存 20~60 分钟,在半干燥环境中生存约 10 小时;在普通肥皂水中也能生存 45~120 分钟。月经后阴道内 pH 值接近中性,隐藏在腺体及阴道皱襞中的滴虫常得以繁殖,引起炎症发作。且可侵入尿道或尿道旁腺,甚至膀胱、肾盂以及男性的包皮皱褶、尿道或前列腺中。滴虫消耗氧,使阴道成为厌氧环境。约 60% 患者同时合并细菌性阴道病。

【传播方式】

1. 直接传播 能经性生活传播。男性感染者常无症状,为主要传染源。

2. 间接传播 通过公共浴具、游泳池、衣物、污染的医疗器械等间接传播。

【临床表现】 潜伏期为 4~28 日。主要症状是阴道分泌物增多,外阴瘙痒、灼痛、性交痛等。典型分泌物为稀薄脓性、黄绿色、泡沫状、有臭味。合并其他感染则呈脓性、黄绿色、泡沫状。可有尿频、尿痛,有时见血尿。检查见阴道黏膜充血,严重者有散在出血点,甚至宫颈因出血点而呈"草莓样",后穹隆处有多量典型分泌物。带虫者阴道黏膜无明显异常改变。

【诊断】 典型病例容易诊断,在阴道分泌物中找到滴虫即可确诊。最简便的方法是 0.9% 氯化钠溶液湿片法,显微镜下可见到呈波状运动的滴虫及增多的白细胞被推移。此方法的敏感性为 60%~70%。对可疑患者,若多次湿片法未能发现滴虫时,可送培养,准确性达 98% 左右。但应注意:取分泌物前 24~48 小时避免性交、阴道灌洗或局部用药;取分泌物时阴道窥器不涂润滑剂;取出分泌物后应及时送检并注意保暖,以防滴虫活动力减弱,造成辨认困难。

【治疗】

1. 全身用药 初次治疗可选择甲硝唑或替硝唑 2g,单次口服;或甲硝唑 400mg,口服,每日 2 次,连服 7 日。口服用药治愈率可达 90%~95%。服药后部分患者可出现食欲减退、恶心、呕吐等胃肠道反应。此外,偶见头痛、皮疹、白细胞减少等症状,一旦发现应立即停药。甲硝唑及替硝唑与乙醇结合可出现皮肤潮红、呕吐、腹痛、腹泻等戒酒硫样反应,故甲硝唑用药期间及停药 24 小时内,替硝唑用药期间及停药 72 小时内应禁止饮酒。哺乳期用药不宜哺乳。

2. 性伴侣的治疗 同治,治愈前应避免无保护性交。

3. 随访 本病再感染率很高,对患有滴虫性阴道炎的性活跃女性在最初感染 3个月后重新进行筛查。初次治疗失败者,可重复应用甲硝唑 400mg,每日 2 次,连服 7日;或替硝唑 2g,单次口服。若治疗仍失败,可给予甲硝唑 2g,每日 1 次,连服 5 日或替硝唑 2g,每日 1 次,连服 5 日。

4. 妊娠合并滴虫性阴道炎的治疗 用甲硝唑时,应先征得患者及家属同意。甲硝唑 2g 顿服;或甲硝唑 400mg,每天 2 次,连服 7 天。

5. 治疗中的注意事项　为避免复发,内裤、毛巾应煮沸 5~10 分钟以杀灭病原体;治疗性伴侣;还要注意有无其他性传播疾病。

二、外阴阴道假丝酵母菌病

外阴阴道假丝酵母菌病(vulvovaginal candidiasis,VVC)是由假丝酵母菌引起的常见外阴阴道炎症,曾称为外阴阴道念珠菌病。国外资料显示,约 75% 的妇女一生中至少患过 1 次外阴阴道假丝酵母菌病,45% 的妇女经历过 2 次或 2 次以上的发病。

【病原体及诱发因素】　80%~90% 病原体为白假丝酵母菌,10%~20% 为光滑假丝酵母菌、近平滑假丝酵母菌、热带假丝酵母菌等。假丝酵母菌适宜在酸性环境生长,pH 值多在 4.0~4.7,通常 <4.5。假丝酵母菌对热的抵抗力不强,加热至 60℃ 1 小时即死亡;但对干燥、日光、紫外线及化学制剂等抵抗力较强。

常见的发病诱因有:应用广谱抗生素、妊娠、糖尿病、大量应用免疫抑制剂以及接受大量雌激素治疗。其他诱因有胃肠道假丝酵母菌、穿紧身化纤内裤及肥胖。

【传染途径】

1. 主要为内源性传染,假丝酵母菌可寄生于人体的阴道、口腔、肠道,一旦条件适宜可引起感染。三个部位的假丝酵母菌可互相传染。

2. 少部分患者可通过性交直接传染。

3. 极少通过接触污染的衣物间接传染。

【临床表现】　主要表现为外阴瘙痒、灼痛、性交痛以及尿痛,部分患者阴道分泌物增多。分泌物为白色稠厚呈凝乳或豆腐渣样。检查见外阴红斑、水肿,常伴有抓痕。小阴唇内侧及阴道黏膜附有白色块状物,擦除后露出红肿的黏膜面,急性期还可能见到糜烂及浅表溃疡。

目前 VVC 临床分为单纯性及复杂性二类(见表 16-1)。其中 VVC 的临床评分标准为:≥7 分为重度,<7 分为轻、中度(见表 16-2)。大约 10%~20% 的妇女表现为复杂性 VVC。

表 16-1　VVC 临床分类

	单纯性 VVC	复杂性 VVC
发生频率	散发或非经常发作	复发性
临床表现	轻到中度	重度
真菌种类	白假丝酵母菌	非白假丝酵母菌
宿主情况	免疫功能正常	免疫功能低下或应用免疫抑制剂或未控制糖尿病、妊娠

表 16-2　外阴阴道假丝酵母菌病临床评分标准

评分项目	0	1	2	3
瘙痒	无	偶有发作,可被忽略	能引起重视	持续发作,坐立不安
疼痛	无	轻	中	重
阴道黏膜充血、水肿	无	轻	中	重
外阴抓痕、皲裂、糜烂	无	/	/	有
分泌物量	无	较正常稍多	量多,无溢出	量多,有溢出

【诊断】 若在阴道分泌物中找到假丝酵母菌的芽生孢子或假菌丝即可确诊。采用 10% 氢氧化钾溶液湿片法或 0.9% 氯化钠溶液湿片法,10% 氢氧化钾溶液可溶解其他细胞成分,检出率高。若有症状而多次湿片法检查均为阴性,可采用培养法。pH 测定具有重要的鉴别意义,若 pH<4.5,可能为单纯性假丝酵母菌感染,若 pH>4.5,可能存在混合感染,尤其是细菌性阴道病的混合感染。

【治疗】

1. 消除诱因 积极治疗糖尿病,停用广谱抗生素、雌激素及类固醇皮质激素。勤换内裤,用过的内裤、毛巾及盆均应烫洗。

2. 单纯性 VVC

(1) 局部用药:阴道放置药物。选用:①咪康唑栓剂,每晚 1 粒(200mg),连用 7 日;或每晚 1 粒(400mg),连用 3 日;或 1 粒(1200mg),单次用药。②克霉唑栓剂,每晚 1 粒(150mg),连用 7 日;或每日早、晚各 1 粒(150mg),连用 3 日;或 1 粒(500mg),单次用药。③制霉菌素栓剂,每晚 1 粒(10 万 U),连用 10~14 日。

(2) 全身用药:对未婚妇女、不能耐受或不愿采用局部用药者以及经局部治疗未愈者,可选用口服药物。常用药物:氟康唑 150mg,顿服。

3. 复杂性 VVC

(1) 严重 VVC:无论局部用药还是口服药物均应延长治疗时间。局部用药,延长为 7~14 日;口服氟康唑,首次口服 150mg 后,72 小时再加服 1 次。症状严重者,局部应用低浓度糖皮质激素软膏或唑类霜剂。

(2) 复发性 VVC(RVVC):一年内有症状并经真菌学证实的 VVC 发作≥4 次,称 RVVC。据培养和药敏试验选择药物。在初始治疗达到真菌学治愈后,给予巩固治疗至半年。初始治疗:①局部治疗:应延长治疗时间为 7~14 日。②口服氟康唑,单次 150mg 后,于第 4、第 7 日各加服 1 次。巩固治疗方案:口服氟康唑 150mg,每周 1 次,连用 6 个月;也可据复发规律,在每月复发前给予局部用药巩固治疗。治疗前做真菌培养以确诊。治疗期间应定期复查,观察疗效及药物副作用,一旦发现副作用,应立即停药。

(3) 妊娠合并外阴阴道假丝酵母菌病:局部治疗为主,以 7 日疗法效果好。禁用口服唑类药物。

4. 性伴侣治疗 无需对性伴侣常规治疗。对有症状者应行检查及治疗。

5. 随访 若症状持续存在或诊断后 2 个月内复发者,需再次复诊。对 RVVC 在治疗结束后 7~14 日、1 个月、3 个月和 6 个月各随访 1 次,3 个月及 6 个月时同时行真菌培养。

三、细菌性阴道病

细菌性阴道病(bacterial vaginosis,BV)是阴道内正常菌群失调所导致的一种混合性感染,但临床及病理特征无炎症改变。

【病因】 正常阴道内乳酸菌占优势,当阴道内乳酸菌减少,其他微生物大量繁殖,主要有加德纳菌、动弯杆菌及其他厌氧菌和支原体,其中以厌氧菌居多,厌氧菌数量可增加 100~1000 倍。可能与性生活频繁、多个性伴侣或阴道灌洗使阴道碱化有关。

【临床表现】 10%~40% 患者无明显症状。主要表现为阴道分泌物增多,鱼腥臭味,性交后加重,伴轻度外阴瘙痒或烧灼感。检查见阴道黏膜无炎症表现,分泌物呈灰白色、均匀一致、稀薄,常黏附于阴道壁。

细菌性阴道病如发生在妊娠期可致绒毛膜羊膜炎、胎膜早破、早产;发生在非孕期可引起子宫内膜炎、盆腔炎及子宫切除术后阴道断端感染等。

【诊断】 采用 Amsel 临床诊断标准,下列 4 项条件中有 3 项阳性,即可临床诊断为细菌性阴道病。

1. 匀质、稀薄、白色阴道分泌物,黏附于阴道壁。

2. 线索细胞(clue cell)阳性 取少许阴道分泌物放在玻片上,加 1 滴 0.9% 氯化钠溶液混合,高倍显微镜下寻找线索细胞。线索细胞即阴道脱落的表层细胞,于细胞边缘贴附颗粒状物即各种厌氧菌,尤其是加德纳菌,细胞边缘不清。细菌性阴道病时线索细胞需大于 20%。

3. 阴道分泌物 pH 值 >4.5。

4. 胺试验(whiff test)阳性 取阴道分泌物少许放在玻片上,加入 10% 氢氧化钾溶液 1~2 滴,产生一种烂鱼肉样腥臭气味,系因胺遇碱释放氨所致。

应注意本病与其他阴道炎的鉴别(见表 16-3)。

表 16-3 细菌性阴道病与其他阴道炎的鉴别诊断

	细菌性阴道病	外阴阴道假丝酵母菌病	滴虫性阴道炎
症状	分泌物增多,无或轻度瘙痒	重度瘙痒,烧灼感	分泌物增多,轻度瘙痒
分泌物特点	白色,匀质,腥臭味	白色,豆腐渣样	稀薄、脓性、泡沫状
阴道黏膜	正常	水肿,红斑	散在出血点
阴道 pH	>4.5	<4.5	>4.5
胺试验	阳性	阴性	可为阳性
显微镜检查	线索细胞,极少白细胞	芽生孢子及假菌丝,少量白细胞	阴道毛滴虫,多量白细胞

【治疗】

1. 口服药物 首选甲硝唑 400mg 口服,每日 2 次,连服 7 日。替代方案:替硝唑 2g 口服,每日 1 次,连服 3 日;或替硝唑 1g 口服,每日 1 次,连服 5 日;或克林霉素 300mg 口服,每日 2 次,连服 7 日。

2. 局部用药 甲硝唑栓剂 200mg,放入阴道内,每晚 1 次,连用 7 日;或 2% 克林霉素软膏涂布阴道,每次 5g,每晚 1 次,连用 7 日。

3. 妊娠期细菌性阴道病的治疗 有症状的细菌性阴道病孕妇均需筛查及治疗。方法同上。

4. 随访 无症状者无需随访。对症状持续或症状重复出现者,嘱其复诊,治疗时可选择与初次治疗不同的抗厌氧菌药物,也可试用阴道乳酸菌制剂。对妊娠合并 BV 者,需随访。

四、萎缩性阴道炎

常见于绝经后妇女,也可见于产后闭经、卵巢早衰、卵巢切除或药物假绝经治疗的妇女。

【病因】 绝经后妇女由于卵巢功能衰退,雌激素水平降低,阴道壁萎缩,黏膜变薄,上皮细胞内糖原含量减少,阴道内 pH 增高为 5.0~7.0,乳酸菌不再为优势菌,局部抵抗力降低,其他致病菌过度繁殖或容易入侵引起炎症。

【临床表现】 主要表现为外阴灼热不适、瘙痒及阴道分泌物增多,可伴性交痛。分泌物稀薄,呈淡黄色,感染严重者呈脓血性白带。检查见阴道呈萎缩性改变,上皮皱襞消失、萎缩、菲薄。阴道黏膜充血,有散在小出血点或点状出血斑,有时可见浅表溃疡。若溃疡面与对侧粘连,可造成阴道狭窄甚至闭锁。若炎症分泌物引流不畅还可引起阴道积脓甚或宫腔积脓。

【诊断】 根据病史及临床表现,一般可诊断。需常规宫颈刮片、必要时分段诊刮、活检,以排除生殖器官恶性病变。

【治疗】 治疗原则为补充雌激素增加阴道抵抗力;抗生素抑制细菌生长。

1. 增加阴道抵抗力 雌三醇软膏局部涂抹,每日 1~2 次,连用 14 日。对性激素替代治疗的患者,给予替勃龙 2.5mg,每日 1 次。对于乳腺癌或子宫内膜癌患者,应慎用雌激素制剂。

2. 抑制细菌生长 局部应用抗生素,如甲硝唑 200mg 或诺氟沙星 100mg 放于阴道深部,每晚 1 次,连用 7~10 日。也可选用中药如保妇康栓等。对阴道局部干涩明显者,可加用润滑剂。

五、婴幼儿阴道炎

【病因及病原体】 婴幼儿的解剖、生理特点:①外阴发育差,不能遮盖尿道口及阴道前庭,细菌容易侵入。②婴幼儿雌激素水平低,阴道上皮薄,糖原少,pH 为 6~8,乳酸菌为非优势菌,抵抗力低。③卫生习惯不良,外阴不洁、大便污染、外阴损伤或蛲虫感染等。④阴道误放异物。常见病原体有大肠埃希菌、葡萄球菌及链球菌、淋病奈瑟菌、阴道毛滴虫及白假丝酵母菌也为常见病原体等。病原体常通过患病母亲或保育员的手、毛巾、衣物、浴盆等间接传播。

【临床表现】 主要表现为阴道脓性分泌物增多,外阴痛痒,患儿哭闹、烦躁不安或用手搔抓外阴。若合并下泌尿道感染,可出现尿急、尿频、尿痛。检查见外阴、阴蒂、尿道口、阴道口黏膜充血、水肿,有时见脓性分泌物自阴道口流出。病变严重者,可见外阴溃疡及小阴唇粘连。

【诊断】 常需详细询问女孩母亲采集病史,根据病史、症状及查体所见,可做出初步诊断。再用细棉拭子或吸管取阴道分泌物检查,以明确病原体,必要时做细菌培养。

【治疗】 ①保持外阴清洁、干燥。②抗生素治疗,口服或用吸管将抗生素溶液滴入阴道。③对症处理:驱虫治疗;取出异物;松解粘连并涂以抗生素软膏。

第三节 子宫颈炎症

一、急性宫颈炎

【病因及病原体】

1. 病因 可由多种病原体、物理因素、化学因素刺激或机械性损伤及子宫颈异物伴发感染所致。

2. 病原体　①性传播疾病病原体：淋病奈瑟菌及沙眼衣原体。②内源性病原体：与细菌性阴道病病原体、生殖支原体感染有关。部分患者病原体仍不明。

【临床表现】　大部分患者无临床症状。有症状者合并尿路感染者，出现尿频、尿急、尿痛。检查见子宫颈充血、水肿、黏膜外翻，有黏液脓性分泌物附着甚至从子宫颈管流出，子宫颈管黏膜质脆，容易诱发出血。若为淋病奈瑟菌感染，因尿道旁腺、前庭大腺受累，可见尿道口、阴道口黏膜充血、水肿、多量脓性分泌物等。

【诊断】　出现两个特征性体征之一，且显微镜检查子宫颈或阴道分泌物白细胞增多，可做出初步诊断。

1. 两个特征性体征

(1) 子宫颈管或子宫颈管棉拭子标本上，肉眼可见脓性或黏液脓性分泌物。

(2) 用棉拭子擦拭子宫颈管时，容易诱发子宫颈管内出血。

2. 白细胞检测　可检测子宫颈管分泌物或阴道分泌物中的白细胞，后者需排除引起白细胞增多的阴道炎症。

(1) 子宫颈管脓性分泌物涂片作革兰染色，中性粒细胞 >30/ 高倍视野。

(2) 阴道分泌物湿片检查，白细胞 >10/ 高倍视野。

3. 病原体检测　急性宫颈炎症诊断后，需进一步检测淋病奈瑟菌和衣原体，以及有无细菌性阴道病及滴虫性阴道炎。

(1) 检测淋病奈瑟菌：①淋病奈瑟菌培养，为诊断淋病的金标准方法。②核酸检测。

(2) 检测沙眼衣原体：①酶联免疫吸附试验。②核酸检测。

【治疗】

1. 经验性抗生素治疗　病原体检测结果出来前应用。阿奇霉素 1g，单次顿服；或多西环素 100mg，每日 2 次，连服 7 日。

2. 针对病原体的抗生素治疗

(1) 单纯急性淋病奈瑟菌性宫颈炎：及时、大剂量、单次给药，常用药物有头孢菌素，如头孢曲松钠 250mg，单次肌内注射；头孢克肟 400mg，单次口服；头孢唑肟 500mg，肌内注射；头孢噻肟钠 500mg，肌内注射；也可选择氨基糖苷类抗生素，如大观霉素 4g，单次肌内注射。

(2) 沙眼衣原体性感染所致宫颈炎：①四环素类，如多西环素 100mg，每日 2 次，连服 7 日。②红霉素类，主要有阿奇霉素 1g，单次顿服；红霉素 500mg，每日 4 次，连服 7 日。③喹诺酮类，主要有氧氟沙星 300mg，每日 2 次，连服 7 日；左氧氟沙星 500mg，每日 1 次，连服 7 日；莫西沙星 400mg，每日 1 次，连服 7 日。

淋病奈瑟菌感染时常伴衣原体感染，应同时选用抗衣原体感染的药物。

(3) 合并细菌性阴道病：应同时治疗。

3. 性伴侣的处理　若为沙眼衣原体及淋病奈瑟菌，应同时对其性伴侣进行相应的检查及治疗。

二、慢性宫颈炎

【病理】

1. 慢性子宫颈管黏膜炎　子宫颈管黏液或脓性分泌物，反复发作。

2. 子宫颈息肉 指子宫颈管腺体和间质的局限性增生,并向子宫颈外口突出形成息肉。妇科检查可见子宫颈息肉常为单个,也可为多个,色红,质软而脆,呈舌型,可有蒂,蒂宽窄不一,根部附在子宫颈外口或子宫颈管内。光镜下见息肉表面被覆高柱状上皮,间质水肿、血管丰富以及慢性炎性细胞浸润。少恶变。

3. 子宫颈肥大 子宫颈腺体及间质增生,呈不同程度肥大,硬度增加。

【临床表现】

多无症状,少数患者可有阴道分泌物增多,呈淡黄色或脓性,性交后出血,月经间期出血,偶有分泌物刺激引发的外阴瘙痒或不适。妇科检查见宫颈呈糜烂样改变,或有黄色分泌物覆盖子宫颈口或从子宫颈口流出,或子宫颈息肉或子宫颈肥大。

【诊断及鉴别诊断】 根据临床表现可初步诊断,需鉴别如下。

1. 子宫颈柱状上皮异位和宫颈上皮内瘤变 子宫颈柱状上皮异位是指子宫颈外口处的子宫颈阴道部外观呈细颗粒状的红色区,此区为子宫颈管单层柱状上皮覆盖,因柱状上皮菲薄,其下间质透出而成红色,为生理性改变。多见于青春期、生育年龄妇女雌激素分泌旺盛者、妊娠期或口服避孕药妇女,因雌激素作用,鳞柱交界部外移,致子宫颈局部呈糜烂样改变外观。过去称宫颈糜烂,并认为是慢性宫颈炎最常见的病理类型之一。目前已明确此改变不是病理学变化。还需与宫颈上皮内瘤变及早期子宫颈癌鉴别(详见第十七章第一、二节)。

2. 子宫颈腺囊肿 子宫颈转化区内鳞状上皮取代柱状上皮过程中,新生的鳞状上皮覆盖子宫颈腺管口或伸入腺管,将腺管口阻塞,导致腺体分泌物引流受阻,潴留形成囊肿。子宫颈局部损伤或子宫颈慢性炎症使腺管口狭窄,也可导致子宫颈腺囊肿形成。

3. 子宫恶性肿瘤 子宫颈息肉应与子宫颈恶性肿瘤鉴别详见第十七章第一、二节。

【治疗】

1. 子宫颈糜烂样改变 无症状的生理性柱状上皮异位,无需处理;若为糜烂样改变伴分泌物增多、乳头状增生或接触性出血者,局部物理治疗为主,方法为微波、激光、冷冻等。物理治疗注意事项:①治疗前常规筛查,排除子宫颈肿瘤。②急性生殖道炎症禁忌。③治疗时间为月经干净后3~7日。④治疗后有阴道分泌物增多,甚至有大量水样排液,术后1~2周为脱痂期,可有少许出血,避免强烈活动或搬运重物。⑤术后4~8周禁盆浴、性交及阴道冲洗;⑥定期复查。

2. 慢性子宫颈管黏膜炎 针对病因及病原体给予治疗。

3. 子宫颈息肉 行息肉摘除术,术后送病理检查。

4. 子宫颈肥大 多无需治疗。

第四节 盆腔炎性疾病

盆腔炎性疾病(pelvic inflammatory disease,PID)指女性上生殖道的一组感染性疾病。

【病原体及其致病特点】

1. 外源性病原体 主要为性传播疾病病原体,如沙眼衣原体、淋病奈瑟菌。

2. 内源性病原体　来自原寄居于阴道内的菌群,包括需氧菌及厌氧菌,以需氧菌及厌氧菌混合感染多见。

【感染途径】

1. 沿生殖道黏膜上行蔓延　病原体侵入外阴、阴道后,或阴道内的病原体沿宫颈黏膜、子宫内膜、输卵管黏膜,蔓延至卵巢及腹腔。是非妊娠期、非产褥期盆腔炎性疾病的主要感染途径。淋病奈瑟菌、沙眼衣原体及葡萄球菌等,常沿此途径扩散。

2. 经淋巴系统蔓延　病原体经生殖道创伤处的淋巴管侵入盆腔结缔组织及内生殖器其他部分,是产褥感染、流产后及宫腔操作后感染的主要感染途径。链球菌、大肠埃希菌、厌氧菌多沿此途径蔓延。

3. 经血循环传播　病原体先侵入人体的其他系统,再经血循环感染生殖器,为结核菌感染的主要途径。

4. 直接蔓延　腹腔邻近脏器感染后,直接蔓延到内生殖器。

【高危因素】　年龄为 15~25 岁女性、性活动频繁、性卫生不良、经期性交、有下生殖道感染及宫腔内手术操作者、邻近器官炎症直接蔓延、盆腔炎性疾病再次急性发作等。

【病理及发病机制】

1. 急性子宫内膜炎及子宫肌炎　子宫内膜充血、水肿,有炎性渗出物,严重者内膜坏死、脱落形成溃疡。镜下见大量白细胞浸润,炎症向深部侵入形成子宫肌炎。

2. 急性输卵管炎、输卵管积脓、输卵管卵巢脓肿

(1) 炎症经子宫内膜向上蔓延:首先引起输卵管黏膜炎,输卵管黏膜肿胀、间质水肿及充血、大量中性粒细胞浸润,严重者输卵管上皮退行性变或成片脱落,致输卵管黏膜粘连,管腔及伞端闭锁,若有脓液积聚则形成输卵管积脓。

(2) 病原菌通过宫颈的淋巴播散:通过宫旁结缔组织,首先侵及浆膜层,发生输卵管周围炎,然后累及肌层,而黏膜层可不受累或受累极轻。以输卵管间质炎为主,其管腔因肌壁增厚受压变窄,但仍能保持通畅。轻者输卵管轻度充血、肿胀、略增粗;严重者输卵管明显增粗、扭曲,因纤维素性脓性渗出物增多,使输卵管与周围组织发生粘连。

卵巢白膜有良好的防御功能,故很少单独发炎,常与发炎的输卵管伞端粘连而发生输卵管卵巢炎,习称附件炎。炎症可通过卵巢排卵的破孔侵入卵巢实质形成卵巢脓肿,脓肿壁与输卵管积脓粘连并穿通,形成输卵管卵巢脓肿。

3. 急性盆腔腹膜炎　炎症严重时可导致盆腔腹膜充血、水肿,并有少量含纤维素渗出液,形成盆腔脏器粘连。当大量脓性渗出液积聚于粘连的间隙内可形成散在小脓肿;积聚于直肠子宫陷凹处形成盆腔脓肿。

4. 急性盆腔结缔组织炎　宫旁结缔组织炎最常见。局部增厚,质地较软,边界不清,向两侧盆壁呈扇形浸润。

5. 败血症及脓毒血症　病原体毒性强、数量多、患者抵抗力降低时发生败血症。

6. 肝周围炎(Fitz-Hugh-Curtis 综合征)　指肝包膜炎症而无肝实质损害的肝周围炎。临床表现为继下腹痛后出现右上腹痛,或下腹疼痛与右上腹疼痛同时出现。

【临床表现】　轻者无症状或症状轻微。常见症状为下腹痛、发热、阴道分泌物增多。腹痛为持续性,活动或性交后加重。严重者可有寒战、高热、头痛、食欲缺乏。月

经期发病可有经量增多、经期延长。若有腹膜炎,则有消化系统症状如恶心、呕吐、腹胀、腹泻等。若有脓肿形成,可有下腹包块及局部压迫刺激症状;包块位于子宫前方可出现膀胱刺激症状;包块位于子宫后方可有直肠刺激症状;若在腹膜外可致腹泻、里急后重感和排便困难。若有输卵管炎的症状及体征并同时有右上腹痛者,应怀疑有肝周围炎。

　　体征差异较大,轻者无明显异常发现,或妇科检查仅发现宫颈举痛或宫体压痛或附件区压痛。严重者呈急性病容,体温升高,心率加快,下腹部有压痛、反跳痛及肌紧张,叩诊鼓音,肠鸣音减弱或消失。盆腔检查:阴道可见脓性臭味分泌物;宫颈充血、水肿,脓性分泌物从宫颈口流出;穹隆触痛明显;宫颈举痛;宫体稍大,有压痛,活动受限;子宫两侧压痛明显,若为单纯输卵管炎,可触及增粗的输卵管,压痛明显;若为输卵管积脓或输卵管卵巢脓肿,可触及包块且压痛明显,不活动;宫旁结缔组织炎时,可扪及宫旁一侧或两侧片状增厚,或两侧宫骶韧带高度水肿、增粗,压痛明显;若有盆腔脓肿形成且位置较低时,可扪及后穹隆或侧穹隆有肿块且有波动感。

　　【诊断】　根据病史、临床表现及实验室检查可初步诊断。2010 年美国疾病控制中心(CDC)推荐了盆腔炎性疾病的诊断标准(表 16-4)。

表 16-4　盆腔炎性疾病的诊断标准(美国 CDC 诊断标准,2010 年)

最低标准(minimum criteria)
　　宫颈举痛或子宫压痛或附件区压痛

附加标准(additional criteria)
　　体温超过 38.3℃（口表）
　　宫颈或阴道异常黏液脓性分泌物
　　阴道分泌物湿片出现大量白细胞
　　红细胞沉降率升高
　　血 C- 反应蛋白升高
　　实验室证实的宫颈淋病奈瑟菌或衣原体阳性

特异标准(specific criteria)
　　子宫内膜活检组织学证实子宫内膜炎
　　阴道超声或磁共振检查显示输卵管增粗、输卵管积液,伴或不伴有盆腔积液、输卵管卵巢肿块,
　　　或腹腔镜检查发现盆腔炎性疾病征象

　　在做出盆腔炎性疾病的诊断后,需进一步明确病原体。宫颈管分泌物及后穹隆穿刺液的涂片、培养及核酸扩增检测病原体,对明确病原体有帮助。

　　【鉴别诊断】　应与输卵管妊娠流产或破裂、卵巢囊肿蒂扭转或破裂、急性阑尾炎等急腹症相鉴别。

　　【治疗】　主要为抗生素药物治疗,必要时手术治疗。抗生素的治疗原则:经验性、广谱、及时及个体化。病原体结果出来前即根据经验给予抗生素治疗,选择广谱抗生素以及联合用药。在盆腔炎性疾病诊断 48 小时内及时用药可明显降低后遗症。

　　1. 门诊治疗　症状轻者门诊治疗。方案:①头孢曲松钠 250mg,单次肌内注射;头孢西丁钠 2g,单次肌内注射,同时口服丙磺舒 1g,然后改用多西环素 100mg,每日 2 次,连用 14 日,可同时口服甲硝唑 400mg,每日 2 次,连用 14 日;也可选用其他第三代

头孢菌素与多西环素、甲硝唑合用。②氧氟沙星 400mg 口服,每日 2 次;左氧氟沙星 500mg 口服,每日一次,同时加服甲硝唑 400mg,每日 2~3 次,连用 14 日。

2. 住院治疗　症状严重者;门诊治疗无效;不能耐受口服抗生素;诊断不清,均应住院。

(1) 支持治疗:卧位休息,半卧位有利于脓液积聚于直肠子宫陷凹而使炎症局限。给予高热量、高蛋白、高维生素流食或半流食,补充液体,注意纠正电解质紊乱及酸碱失衡。高热时采用物理降温。尽量避免不必要的妇科检查以免引起炎症扩散,有腹胀应行胃肠减压。

(2) 抗生素:静脉滴注抗生素。

1) 头霉素类或头孢菌素类药物:头霉素类,如头孢西丁钠 2g,静脉滴注,每 6 小时一次;或头孢替坦二钠 2g,静脉滴注,每 12 小时 1 次。加多西环素 100mg,静脉滴注或口服,每 12 小时 1 次。头孢菌素类,如头孢呋辛钠、头孢唑肟钠、头孢曲松钠、头孢噻肟钠也可选用。临床症状改善至少 24 小时转为口服给药治疗。对输卵管卵巢脓肿的患者,可加用克林霉素或甲硝唑,对抗厌氧菌。

2) 克林霉素与氨基糖苷类药物联合方案:克林霉素 900mg,每 8 小时 1 次,静脉滴注;庆大霉素先给予负荷量(2mg/kg),然后给予维持量(1.5mg/kg),每 8 小时 1 次,静脉滴注。临床症状、体征改善后继续静脉应用 24~48 小时,克林霉素改为口服,每次 450mg,每日 4 次,连用 14 日。或多西环素 100mg,口服,每 12 小时 1 次,连服 14 日。

3) 青霉素类与四环素类药物联合方案:氨苄西林 / 舒巴坦 3g,静脉注射,每 6 小时 1 次,加多西环素 100mg,每日 2 次,连服 14 日。

4) 喹诺酮类药物与甲硝唑联合方案:氧氟沙星 400mg,静脉滴注,每 12 小时 1 次;或左氧氟沙星 500mg,静脉滴注,每日 1 次加甲硝唑 500mg,静脉滴注,每 8 小时 1 次。

(3) 手术治疗:用于治疗抗生素控制不满意的输卵管卵巢脓肿或盆腔脓肿。手术指征有:药物治疗无效,脓肿持续存在,脓肿破裂。原则以切除病灶为主。

3. 中药治疗　主要为活血化瘀、清热解毒药物,如银翘解毒液、安宫牛黄丸或紫雪丹等。

【性伴侣的治疗】　对于盆腔炎性疾病患者出现症状前 60 日内接触过的性伴侣进行检查和治疗。如果最近一次性交发生在 6 个月前,则应对最后的性伴侣进行检查、治疗。在女性盆腔炎性疾病患者的治疗期间应避免无保护性性交。

【随访】　对于抗生素治疗的患者,应在 72 小时内随诊。对沙眼衣原体以及淋病奈瑟菌感染者,可在治疗后 4~6 周复查病原体。

【盆腔炎性疾病后遗症】　若盆腔炎性疾病未得到及时正确的诊断或治疗,可能会发生盆腔炎性疾病后遗症(sequelae of PID),既往称慢性盆腔炎。主要病理改变为组织破坏、广泛粘连、增生及瘢痕形成,导致:① 输卵管阻塞、输卵管增粗。②输卵管卵巢肿块。③输卵管积水(积脓)或输卵管卵巢囊肿。④盆腔结缔组织增生、变厚。

1. 临床表现

(1) 不孕:输卵管粘连阻塞可致不孕。

(2) 异位妊娠:发生率是正常妇女的 8~10 倍。

(3) 慢性盆腔痛:炎症形成的粘连、瘢痕以及盆腔充血,常引起下腹部坠胀、疼痛及腰骶部酸痛,常在劳累、性交后及月经前后加剧。

（4）盆腔炎性疾病反复发作。

2.妇科检查　若为输卵管病变,则在子宫一侧或两侧触到呈条索状增粗的输卵管,轻度压痛;若为输卵管积水或输卵管卵巢囊肿,则在盆腔一侧或两侧触及囊性肿物,活动多受限;若为盆腔结缔组织病变,子宫常呈后倾后屈位,活动受限或粘连固定,子宫一侧或两侧有片状增厚、压痛,宫骶韧带常增粗、变硬,有触痛。

3.治疗　不孕患者行辅助生育技术。对慢性盆腔痛,对症处理或给予中药、物理治疗等综合治疗,治疗前排除子宫内膜异位症等。反复发作者,在抗生素治疗的同时手术治疗。输卵管积水者需行手术治疗。

【预防】

1.注意性生活卫生,减少性传播疾病。

2.及时治疗下生殖道感染。

3.加强公共卫生教育。

4.严格掌握妇科手术指征,做好术前准备,术时注意无菌操作,预防感染。

5.及时治疗盆腔炎性疾病,防止后遗症发生。

第五节　生殖器结核

由结核分枝杆菌引起的女性生殖器炎症,称生殖器结核,又称结核性盆腔炎。多见于20~40岁妇女。

【传染途径】　生殖器结核是全身结核的表现之一,常继发于身体其他部位结核病如肺结核、肠结核、腹膜结核等。血行传播是最主要的传播途径。

【病理】

1.输卵管结核　占90%~100%,多为双侧。输卵管增粗、肥大,伞端外翻如烟斗嘴状。少数在输卵管浆膜面可见多个粟粒状结节,或在输卵管腔内充满干酪样物质。输卵管增粗、僵直,峡部有多个结节。

2.子宫内膜结核　占50%~80%,由输卵管结核蔓延而来。早期在宫腔两侧角,子宫大小、形状无明显变化,随病情进展,子宫内膜破坏严重,代以瘢痕组织。

3.卵巢结核　占20%~30%,由输卵管结核蔓延而来。

4.宫颈结核　占10%-20%。表现为乳头状增生或溃疡,易与宫颈癌混淆。

5.盆腔腹膜结核　分为渗出型和粘连型。前者以渗出为主,腹膜及盆腔脏器浆膜面布满无数大小不等的散在灰黄色结节,渗出液为浆液性草黄色澄清液体,积聚于盆腔,可因粘连形成包裹性囊肿。后者以粘连为主,腹膜增厚,与邻近脏器紧密粘连,常发生干酪样坏死,形成瘘管。

【临床表现】

1.不孕　是原发性不孕的常见原因之一。由于输卵管黏膜破坏与粘连,使管腔阻塞;或因输卵管周围粘连,管腔部分通畅,黏膜纤毛被破坏,僵硬、蠕动受限,丧失运输功能;子宫内膜结核妨碍受精卵的着床与发育,均可致不孕。

2.月经失调　早期因内膜充血及溃疡,经量过多;晚期内膜遭破坏,表现为月经稀少或闭经。

3.腹坠痛　不同程度下腹坠痛,经期加重。

4. 全身症状　轻者不明显,严重时出现高热等全身中毒症状。

5. 全身及妇科检查　多数体征不明显。严重盆腔结核合并腹膜结核时,腹部有柔韧感或腹腔积液征,形成包裹性积液时,可触及囊性肿块,边界不清,不活动,叩诊空响。子宫粘连固定,活动受限。若附件受累,在子宫两侧可触及大小不等,形状不规则的肿块,质硬、表面不平,呈结节状突起,或可触及钙化结节。

【诊断】

多数患者因缺乏典型症状和体征,易漏诊或误诊。应详细询问病史,根据临床表现,结合辅助检查帮助诊断。

1. 子宫内膜病理检查　是最可靠的诊断依据。月经前 1 周或月经来潮 6 小时内行诊刮术。术前 3 日及术后 4 日口服异烟肼 0.3g、肌内注射链霉素 0.75g,以防刮宫致病灶扩散。注意刮取子宫角处内膜,刮出组织送病理检查和结核菌培养。

2. X 线检查　可行胸部、盆腔 X 线片,以便发现原发病灶。子宫输卵管碘油造影:宫腔狭窄变形,边缘呈锯齿状;管腔多处狭窄,呈串珠状或管腔细小僵直。

3. 腹腔镜检查　观察盆腔、子宫、输卵管浆膜面有无粟粒结节,并取腹腔液作结核菌培养或取病变组织作活组织检查。

4. 结核菌检查　取月经血或宫腔刮出物或腹腔液作结核菌检查。

5. 结核菌素试验　阳性表示曾有结核分枝杆菌感染;强阳性表示仍有活动病灶;阴性表示未感染过结核分枝杆菌。

6. 其他检查　白细胞计数、红细胞沉降率。

【鉴别诊断】　应与子宫内膜异位症、盆腔炎性疾病后遗症、卵巢肿瘤鉴别。

【治疗】　治疗原则:抗结核药物治疗为主,休息营养为辅。

1. 抗结核药物治疗　遵循早期、联合、规律、适量、全程的原则。采用异烟肼、利福平、乙胺丁醇及吡嗪酰胺等联合治疗 6~9 个月。推荐两阶段短疗程药物治疗方案,前 2~3 个月为强化期,后 4~6 个月为巩固期或继续期。

知识链接

生殖器结核的抗结核方案

2010 年 WHO 结核病诊疗指南指出生殖器结核的抗结核药物的选择、用法、疗程参考肺结核病。方案:①强化期 2 个月,每日异烟肼、利福平、吡嗪酰胺及乙胺丁醇四种药物联合应用,后 4 个月巩固期每日连续应用异烟肼、利福平(简称 2HRZE/4HR);或巩固期每周 3 次间歇应用异烟肼、利福平(2HRZE/4H_3R_3)。②强化期每日异烟肼、利福平、吡嗪酰胺、乙胺丁醇四种药物联合应用 2 个月,巩固期每日应用异烟肼、利福平、乙胺丁醇连续 4 个月(2HRZE/4HRE);或巩固期每周 3 次应用异烟肼、利福平、乙胺丁醇连续 4 个月(2HRZE/4H_3R_3E_3)。第一个方案可用于初次治疗的患者,第二个方案多用于治疗失败或复发的患者。

2. 支持疗法　急性患者至少应休息 3 个月,加强营养,参加体育锻炼,增强体质。

3. 手术治疗　用于:①盆腔包块经药物治疗后缩小未完全消退。②治疗无效或反复发作者。③较大包块或较大包裹性积液。④内膜破坏广泛,药物治疗无效者。手术前后需应用抗结核治疗。行全子宫及双侧附件切除术。年轻妇女应尽量保留卵巢功能。对病变局限在输卵管,而又迫切希望生育者,可行双输卵管切除术,保留卵巢及子宫。对部分希望妊娠者,行辅助生育技术助孕。

【预防】　增强体质,做好卡介苗接种,积极防治肺结核、肠结核及淋巴结结核等。

(冯艳奇)

复习思考题

1. 试述维持阴道生态平衡的机制。
2. 如何诊断滴虫性阴道炎、外阴阴道假丝酵母菌病、细菌性阴道病?
3. 说出慢性宫颈炎的病理改变和临床表现。
4. 简述盆腔炎性疾病后遗症的临床表现及治疗。

第十七章

女性生殖系统肿瘤

学习要点

1. 掌握　宫颈上皮内瘤变的临床表现、诊断及治疗；宫颈癌临床表现及诊断；子宫肌瘤的临床表现及诊断；子宫内膜癌的临床表现及诊断；卵巢肿瘤的预防、诊断及治疗。

2. 熟悉　宫颈上皮内瘤变的组织学特点和病因；宫颈癌的病理、处理和预防；子宫肌瘤的处理原则；子宫内膜癌的治疗；卵巢肿瘤的病理和临床特征。

3. 了解　子宫肌瘤与妊娠的相互影响及鉴别诊断；子宫内膜癌的发病情况；卵巢肿瘤的组织发生学分类。

4. 具备妇科肿瘤筛查及对病变区活检取材能力；能进行分段性诊断性刮宫。

5. 关爱妇科肿瘤患者，鼓励和指导患者正确认识妇科肿瘤与配合治疗。

女性生殖系统肿瘤是妇科常见疾病，可发生在生殖器官的任何部位，以子宫和卵巢肿瘤最常见。根据肿瘤的性质分为良性肿瘤和恶性肿瘤两大类。在良性肿瘤中子宫肿瘤发病率最高，占第二位的是卵巢肿瘤；而恶性肿瘤中，以子宫颈癌最为多见，其次是卵巢恶性肿瘤、子宫内膜癌。近几年以来，随着临床诊断新技术的广泛应用，使肿瘤的早期诊断率得到提高，从而提高了女性生殖器官肿瘤的治愈率，降低了病死率。本章主要介绍宫颈上皮内瘤变、宫颈癌、子宫肌瘤、子宫内膜癌及卵巢肿瘤。

第一节　宫颈上皮内瘤变

宫颈上皮内瘤变（cervical intraepithelial，CIN）是与宫颈浸润癌密切相关的一组癌前病变，它反映宫颈癌发生发展中的连续过程。随着分子生物学发展和临床研究深入，发现 CIN 并非是单向的病理生理学发展过程，而是具有两种不同的结局。一种是病变常自然消退，很少发展为浸润癌；另一种是病变具有癌变潜能，可能发展为浸润癌。CIN 常发生于 25~35 岁的妇女，而宫颈癌则多见于 40 岁以上的妇女。

【病因】　流行病学调查发现 CIN 与性生活紊乱、吸烟密切相关。其他的危险因素包括性生活过早（<16 岁）、性传播疾病（尤其是 HPV 感染）、经济状况低下、口服避孕药和免疫抑制。

目前研究较多的是 HPV 感染和 CIN 间的关系。宫颈组织学的特殊性是宫颈上

174

皮内瘤变的病理学基础。

(一) HPV 感染

90% 以上 CIN 有 HPV 感染。早期 HPV 感染时，病变的宫颈上皮变成典型的挖空细胞。在这些细胞中可见大量的 HPV-DNA 和病毒壳抗原。HPV 不适应在未成熟的细胞中生长，随着 CIN 病变严重，HPV 复制减少，病毒壳抗原消失。但具有转录活性的 HPV-DNA 片段可整合到宿主细胞，导致宿主细胞的恶性转化。HPV 感染多不能持久，常自然被抑制或消失。许多 HPV 感染妇女并无临床症状。临床上可见许多 CIN(轻度宫颈鳞状上皮内瘤变)自然消退。当 HPV 感染持久存在时，在一些其他因素(如吸烟、使用避孕药、性传播疾病等)作用下，可诱发 CIN。

目前已知：HPV6、11、42、43、44 属低危型，一般不诱发癌变；而 HPV16、18、31、33、35、39、45、51、52、56 或 58 属高危型，高危型 HPV 亚型产生两种癌蛋白：E6 和 E7 蛋白。癌蛋白可与宿主细胞的细胞周期调节蛋白(抑癌蛋白如 P53、RB 等)相结合(E6 蛋白与 P53 结合，E7 蛋白和 RB，P107 和 cyclinA 结合)，导致细胞周期控制失常，发生癌变。

CIN Ⅰ：主要与 6、11、31、35 型有关，常为多亚型 HPV 的混合感染，病变由多克隆细胞增生而成、病灶常局限在宫颈阴道部。若为高危型 HPV 感染，则病变由单克隆细胞增生所致。

CIN Ⅱ 和 Ⅲ 主要与 HPV16、18 和 33 型有关。常为单一亚型 HPV 感染，病变由单克隆细胞增生而成，可扩展至宫颈管内。

(二) 宫颈组织学的特殊性

宫颈上皮由宫颈阴道部鳞状上皮和宫颈管柱状上皮组成。

1. 宫颈阴道部鳞状上皮　由深至浅可分为 3 个带(基底带、中间带及浅表带)。基底带由基底细胞和旁基底细胞组成。免疫组织化学染色技术检测显示：基底细胞和旁基底细胞含有表皮生长因子受体(EGFR)、雌激素受体(ER)及孕激素受体(PR)。基底细胞为储备细胞，无明显细胞增殖表现。但在某些因素刺激下可以增生，也可以增生成为不典型鳞状细胞或分化为成熟鳞状细胞，但不向柱状细胞分化。旁基底细胞为增生活跃的细胞，偶见核分裂象。中间带与浅表带为完全不增生的分化细胞，细胞渐趋死亡。宫颈鳞状上皮 3 个带细胞的不同生物学特性，解释了宫颈上皮内瘤变的细胞起源。

2. 宫颈管柱状上皮　柱状上皮为分化良好细胞，而柱状上皮下细胞为储备细胞，具有分化或增生能力，一般病理切片中见不到。有关柱状上皮下储备细胞的起源有两种不同的认为：

(1) 直接来源于柱状细胞：细胞培养和细胞种植实验结果显示：人柱状细胞可以双向分化，即分化为 CK7 和 CK18 阳性的分泌黏液的柱状细胞和分化为 CK13 阳性的储备细胞。

(2) 来源于宫颈鳞状上皮的基底细胞。

3. 移行带及其形成　宫颈鳞状上皮与柱状上皮交接部称为鳞 - 柱状交接部或鳞 - 柱交接。根据其形态发生学变化，鳞 - 柱状交接部又分为原始鳞 - 柱状交接部和生理鳞 - 柱状交接部。

胎儿期，来源于泌尿生殖窦的鳞状上皮向上生长，至宫颈外口与宫颈管柱状上皮相邻，形成原始鳞 - 柱状交接部。青春期后，在雌激素作用下，宫颈发育增大，宫颈管黏膜组织外翻(假性糜烂),即宫颈管柱状上皮及其下的间质成分到达宫颈阴道部,导致原始鳞 - 柱状交接部外移;在阴道酸性环境或致病菌的作用下,宫颈阴道部外翻的柱状上皮被鳞状上皮替代,形成新的鳞-柱状交接部,称生理鳞 - 柱状交接部。原始鳞 - 柱状交接部和生理性鳞 - 柱状交接部之间的区域称移行带区。绝经后雌激素水平下降,宫颈萎缩,原始鳞 - 柱状交接部退回至宫颈管内。

在移行带区形成过程中,其表面被覆的柱状上皮逐渐被鳞状上皮所替代。替代的机制有:

(1)鳞状上皮化生:当鳞 - 柱交界位于宫颈阴道部时,暴露于阴道的柱状上皮受阴道酸性影响,柱状上皮下未分化储备细胞开始增生,并逐渐转化为鳞状上皮,继之柱状上皮脱落,而被复层鳞状细胞所替代,此过程称鳞状上皮化生。化生的鳞状上皮偶可分化为成熟的角化细胞,但一般均为大小形态一致,形圆而核大的未成熟鳞状细胞,无明显表层、中层、底层 3 层之分,也无核深染、异型或异常分裂象。化生的鳞状上皮既不同于宫颈阴道部的正常鳞状上皮,镜检时见到两者间的分界线;又不同于不典型增生,因而不应混淆。宫颈管腺上皮也可鳞化而形成鳞化腺体。

(2)鳞状上皮化:宫颈阴道部鳞状上皮直接长入柱状上皮与其基底膜之间,直至柱状上皮完全脱落而被鳞状上皮替代,称鳞状上皮化。多见于宫颈糜烂愈合过程中。愈合后的上皮与宫颈阴道部的鳞状上皮无区别。

移行带区成熟的化生鳞状上皮对致癌物的刺激相对不敏感。但未成熟的化生鳞状上皮代谢活跃,在一些物质(例如精子、精液组蛋白及 HPV 等)的刺激下,可发生细胞分化不良,排列紊乱,细胞核异常,有丝分裂增加,形成宫颈上皮内瘤变。

【病理】　宫颈上皮内瘤变(CIN)　是宫颈癌的癌前病变,CIN 分为 3 级(图 17-1):

Ⅰ级:即轻度不典型增生。镜下见上皮下 1/3 层细胞核增大,核质比例略增大,核染色稍加深,核分裂象少,细胞极性正常。

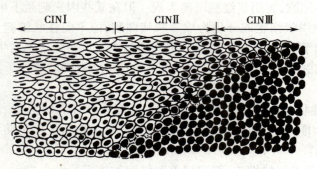

图 17-1　CIN 分级

Ⅱ级:即中度不典型增生。镜下见上皮下 1/3~2/3 层细胞核明显增大,核质比例增大,核深染,核分裂象较多,细胞数量明显增多,细胞极性尚存。

Ⅲ级:即重度不典型增生和原位癌。病变细胞几乎或全部占据上皮全层,细胞核异常增大,核质比例显著增大,核形不规则,染色深,核分裂象多,细胞拥挤,排列紊乱,无极性。

CIN 具有两种不同的结局:一是病变自然消退,很少发展为浸润癌;二是病变具有癌变潜能,可能发展为浸润癌(图 17-2)。各级 CIN 均有发展为浸润癌的趋向。级别

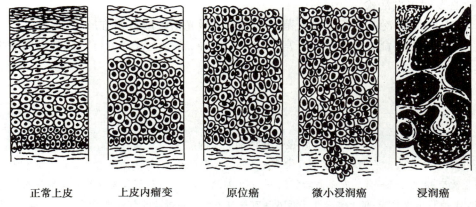

| 正常上皮 | 上皮内瘤变 | 原位癌 | 微小浸润癌 | 浸润癌 |

图 17-2 宫颈正常上皮 - 上皮内瘤变 - 浸润癌

越高发展为浸润癌机会越多;级别越低,自然退缩机会越多。

【临床表现】 宫颈鳞状上皮内瘤变无特殊症状。偶有阴道排液增多,伴或不伴臭味。也可有接触性出血,发生在性生活或妇科检查(双合诊或三合诊)后出血。体征可无明显病灶,宫颈光滑或仅见局部红斑、白色上皮,或宫颈糜烂表现。

【诊断】 依靠病理学检查,一些辅助检查有助于提高病理学诊断的准确性。

1. 宫颈细胞学检查 为最简单的宫颈鳞状上皮内瘤变的辅助检查方法,可发现早期病变。凡婚后或性生活过早的女性应行细胞学检查,并每 1~3 年 1 次定期复查(详见第二十六章第一节)。

若发现异常细胞(巴氏分类Ⅲ级及Ⅲ级以上或 TBS 中异常上皮细胞)可作阴道镜检查,进一步明确诊断。

2. 阴道镜检查 可了解病变区血管情况。注意宫颈移行带区内醋酸白色上皮、毛细血管形成的极细红点、异形血管以及由血管网围绕的镶嵌白色或黄色的上皮块。在上述病变区域活检,可以提高诊断的准确性。阴道镜不能了解宫颈管的病变情况,应刮取宫颈管内组织(ECC)或用宫颈管刷取材作病理学检查。

3. 宫颈活组织检查 为确诊宫颈鳞状上皮内瘤变最可靠方法。任何肉眼可见病灶均应作单点或多点活检。如无明显病灶,可选择宫颈移行带区 3、6、9、12 点处活检,或在宫颈黏膜碘试验(又称 Schiller test)不染色区取材,提高确诊率。

4. HPV 检测 有条件者,定量检测 HPV 有助于对疾病的了解及预后估计。

【治疗】 根据细胞学、阴道镜以及宫颈活组织检查结果决定治疗方法。

不典型鳞状细胞(ASC-US)、高度上皮内病变的不典型鳞状细胞(ASC-H)及不典型腺上皮(AGC):世界妇产科联盟(FIGO)2001 年建议 ASC-US,ASC-H 患者进一步作阴道镜及宫颈活组织检查或 AGC 患者行子宫内膜活组织检查,以排除并存的 CIN 或癌。9%~19% 的 ASC 患者伴有 CIN Ⅱ或Ⅲ。根据阴道镜及病理检查的结果采取相应的处理。若阴道镜及病理检查结果排除其他的病变,则可在半年或 1 年后复查。

CIN Ⅰ(LSIL):对范围小、局限的病灶可采用冷冻治疗;范围较大、病灶扩展到阴道(片状或卫星状),或累及腺体的病变可采用激光治疗。病灶切除深度应达黏膜下约 6~7mm,以便排除宫颈浸润癌。

对无明显病灶,且可随访者可先按炎症处理,2~3 个月后重复作宫颈刮片细胞学检查,必要时再次活检。

　　CIN Ⅱ:可用冷冻治疗。病变范围大可选用激光治疗或宫颈锥形切除病灶。

　　CIN Ⅲ:无生育要求者行全子宫切除术。年轻、希望生育者可行宫颈锥形切除术,术后密切随访。

知识链接

妊娠合并宫颈上皮内瘤变

　　妊娠期间,高水平的雌激素使柱状上皮外移至宫颈阴道部,转化区的基底细胞出现不典型增生改变;另外,妊娠期妇女免疫功能低下,易患 HPV 感染。故妊娠期妇女行宫颈细胞学检查 CIN Ⅰ 的检出率较高,但大部分于产后 6 周可恢复正常。一般认为妊娠期 CIN 仅作观察,产后复查后再处理。

第二节　子宫颈癌

　　宫颈癌(cervical cancer)是妇科最常见的恶性肿瘤。原位癌高发年龄为 30~35 岁,浸润癌为 50~55 岁。因宫颈癌癌前病变时间较长,宫颈组织容易暴露,以及近 40 年宫颈细胞学筛查的普遍应用,使宫颈癌和癌前病变得到早发现、早诊断、早治疗,大大降低了宫颈癌的发病率和死亡率。

【发病相关因素】

(一)病因

　　目前尚不完全清楚。根据国内外资料表明,本病的发生与早婚、早育、多产、密产、性生活紊乱、经济状况不良、种族和地理环境等因素有关。近几年来发现高危型人乳头瘤病毒(HPV)感染是宫颈癌的主要危险因素。另外,感染单纯疱疹病毒Ⅱ型、人巨细胞病毒等也与宫颈癌的发生有一定关系。与高危男子(有阴茎癌、前列腺癌或其前妻曾患宫颈癌者)有性接触的妇女,宫颈癌发病率增高。

(二)发生和发展

　　1. 宫颈癌的癌前病变　详见第一节。

　　2. 宫颈浸润癌的形成　当宫颈上皮化生过度活跃,伴某些外来致癌物质刺激,或 CIN 继续发展,异型细胞突破上皮下基底膜,累及间质,则形成宫颈浸润癌。

【病理】

(一)宫颈上皮内瘤变(CIN)

　　宫颈上皮内瘤变是宫颈癌的癌前病变(图 17-2)。

(二)宫颈鳞状细胞癌

　　占宫颈癌的 80%~85%,以具有鳞状上皮化生、细胞间桥,而无腺体分化或黏液分泌为病理诊断要点。多数起源于鳞状上皮或柱状上皮交接处移行带区的非典型增生上皮或原位癌。

　　1. 巨检和生长方式　镜下早期浸润癌及极早期宫颈浸润癌,肉眼观察无明显异常,或类似宫颈柱状上皮异位。随着病变逐步发展,有以下 4 种类型(图 17-3):

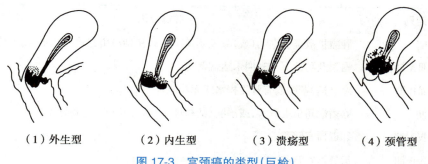

（1）外生型　　　（2）内生型　　　（3）溃疡型　　　（4）颈管型

图 17-3　宫颈癌的类型(巨检)

（1）外生型：最常见。病灶向外生长，状如菜花样或乳头样。组织脆，触之易出血。常累及阴道。

（2）内生型：癌灶向宫颈深部组织浸润，并侵犯子宫峡部。宫颈肥大而硬，表面光滑或仅见柱状上皮异位，整个宫颈膨大如桶状。常累及宫旁组织。

（3）溃疡型：上述两型癌灶继续发展，癌组织坏死脱落形成凹陷性溃疡或空洞，形如火山口状。

（4）颈管型：癌灶发生在宫颈管内，常侵入宫颈及子宫峡部供血层以及转移到盆壁的淋巴结。

2. 显微镜检

（1）镜下早期浸润癌：癌细胞小团穿破基底膜，似泪滴状、锯齿状，或进而出现膨胀性间质浸润。诊断标准参见临床分期（表 17-1）。

表 17-1　宫颈癌的临床分期(FIGO,2009 年)

期别	肿瘤范围
Ⅰ 期	癌灶局限在宫颈(扩展至宫体将被忽略)
Ⅰ A 期	仅在显微镜下可见浸润癌,浸润深度≤5mm,宽度≤7mm
Ⅰ A1 期	间质浸润深度≤3mm,宽度≤7mm
Ⅰ A2 期	间质浸润深度 3~5mm,宽度≤7mm
Ⅰ B 期	临床上可见癌灶局限于宫颈,或显微镜下可见病灶大于 ⅠA 期
Ⅰ B1 期	临床癌灶直径≤4cm
Ⅰ B2 期	临床癌灶直径 >4cm
Ⅱ 期	癌灶已超出子宫,但未达盆壁,或浸润未达阴道下 1/3
Ⅱ A 期	无宫旁浸润
Ⅱ A1 期	临床可见癌灶≤4cm
Ⅱ A2 期	临床可见癌灶 >4cm
Ⅱ B 期	癌有宫旁浸润

续表

期别	肿瘤范围
Ⅲ期	肿瘤扩散至盆壁和(或)累及阴道下 1/3,和(或)引起肾盂积水,或无功能肾
ⅢA 期	癌累及阴道下 1/3,但未达盆壁
ⅢB 期	癌已达盆壁,有肾盂积水或无功能肾
Ⅳ期	癌播散超出真骨盆,或浸润(活检证实)膀胱黏膜或直肠黏膜
ⅣA 期	邻近器官转移
ⅣB 期	远处器官转移

(2) 浸润癌:指癌灶浸润间质的范围已超出可测量的早期浸润癌,呈网状或团块状间质浸润。根据细胞分化程度分 3 级:Ⅰ级,高分化鳞癌即角化性大细胞型。Ⅱ级,中分化鳞癌即非角化性大细胞型。Ⅲ级,低分化鳞癌即小细胞型。

(三) 宫颈腺癌

占宫颈癌的 15%~20%。

1. 巨检　来自宫颈管,并浸润宫颈管壁。癌灶呈乳头状、芽状、溃疡或浸润型。病灶向宫颈管内生长,宫颈外观可正常,但宫颈管膨大如桶状。常侵犯宫旁组织。

2. 显微镜检　主要组织学类型有 2 种。

(1) 黏液腺癌:最常见,来源于宫颈柱状上皮黏液细胞。

(2) 恶性腺瘤:又称微偏腺癌,属高分化宫颈管黏膜腺癌。

(四) 鳞腺癌

占宫颈癌的 3%~5%。癌组织中含有腺癌和鳞癌两种成分。

【转移途径】　主要为直接蔓延及淋巴转移,血行转移极少见。

1. 直接蔓延　最常见,癌组织局部浸润,并向邻近器官及组织扩散。外生型常向下沿阴道黏膜浸润,阴道壁蔓延;宫颈管内的病灶向上累及子宫下段、宫体,向两侧蔓延至宫旁组织、盆壁,晚期则累及直肠、膀胱、输尿管。

2. 淋巴转移　当宫颈癌局部浸润后,即侵入淋巴管形成瘤栓,随淋巴液引流到达局部淋巴结,在淋巴管内扩散。首先转移至宫旁、宫颈旁、闭孔、髂内、髂外,其次为髂总、腹股沟、腹主动脉旁淋巴结(图 17-4)。

3. 血行转移　很少见。可转移至肺、肾或脊柱等远处组织器官。

【临床分期】

采用国际妇产科联盟(FIGO,2009 年)修订的临床分期(表 17-1)。临床分期在治疗前进行,治疗后不再更改(图 17-5)。

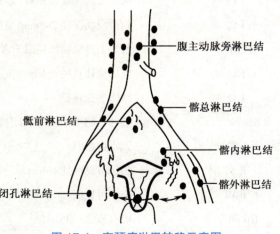

图 17-4　宫颈癌淋巴转移示意图

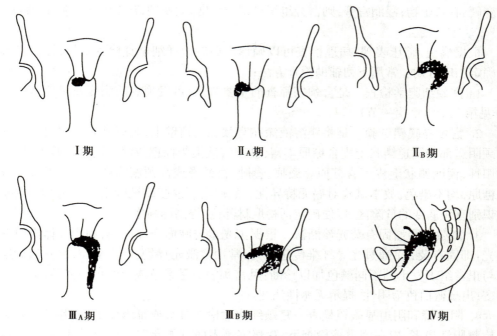

图 17-5 宫颈癌临床分期示意图

【临床表现】

早期宫颈癌无明显症状及体征,与慢性宫颈炎无明显区别,有时甚至见宫颈光滑,尤其老年妇女宫颈已萎缩者。随病情的发展,可出现以下表现:

(一)症状

1. 阴道出血 最早表现为性交后或妇科检查后少量阴道流血,称接触性出血。早期流血量少,晚期病灶较大可致多量出血,一旦侵蚀较大血管可能引起致命性大出血。年轻患者也可表现为经期延长、周期缩短、经量增多等。老年患者常表现为绝经后不规则阴道流血。一般外生型癌出血较早,血量也多;内生型癌出血较晚。

2. 阴道排液 初为白色、稀薄水样、无臭,晚期因组织坏死,继发感染而呈大量米汤样或脓性恶臭分泌物。

3. 疼痛 晚期癌肿侵犯盆腔闭孔、腰骶神经或压迫神经,致腰骶部、下腹及下肢疼痛。

4. 其他症状 晚期癌累及周围器官可引起尿频、尿急、肛门坠胀、里急后重、大便秘结;严重时导致输尿管梗阻、肾盂积水,最后引起尿毒症。到了疾病末期,患者出现消瘦、贫血等恶病质症状。

(二)体征

早期宫颈癌局部无明显病灶,宫颈光滑或轻度糜烂。随着宫颈癌的生长发展,外生型见宫颈赘生物向外生长,呈息肉状或乳头状突起,继而向阴道突起形成菜花状赘生物,表面不规则,触之易出血。内生型则见宫颈肥大、质硬,宫颈管膨大如桶状,宫颈表面光滑或有浅表溃疡。晚期由于癌组织坏死脱落,形成凹陷性溃疡,整个宫颈有时被空洞替代,并覆有灰褐色坏死组织,恶臭。病灶浸润阴道致阴道穹隆消失,阴道壁变硬、有赘生物；浸润宫旁，则宫旁组织呈结节状增厚、变硬，甚至形成"冰冻"骨盆。

【诊断】

根据病史、临床表现、病理检查可以确诊。还应做详细全身检查及妇科三合诊，以确定临床分期。常用下列辅助检查方法：

1. 宫颈细胞学检查　是宫颈癌筛查的主要方法，可发现癌前病变及早期宫颈癌（详见第二十六章第一节）。

2. 宫颈黏膜碘试验　是将碘溶液涂在宫颈和阴道壁上，观察其着色情况。正常宫颈阴道部和阴道鳞状上皮含糖原丰富，被碘溶液染为棕色或深赤褐色。若不染色，为阳性，说明鳞状上皮不含糖原。瘢痕、囊肿、宫颈炎或宫颈癌等鳞状上皮不含或缺乏糖原，均不染色，故本试验对癌无特异性。然而宫颈黏膜碘试验用于检测 CIN 主要是识别宫颈病变的危险区，以便确定活检取材部位，提高诊断率。

3. 氮激光肿瘤固有荧光诊断法　根据荧光素与肿瘤亲和作用，利用人体内原有荧光（即固有荧光），通过光导纤维传送激光（常用氮激光）激发病变部位，目测病灶组织与正常组织发出的不同颜色加以诊断：见宫颈表面呈紫色或紫红色为阳性，提示有病变；出现蓝白色为阴性，提示无恶性病变。

4. 阴道镜和阴道显微镜检查　宫颈细胞学检查Ⅲ级或Ⅲ级以上，或肿瘤固有荧光检测阳性患者，应在阴道镜检查下，观察宫颈表面有无异型上皮或早期癌变；阴道镜可将细胞放大 10~20 倍，阴道显微镜可放大 180~200 倍，有利于在可疑病变部位取活检，以提高活体组织检查的阳性率。

5. 宫颈和宫颈管活组织检查　是诊断癌前病变和宫颈癌最可靠的方法。一般在宫颈鳞 - 柱状上皮交界处 3、6、9、12 点取活组织，或以碘液涂抹宫颈在不着色区行多点取材，或在阴道镜下于可疑部位取材。若宫颈有明显病灶，可直接在癌灶取材。若宫颈细胞学阳性，但宫颈光滑，应用小刮匙搔刮宫颈管，刮出物送病理检查。

6. 子宫颈锥形切除术　宫颈细胞学检查多次阳性，而分段诊刮、宫颈活检阴性，或活检为原位癌，不能排除浸润癌者，可行子宫颈锥形切除术，送病理切片检查。

7. 其他检查　确诊宫颈癌后，应根据需要，进行胸部 X 线检查、淋巴造影、膀胱镜检、直肠镜检等，以确定临床分期。

【鉴别诊断】

1. 子宫颈柱状上皮异位或宫颈息肉　均可发生接触性出血，外观与原位癌、早期浸润癌难以区别，应作宫颈细胞学检查，必要时行活组织检查。

2. 宫颈结核　表现为不规则出血和白带增多，宫颈局部可有多个溃疡、结节，或菜花样赘生物，外观难以与宫颈癌区别，宫颈活检是唯一可靠的确诊方法。

3. 子宫内膜异位症　有时宫颈可有多个息肉样变，甚至累及阴道穹隆，需行活组织检查方可确诊。

4. 宫颈乳头状瘤　表现为接触性出血、白带增多、外观呈乳头状、菜花状，需经活组织检查确诊。

【治疗】　应根据临床分期、患者年龄、全身情况、设备条件和医疗技术水平决定治疗措施。常采用手术、放疗及化疗等综合治疗方案。

（一）宫颈上皮内瘤变

见第一节。

（二）宫颈浸润癌

1. 手术治疗　主要用于ⅠA～ⅡA期患者。

（1）原位癌、ⅠA1期：行全子宫切除术，卵巢正常者应予保留。

（2）ⅠA2期：选用改良根治性子宫切除术及盆腔淋巴结清扫术。

（3）ⅠB～ⅡA期：行根治性子宫切除术及盆腔淋巴结清扫术，髂总淋巴结有转移者，腹主动脉旁淋巴结切除或取样，年轻患者卵巢正常应予保留。

知识链接

宫颈癌手术方法

1. 全子宫切除术　包括全子宫、阴道穹隆部2cm，根据年龄可保留卵巢。

2. 次广泛子宫切除术　包括全子宫、双侧附件切除、游离输尿管、切除宫旁2cm、阴道2cm，不做盆腔淋巴结清扫术，年轻患者可保留一侧卵巢。

3. 宫颈癌根治术　包括广泛子宫切除、双附件切除、宫旁及阴道各切除3cm以上、盆腔淋巴结清扫术。

4. 盆腔淋巴结清扫术　包括髂总、髂内、髂外、腹股沟深淋巴结及闭孔区淋巴组织。

2. 放射治疗　适用于ⅡB、Ⅲ、Ⅳ期患者，或不能耐受手术患者。早期患者以体内放疗为主，晚期患者以体外放疗为主。腔内照射多用后装治疗机，放射源为^{137}铯（^{137}Cs）、^{192}铱（^{192}Ir）等。体外照射多用直线加速器、^{60}钴（^{60}Co）。

3. 手术及放射综合治疗　适用于宫颈病灶较大，术前先放疗或术后证实有淋巴结或宫旁组织转移者行术后补充治疗。

4. 化疗　用于晚期或复发转移的患者。近年也采用化疗作为手术或放疗的辅助治疗，用以治疗局部巨大肿瘤。常用的有效药物有顺铂、卡铂、环磷酰胺、异环磷酰胺、氟尿嘧啶、博莱霉素、丝裂霉素、长春新碱等，其中以顺铂疗效较好。一般采用联合化疗。化疗途径可采用静脉或介入化疗（超选择性动脉灌注化疗）。

病案分析

病案：女性，40岁。妇科检查：阴道黏膜正常，宫颈可见0.5cm×1cm×0.5cm赘生物，子宫双侧附件正常。宫颈活检为鳞癌。

问：

（1）临床分期是什么？

（2）正确的处理是什么？

分析：

（1）ⅠB期

（2）广泛性全子宫切除＋盆腔淋巴清扫

【预防】

1. 加强防癌知识宣传。提倡晚婚、晚育、少生、优生，开展性卫生知识教育，增强自我保健意识。

2. 开展防癌普查普治。凡已婚妇女，应每年进行一次妇科病普查，常规行宫颈细胞学检查，有异常者进一步明确诊断，做到早发现、早诊断、早治疗。

3. 及时诊断和治疗 CIN ，以阻断宫颈癌的发生。

【预后及随访】

1. 预后　宫颈癌的预后与临床分期、病理类型及治疗有关。早期宫颈癌得到有效治疗，预后较好。晚期宫颈癌患者主要死于尿毒症、出血、感染及恶病质。

2. 随访　治疗出院后第 1 年内每 2~3 个月一次；第 2 年每 3~6 个月 1 次；第 3~5 年，每半年 1 次；第 6 年每年 1 次。除进行全面体检外，应定期行胸透和血常规检查。

知识链接

宫颈癌合并妊娠

国内报道占宫颈癌的 9.2‰ ~70.5‰。早期妊娠出现阴道流血、中晚期妊娠出现阴道流血排除前置胎盘后均需常规作阴道窥器检查，若宫颈有可疑病变应作宫颈刮片细胞学检查、阴道镜检查，必要时行宫颈活检，以免漏诊和误诊。要注意妊娠期宫颈鳞－柱交接部因受高雌激素影响而外移，移行带区的基底细胞出现不典型增生，可类似原位癌病变，不必处理，产后能恢复正常。通常妊娠期宫颈癌的处理原则和非孕期宫颈癌的处理原则相同。所有的治疗措施均应与患者及其配偶充分讨论后作出决定，尊重他们的选择。

第三节　子宫肌瘤

子宫肌瘤（uterine myoma）是女性生殖器官最常见的良性肿瘤。其主要由子宫平滑肌组织增生而形成，其间有少量纤维结缔组织。好发于 30~50 岁妇女，35 岁以上的妇女约 20% 患有此病，相当部分妇女因肌瘤小，无明显症状而未被发现，故临床报道其发病率远较实际发病率低。

【病因】　子宫肌瘤的确切病因至今不明确。根据其好发于生育年龄的妇女，而绝经后肌瘤停止生长，甚至萎缩，子宫肌瘤常合并子宫内膜增生过长，妊娠期肌瘤生长加快，子宫肌瘤组织中雌激素受体和雌二醇含量较正常子宫肌层组织高，提示子宫肌瘤的发生、发展与雌激素有关。近年有研究表明，子宫肌瘤患者存在细胞遗传学异常以及孕激素有刺激肌瘤生长的作用。

【分类】　子宫肌瘤绝大多数生长在子宫体部（占 90%），仅少数在子宫颈部（占 10%）。肌瘤原发于子宫肌层，以后根据肌瘤生长方向及其与子宫壁的关系，分为三类（图 17-6）。

1. 肌壁间肌瘤　最常见，约占 60%~70%。肌瘤位于子宫肌层内，周围被平滑肌层包围，肌瘤较大时，可使宫腔及子宫表面变形。

2. 浆膜下肌瘤　占 20%~30%。肌瘤向子宫浆膜面生长，突出于子宫表面，其表面仅由子宫浆膜层覆盖。当瘤体继续向浆膜面生长，仅有一蒂与子宫肌壁相连，成为带蒂的浆膜下肌瘤；肌瘤脱落至腹腔或盆腔，形成游离性肌瘤；若肌瘤位于宫体侧壁向宫旁生长，突入阔韧带两叶之间称阔韧带肌瘤。

3. 黏膜下肌瘤　占 10%~15%。肌瘤向子宫黏膜面生长，突出于子宫腔，其表面仅由黏膜层覆盖。当瘤体继续生长，仅有一蒂与子宫肌壁相连，成为带蒂的黏膜下肌瘤，如蒂较长，可经宫颈突入阴道。

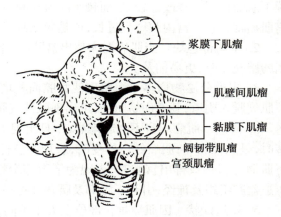

图 17-6　子宫肌瘤分类示意图

多种类型的肌瘤发生在同一子宫，称多发性子宫肌瘤。

【病理】

1. 巨检　子宫肌瘤多呈实质性球形结节，常为多发，也可单发。肌瘤质硬，表面光滑，与周围组织分界清楚，无包膜，肌瘤压迫周围子宫肌纤维形成假包膜，使肌瘤与正常子宫肌相隔。肌瘤切面呈漩涡状结构，颜色、硬度与纤维组织多少有关。含平滑肌多，色略黄、质较软；含纤维组织多则色较白、质较硬。

2. 镜检　肌瘤组织由皱纹状排列的平滑肌纤维与纤维结缔组织构成。细胞大小均匀，呈卵圆形或杆状，细胞核染色较深，排列成漩涡状。

【肌瘤变性】　子宫肌瘤可因血循环障碍，瘤细胞营养不良，致肌瘤组织失去原有典型结构，称子宫肌瘤变性。常见于：

1. 玻璃样变　最多见。肌瘤漩涡状结构消失，被均匀透明样物质所替代，色苍白。镜下见病变区域肌细胞消失，为均匀粉红色无结构区，与无变性区边界明显。

2. 囊性变　在玻璃样变基础上，病变组织坏死，液化形成多个囊腔，囊内有清澈无色液体，也可凝固或呈胶冻状，囊壁无上皮覆盖。

3. 红色样变　常见于妊娠期、产褥期。肌瘤体积迅速增大，血管破裂，血液弥散于组织内。有溶血，血红蛋白渗入肌瘤中。肌瘤剖面呈暗红色，质软，腥臭，漩涡状结构消失。

4. 肉瘤变　少见，其发生率为 0.4%~0.8%，多见于年龄较大妇女。切面灰黄色，似生鱼肉状，与周围组织界限不清。若肌瘤在短期内迅速增大或伴不规则阴道流血者，应考虑有肉瘤变可能，若绝经后妇女肌瘤增大，更应警惕发生恶变。

5. 钙化　多见于蒂部狭小、血供不足的浆膜下肌瘤及绝经后妇女的肌瘤。常在脂肪变之后形成，镜下见钙化区为层状沉积，呈圆形或不规则形。

【临床表现】

(一) 症状

多无明显症状，仅在体检时偶然发现。症状与肌瘤部位、有无变性相关，而与肌瘤大小、数目关系不大。常见症状有：

1. 月经改变　主要表现为周期缩短、经量增多、经期延长、不规则阴道流血。黏膜下肌瘤出现月经改变较早,而较小的肌壁间肌瘤和浆膜下肌瘤则常无明显改变。子宫肌瘤常合并子宫内膜增生过长,也是导致月经改变的因素之一。

2. 下腹部包块 当肌瘤增大超出盆腔时,患者可在下腹部扪及质地较硬的包块,当膀胱充盈时,更易扪及。

3. 阴道分泌物增多 因肌瘤使宫腔面积增大,内膜腺体分泌增多而致。如黏膜下肌瘤脱入阴道,其表面易感染,可出现脓性或脓血性分泌物。

4. 疼痛 肌瘤本身不引起疼痛,一旦出现下列情况可引起疼痛:浆膜下肌瘤蒂扭转时,呈急性腹痛;肌瘤红色样变时,表现为急性剧烈腹痛伴恶心、呕吐、发热等;黏膜下肌瘤经宫颈口排出宫腔时,表现为下腹痉挛性疼痛伴腰骶部坠胀、酸痛;肌瘤较大压迫盆腔组织及神经,引起下腹部及腰背部疼痛。

5. 压迫症状 因肌瘤生长部位及大小不同,可出现尿频、排尿困难、尿潴留、排便困难等相应的压迫症状。

6. 继发性贫血 因长期月经量过多所致,重者出现全身乏力、面色苍白、头晕、心悸、气短等症状。

7. 不孕 因肌瘤压迫输卵管或宫腔变形不利于受精卵着床所致。

(二)体征

肌瘤较大,可在下腹部正中扪及质硬、无压痛的结节状包块。妇科检查:子宫增大、变硬。肌壁间肌瘤,子宫呈不规则增大,表面可触及单个或多个结节状突起。浆膜下肌瘤,可触及质硬、球状包块,其蒂与子宫相连。黏膜下肌瘤,子宫多呈均匀增大,若肌瘤脱出于宫颈口或阴道内,可见红色、表面光滑的实质性肿块,伴感染者则表面有渗出物或溃疡形成。

【诊断】 根据病史、症状、体征诊断多无困难,B型超声检查为最主要的辅助诊断方法,必要时可借助于探针探测宫腔、宫腔镜、腹腔镜、子宫输卵管碘油造影等协助诊断。

【鉴别诊断】

1. 妊娠子宫 有停经史,多有早孕反应,子宫随停经月份增大变软等。借助尿或血 hCG 测定、B 型超声检查可确诊。

2. 卵巢肿瘤 一般无月经改变,肿块偏于下腹一侧,能与子宫分开,必要时借助于 B 型超声及腹腔镜检查可确诊。

3. 盆腔炎性包块 多有盆腔感染病史,患者出现发热、腹痛等症状。肿块边界不清,与子宫粘连或不粘连,有压痛。经抗感染治疗后肿块可缩小。B 型超声检查可协助诊断。

4. 子宫腺肌病 可有月经量增多,多数患者有继发性、进行性加重的痛经。子宫呈均匀性增大,但很少大于孕 3 个月子宫,且有经期子宫增大、经后缩小的特征。

5. 子宫畸形 双子宫、残角子宫易误诊为子宫肌瘤,但子宫畸形无月经改变。B 型超声检查、腹腔镜检查、子宫输卵管造影可协助诊断。

病案分析

病案:女性,58 岁,绝经 10 年,绝经前曾查有子宫肌瘤,约 2cm 直径。近两个月来,少量阴道流血伴下腹隐痛。妇科检查:子宫如妊娠 6 周大小,右侧宫角半球形突起,质地中偏软,表面光滑,两侧附件处未及包块。彩色多普勒超声检查见子宫右侧宫角增强团块,直径约 4cm,有散在性液性小暗区,内部见血流丰富。

问:

(1) 最可能的诊断是什么?

(2) 能明确诊断的处理措施是什么?

分析:

(1) 子宫肉瘤

(2) 剖腹探查。

【治疗】　应根据肌瘤的大小、部位、数目,临床表现,患者年龄,生育要求等全面考虑。

1. 随访观察　适用于肌瘤小、无明显症状者,尤其是近绝经期患者。每 3~6 个月复查一次,随访期间如子宫肌瘤增大迅速或临床症状明显时,再考虑进一步治疗。

2. 药物治疗　适用于肌瘤在 2 个月妊娠子宫大小以内,症状不明显,近绝经年龄或全身情况不能手术者。采用:①抗雌激素治疗:常用丙酸睾酮 25mg 肌内注射,每 5 日一次,月经来潮时 25mg 肌内注射,每日一次共 3 次。每月总量不超过 300mg,以免引起男性化。②促性腺激素释放激素类似物(GnRH-a):适用于治疗小肌瘤(≤2 个月妊娠子宫大小),经量增多或周期缩短、绝经过渡期患者。亮丙瑞林 3.75mg,每 4 周皮下注射一次,连续使用 3~6 个月。③拮抗孕激素药物:米非司酮 12.5~25mg,每日一次口服,连续服 3 个月。不宜长期服用,以防其拮抗糖皮质激素的副作用。

3. 手术治疗　如子宫大于孕 12 周大小,或经量增多明显致继发性贫血者,或肌瘤生长较快怀疑恶变者,应行手术治疗。应结合患者年龄、是否需要生育,行肌瘤切除或子宫切除术。对 35 岁以下未生育、需保留子宫者,采取肌瘤切除术;对肌瘤较大、症状重、药物治疗无效、无需保留生育功能或疑恶变者应行子宫次全切除或子宫全切除术。手术方法可选用经腹、经阴道手术或腔镜手术。

知识链接

子宫肌瘤合并妊娠

1. 子宫肌瘤对妊娠、分娩均有影响。黏膜下肌瘤易引起流产、早产;较大肌瘤于妊娠期可使胎位异常,并发生胎儿宫内发育迟缓、胎盘低置或前置等;浆膜下肌瘤可发生蒂扭转,导致肌瘤坏死、感染、化脓等。分娩期可因宫缩乏力致产程延长、产后出血,较大肌瘤阻塞产道致梗阻性难产等。妊娠合并肌瘤者多能自然分娩,不需急于干预,但要预防产后出血。若肌瘤阻碍胎儿下降可做剖宫产。剖宫产时是否同时切除肌瘤或切除子宫,需根据肌瘤大小、部位和患者情况决定。

2. 妊娠期子宫平滑肌细胞肥大,肌瘤明显增大,肌瘤迅速增大可发生红色变,出现剧烈腹痛伴恶心、呕吐,发热,白细胞计数升高。确诊后采用保守治疗,对症处理后几乎均能自行缓解。

第四节　子宫内膜癌

子宫内膜癌（endometrial carcinoma）绝大多数发生于子宫内膜腺体，故又称子宫内膜腺癌。多见于 50 岁以上妇女，是女性生殖器三大恶性肿瘤之一，发病率居女性生殖道恶性肿瘤的第二位，约 20%~30%。近年来其发病率在世界范围内呈上升趋势。

【病因】　本病确切病因不清楚，目前认为有两种发病机制。

1. 雌激素依赖型　其发生可能是子宫内膜长期受雌激素的影响，而无孕酮拮抗，可发生不同程度增生，最后癌变。临床常见于长期服用雌激素的绝经后妇女、内源性雌激素增高疾病如无排卵性功能失调性子宫出血、多囊卵巢综合征、功能性卵巢肿瘤等。患者较年轻，多有肥胖、高血压、糖尿病、不孕、不育、绝经延迟及其他心血管疾病。另有约 20% 的子宫内膜癌患者有家族史。多为子宫内膜腺癌，雌孕激素受体阳性率高，预后好。

2. 非雌激素依赖型　发病与雌激素无明显关系。多见于老年体瘦妇女，肿瘤恶性程度高，雌孕激素受体多呈阴性，预后差。

【病理】

（一）巨检

根据其生长方式和范围分为弥散型和局灶型两种。

1. 弥散型　子宫内膜大部分或全部被癌组织侵犯，癌灶常表现为不规则菜花样物从内膜表层长出并突出于宫腔内，充满宫腔甚至脱出于子宫颈口外，如颈管阻塞可导致宫腔积脓。

2. 局灶型　病灶局限于宫腔某部位，常见于宫底部或宫角处，呈息肉状或小菜花状，表面可有溃疡，易出血。其病变虽小，但易侵犯肌层。

（二）镜检

有 4 种类型：内膜样腺癌（约占 80%~90%）、腺癌伴鳞状上皮分化、浆液性腺癌和透明细胞癌。

【转移途径】　子宫内膜癌生长缓慢，转移较晚，主要以直接蔓延、淋巴转移为主，晚期可经血行转移。

1. 直接蔓延　沿子宫内膜蔓延生长，向上经子宫角至输卵管，向下至宫颈管、阴道。也可经子宫肌层浸润至子宫浆膜层，广泛种植于盆腔腹膜、直肠子宫陷凹及大网膜处。

2. 淋巴转移　为子宫内膜癌的主要转移途径。当病灶浸润子宫深肌层、宫颈或癌组织分化不良时，易早期发生淋巴转移（图 17-7）。

3. 血行转移　少见。晚期可经血行转移至肺、肝、骨等处。

【临床分期】　子宫内膜癌的分期，现广泛采用国际妇产科联盟（FIGO，2009 年）手术 - 病理分期（表 17-2）。

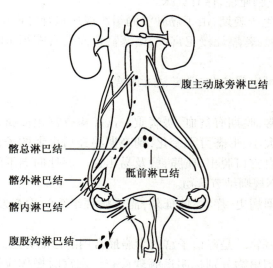

图 17-7 子宫内膜癌淋巴转移示意图

表 17-2 子宫内膜癌手术 - 病理分期（FIGO，2009）

期别	癌瘤部位
Ⅰ期	肿瘤局限在子宫体
Ⅰa	肿瘤浸润深度 <1/2 肌层
Ⅰb	肿瘤浸润深度 ≥1/2 肌层
Ⅱ期	肿瘤侵犯宫颈间质，但无宫体外蔓延
Ⅲ期	癌瘤局部和（或）区域扩散
Ⅲa	肿瘤累及浆膜层和（或）附件
Ⅲb	阴道和（或）宫旁受累
Ⅲc	盆腔淋巴结和（或）腹主动脉旁淋巴结转移
Ⅲc1	盆腔淋巴结阳性
Ⅲc2	腹主动脉旁淋巴结阳性和（或）盆腔淋巴结阳性
Ⅳ期	肿瘤侵及膀胱和（或）直肠黏膜，和（或）远处转移
Ⅳa	肿瘤累及膀胱和（或）直肠黏膜
Ⅳb	远处转移，包括腹腔内和（或）腹股沟淋巴结转移

【临床表现】

（一）症状

1. 阴道出血 阴道出血是子宫内膜癌最突出的症状，约 50%~70% 发生于绝经后。量一般不多，大量出血者少见或为持续性或为间歇性出血。未绝经者则表现为不规则出血或经量增多、经期延长。有长期子宫出血史及不孕史的年轻患者也应警惕内膜增生发生癌变的可能。

2. 阴道排液 少数患者阴道排液增多，呈血性液体或浆液性分泌物，合并感染时则阴道排液呈脓性或脓血性,伴有臭味。

3. 疼痛　多发生于晚期,由于癌肿浸润组织或压迫神经而引起下肢及腰骶部疼痛,并可向下肢放射。若癌灶侵犯宫颈,堵塞宫口而致宫腔积脓时,出现下腹部胀痛或痉挛样疼痛。

4. 其他　晚期可出现贫血、消瘦、恶病质等。

(二)体征

早期无明显异常,晚期有贫血,恶病质。盆腔检查宫颈多属正常,分泌物来自宫颈管内。早期子宫大小、形态可无变化,到晚期绝经后患者的子宫不仅不萎缩,反而饱满。偶见癌组织自宫口脱出,质脆,触及易出血。癌灶向周围浸润,子宫固定或在宫旁或盆腔内扪及不规则结节状物。

【诊断】　除根据病史、症状、体征外,需行病理组织学检查方能确诊。常用以下方法:

1. 分段诊断性刮宫　是确诊子宫内膜癌最常用的诊断方法。具体方法是先刮宫颈管,后刮宫腔,将刮出物分别标明送病理检查。刮宫时操作应轻柔,以防发生子宫穿孔。

2. 宫腔细胞学检查　用宫腔刷或吸取器放入宫腔获取标本,查找癌细胞。可作为筛查,最后确诊仍需做内膜活检。

3. 宫腔镜检查　能直接观察子宫内膜癌病灶大小、生长部位、形态,并可直视下取材活检,减少漏诊。

4. B型超声检查　早期仅见宫腔线紊乱、中断。随病情发展见子宫增大,宫腔内见实质不均回声区,形态不规则,宫腔线消失,甚至见肌层内不规则回声区,边界不清。可作为肌层浸润程度的诊断。

5. 其他　MRI、CT、淋巴结造影、血清CA125检测可协助诊断。

【鉴别诊断】

1. 围绝经期功能失调性子宫出血　表现为月经紊乱,不规则出血症状和内膜癌相似,但血性分泌物或排液现象少见,子宫一般正常大小或稍大。及时行分段诊刮、宫腔镜检查及B超检查等可诊断。

2. 萎缩性阴道炎　主要表现为血性白带,易与内膜癌混淆。老年妇女还须注意两种情况并存的可能,必要时作诊断性刮宫排除子宫内膜癌。

3. 子宫黏膜下肌瘤或内膜息肉　表现为经量增多、经期延长,可借助于B型超声、宫腔镜及分段诊刮进行鉴别。

4. 宫颈癌、子宫肉瘤　两者均有不规则阴道流血及排液增多。应作宫颈活检或分段诊刮进行鉴别。

【治疗】　治疗以手术治疗为主,辅以放疗、化疗及其他药物治疗。

1. 手术治疗　是早期子宫内膜癌的首选治疗方法。Ⅰ期患者应行筋膜外全子宫、双侧附件切除术,Ⅱ期应行改良根治性子宫切除术及双侧附件切除术,同时行盆腔淋巴结及腹主动脉旁淋巴结清扫术。Ⅲ期和Ⅳ期的手术范围与卵巢癌相同,进行肿瘤细胞的减灭术。

技能要点

子宫内膜癌的手术程序

腹部正中直切口,打开腹腔后立即取盆、腹腔冲洗液,仔细探查整个腹腔内脏器,大网膜、腹膜、肝脏、子宫直肠陷凹和附件表面均需检查。触摸任何可能存在的转移病灶,仔细触摸腹主动脉旁和盆腔内可疑或增大的淋巴结。切除子宫和附件,剖视切除的子宫标本,判断有无肌层浸润。有高危因素者,切除腹膜后淋巴结。

2. 放射治疗 单纯放射治疗仅适用于Ⅲ、Ⅳ期不宜手术或全身情况不能耐受手术的患者。腔内照射多用后装治疗机,放射源为 ^{137}铯(^{137}Cs)、^{60}钴(^{60}Co)等。体外照射多用直线加速器、^{60}钴(^{60}Co)。

3. 手术加放疗 Ⅰ期患者若腹水中找到癌细胞或深肌层已有浸润,淋巴结可疑或已有转移,术后需加用放射治疗。Ⅱ、Ⅲ期患者可在术前加用腔内或腔外照射,腔内照射后 1~2 周内行手术治疗,腔外照射后 4 周内行手术治疗。

4. 化疗 晚期不能手术或复发癌患者,可考虑化疗。常用药物有顺铂、阿霉素、氟尿嘧啶、环磷酰胺等。可单独应用或联合应用,也可与孕激素联合应用。

5. 孕激素治疗 适用于复发癌和晚期患者,也可用于治疗子宫内膜不典型增生和试用于极早期要求保留生育功能的患者。常用药物:口服醋酸甲羟孕酮 200~400mg/d;己酸孕酮 500mg 肌内注射,每周 2 次。孕激素至少应有 12 周以上方可评定疗效。

【预防及随访】

1. 预防 ①普及防癌知识,定期行防癌检查。②正确掌握使用雌激素的指征。③围绝经期妇女月经紊乱或不规则阴道流血者应先除外内膜癌。④绝经后妇女出现阴道流血要警惕内膜癌可能。⑤注意高危因素,重视高危人群。

2. 定期随访,及时确定有无复发。术后 2~3 年内,每 3 个月 1 次,3 年后每 6 个月 1 次,5 年后每年 1 次。随访内容:①盆腔检查。②阴道细胞学检查。③胸片检查。④期别较晚者,可进行血清 CA125 检查。根据不同情况,亦可选用 CT、MRI 等。

第五节 卵巢肿瘤

卵巢肿瘤是女性生殖器官常见的肿瘤,任何年龄均可发生,好发于卵巢功能旺盛时期,以 20~50 岁最为常见。卵巢恶性肿瘤是女性生殖器官三大恶性肿瘤之一。由于卵巢深居盆腔,恶性卵巢肿瘤主要通过直接蔓延和腹腔种植转移,早期诊断困难,死亡率居妇科恶性肿瘤的首位,成为严重威胁妇女生命的肿瘤之一。

【高危因素】

1. 遗传和家族因素 20%~25% 卵巢恶性肿瘤患者有家族史。

2. 环境因素 工业发达国家卵巢癌发病率高,可能与饮食中胆固醇含量高有关。

3. 内分泌因素 未产、不孕、初潮早、绝经迟等是卵巢癌的危险因素,多次哺乳和口服避孕药是保护因素。

【病理】

（一）组织学分类

采用世界卫生组织（WHO，2003）制定的组织学分类法。按卵巢肿瘤的组织发生来源分类，常见类型如下（表17-3）。

表 17-3　卵巢肿瘤组织学分类（WHO，2003，部分内容）

1. 上皮性肿瘤

(1) 浆液性肿瘤：良性浆液性囊腺瘤、交界性浆液性囊腺瘤、恶性浆液性囊腺癌

(2) 黏液性肿瘤：良性黏液性囊腺瘤、交界性黏液性囊腺瘤、恶性黏液性囊腺癌

(3) 子宫内膜样肿瘤：良性卵巢内膜样囊腺瘤、交界性卵巢内膜样腺瘤、恶性卵巢内膜样腺癌、特殊组织学类型

(4) 透明细胞肿瘤

(5) 移行细胞肿瘤

(6) 鳞状细胞肿瘤

(7) 混合性上皮性肿瘤细胞肿瘤

(8) 未分化肿瘤

2. 性索 - 间质肿瘤

(1) 卵巢颗粒 - 间质细胞肿瘤

(2) 支持细胞 - 间质细胞肿瘤

(3) 混合性或未分类的性索 - 间质肿瘤

(4) 类固醇细胞肿瘤

3. 生殖细胞肿瘤

(1) 无性细胞瘤

(2) 卵黄囊瘤

(3) 胚胎性癌

4. 转移性肿瘤

（二）常见病理类型

1. 卵巢上皮性肿瘤　最常见，发生于卵巢表面的生发上皮。肿瘤根据组织学及细胞学的特点，分为良性、交界性及恶性3种。交界性肿瘤为低度恶性，无间质浸润，临床经过及预后介于良、恶性之间。

(1) 浆液性囊腺瘤（serous cystadenoma）：常见。占卵巢良性肿瘤的25%，多发生于生育年龄。分为单纯性及乳头状两型。单纯性多为单侧，圆形或卵圆形，大小不等，外表光滑，壁薄，单房，囊内有稀薄无色或草黄色的清澈液体；而乳头型常为多房，结节状，内有乳头状物，偶尔乳头状物向囊外生长，种植于腹膜或腹腔。镜下见囊壁为纤维结缔组织，内衬单层立方形或柱状上皮。

(2) 浆液性囊腺癌（serous cystadenocarcinoma）：为最常见的卵巢恶性肿瘤，占40%~50%。多为双侧，半实质性，囊壁有乳头状生长，囊液混浊呈血性。镜下见囊壁

上皮明显增生，复层排列，癌细胞为立方形或柱形，向间质浸润。预后不良，5 年存活率 20%~30%。

（3）交界性浆液性囊腺瘤（borderline serous cystadenoma）：中等大小，多为双侧，乳头状生长在囊内较少，多向囊外生长。镜下见乳头分支纤细而稠密，上皮复层不超过 3 层，细胞核轻度异型，核分裂象 <1/HP，无间质浸润。5 年存活率达 90% 以上。

（4）黏液性囊腺瘤（mucinous cystadenoma）：占卵巢良性肿瘤的 20%，发病年龄为 30~50 岁。肿瘤多为单侧多房，表现光滑，灰白色，体积较大或巨大。囊壁较厚，囊内充满胶冻状黏液。镜下见囊壁被覆单层高柱状上皮，产生黏液；有时可见杯状细胞及嗜银细胞。如囊壁破裂，可发生腹膜种植，恶变率为 5%~10%。

（5）黏液性囊腺癌（mucinous cystadenocarcinoma）：占卵巢恶性肿瘤的 10%。单侧多见，瘤体较大，囊壁可见乳头或实质区，切面半囊半实，囊液混浊或血性。镜下见腺体密集，间质较少，腺上皮超过 3 层，细胞明显异型，并有间质浸润。5 年存活率为 40%~50%。

（6）交界性黏液性囊腺瘤（borderline mucinous cystadenoma）：一般较大，单侧较多，表面光滑，常为多房。切面见囊壁增厚，有实质区和乳头形成。镜下见上皮不超过 3 层，细胞轻度异型，细胞核大、深染，有少量核分裂，增生上皮向腔内突出形成短而粗的乳头，但无间质浸润。

2. 卵巢生殖细胞肿瘤　是来源于胚胎性腺的原始生殖细胞的一组卵巢肿瘤，好发于儿童和青少年，其青春期的发病率为 60%~90%。

畸胎瘤（teratoma）发病率仅次于浆液性肿瘤及黏液性肿瘤。由多胚层组织构成，大部分为成熟畸胎瘤，质地多为囊性，少数为实性，其恶性程度与组织分化的程度有关。

（1）成熟畸胎瘤（mature teratoma）：约占畸胎瘤的 95%，好发于任何年龄的女性，20~40 岁居多，属良性卵巢肿瘤。肿瘤来源于生殖细胞，包含有外胚层、中胚层及内胚层结构。实性畸胎瘤表面光滑，壁薄质韧，单房，腔内充满油脂和毛发，有时可有牙齿或骨质；囊性畸胎瘤又称皮样囊肿，多为单侧、单房，表面光滑，壁厚。囊壁常见小丘样隆起向腔内突出，称"头节"。成熟畸胎瘤恶变率为 2%~4%，易发生于绝经后妇女。"头节"上皮易恶变，形成鳞状细胞癌，预后较差，5 年存活率为 15%~30%。

（2）未成熟畸胎瘤（immature teratoma）：属恶性肿瘤，肿瘤由未成熟胚胎组织构成，主要为原始神经组织。多发生于年轻患者，平均年龄 11~19 岁，肿瘤多为实质性，体积较大，单侧，结节状，切面像脑组织。该肿瘤的复发及转移率均高，但复发后再次手术可见未成熟肿瘤组织具有向成熟转化的特点，即恶性程度的逆转现象。5 年存活率仅 20% 左右。

3. 卵巢性索间质肿瘤

（1）颗粒细胞瘤（granulose cell tumor）：属于低度恶性肿瘤。肿瘤多为单侧，好发于 45~55 岁的女性，肿瘤能分泌雌激素，故有女性化作用。多为单侧，呈圆形、卵圆形或分叶，表面光滑，包膜完整，可为囊性或实性，肿瘤切面组织脆而软，囊性的囊液多为水样、血性或浆液。瘤细胞主要为颗粒细胞，镜下见颗粒细胞环绕成小圆形囊腔，中心含嗜酸性物质及核碎片（Call-Exner 小体）。瘤细胞呈小多边形，胞质液呈嗜酸性或中性,边界不清楚,核圆,预后良好。

（2）纤维瘤(fibroma)：为常见的良性卵巢性索间质肿瘤,多见于中年妇女。肿瘤多为单侧,肉眼见外观呈圆形、肾形或分叶结节状,表面光滑,包膜完整,切面为实性。镜下见梭形瘤细胞,排列呈编织状。偶见患者伴有腹水或胸腔积液,称梅格斯综合征(Meigs syndrome),手术切除肿瘤以后,胸腔积液或腹水消失。

4. 卵巢转移瘤　体内任何部位的原发肿瘤的瘤细胞经血管、淋巴管或体腔侵入卵巢,形成与原发病类同的肿瘤,但两者没有解剖关系。其中库肯勃格瘤是一种特殊的胃肠道转移腺癌,肿瘤为实性,肾形,双侧,中等大小,多伴有腹水。镜下见典型的印戒细胞。

【临床表现】

1. 良性肿瘤　肿瘤生长缓慢,早期肿瘤小,多无症状,常于妇科检查时发现。肿瘤增大到一定程度,可致相应压迫症状。当肿瘤增大超出盆腔,患者可在下腹部扪及肿块。出现并发症如蒂扭转、破裂、感染时,可有急性下腹疼痛。妇科检查于子宫一侧或两侧可扪及圆形或类圆形囊性或实性包块,边界清楚,表面光滑,活动,与子宫无粘连。

2. 恶性肿瘤　早期多无症状,可于妇科检查时偶然发现。一旦出现症状常表现为腹胀、腹部肿块及腹水等。症状轻重取决于肿瘤大小、位置、侵犯邻近器官的程度及组织学类型、有无并发症等。肿瘤破坏卵巢组织可致月经失调;肿瘤浸润周围组织或压迫神经,引起腹痛、腰痛、下肢疼痛;若压迫盆腔静脉,可出现下肢水肿;若为功能性肿瘤,则产生相应雌激素和雄激素过多症状;晚期患者出现发热、明显消瘦、严重贫血等恶病质征象。妇科检查,肿瘤多为双侧,实性或囊实性,表面凸凹不平,活动差,子宫直肠陷凹触及散在硬性结节,腹股沟、腋下、锁骨上可能扪及肿大的淋巴结。

【并发症】

1. 蒂扭转　最常见,是妇科常见的急腹症。瘤蒂长、活动度大、中等大小、重心偏于一侧的肿瘤如畸胎瘤最易发生蒂扭转。卵巢肿瘤的蒂由骨盆漏斗韧带、卵巢固有韧带和输卵管组成(图17-8)。其主要症状是下腹剧痛,呈绞痛,伴恶心,呕吐。内诊检查可触及肿物,张力大,不活动,瘤蒂处有明显压痛并有肌紧张。一经诊断须立即手术治疗。术时应在蒂根下方钳夹将肿瘤和瘤蒂一并切除,钳夹前切不可恢复扭转,以防瘤栓脱落的危险。

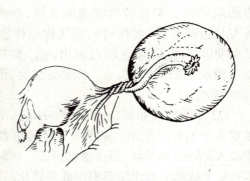

图 17-8　卵巢囊肿蒂扭转

2. 破裂　有自发性和外伤性破裂。囊肿破裂,囊液流入腹腔,致不同程度的腹痛及腹膜刺激征,有时因内出血导致休克。凡疑有破裂者,应立即剖腹探查。

3. 感染　少见。多因蒂扭转或肿瘤破裂后与肠管粘连引起,也可由邻近器官感染灶扩散而致。患者可出现发热、腹痛、腹部压痛、腹肌紧张等征象。应先应用抗生素控制感染后,再行手术切除肿瘤,但若感染不易控制者,应及时行手术治疗。

4. 恶变 多见于年龄较大妇女。恶变早期不易发现,若发现肿瘤生长迅速,尤其双侧性,应疑恶变,出现腹水则属晚期。因此,确诊为卵巢肿瘤者应尽早手术。

【诊断】 根据病史、症状、体征可初步诊断。如诊断困难时,需借助于辅助检查:

1. B 型超声检查 可了解盆腔肿块的位置、大小、形态及性质,有无腹水,明确肿物与子宫的关系,又可提示肿瘤性质,囊性或实性,良性或恶性,并能鉴别卵巢肿瘤、腹水和结核性包裹性积液。B 型超声检查的临床诊断符合率 >90%,但直径 <1cm 的实性肿瘤不易测出。

2. 细胞学检查 腹水或腹腔冲洗液找癌细胞对 I 期患者进一步确定临床分期及选择治疗方法有意义,并可用以随访观察疗效。

3. 肿瘤标志物检查 卵巢上皮性癌 80% 患者血清中癌抗原 CA125 高于正常,90% 患者 CA125 水平高低与病情缓解、恶化相一致。卵巢内胚窦瘤 AFP 升高,原发性卵巢绒癌 hCG 升高,颗粒细胞瘤、卵泡膜细胞瘤雌激素水平升高,睾丸母细胞瘤尿中 17- 酮、17- 羟类固醇升高。

4. 腹腔镜检查 在可疑部位进行多点活检,抽取腹腔液行细胞学检查,协助确诊。

5. 放射学检查 CT、MRI 检查可区别良、恶性肿瘤,还能显示肝、肺及腹膜后淋巴结是否转移。

【鉴别诊断】

1. 卵巢良性肿瘤与恶性肿瘤的鉴别(表 17-4)。

表 17-4 卵巢良性肿瘤与恶性肿瘤的鉴别

鉴别内容	良性肿瘤	恶性肿瘤
病史	病程长,肿瘤生长缓慢	病程短,肿瘤生长迅速
体征	多单侧,活动,囊性,表面光滑,一般无腹水	多双侧,固定,实性或囊实性,表面结节状不平,常伴腹水且多血性
一般情况	良好	逐渐出现恶病质
B 型超声	液性暗区,可有间隔光带,边缘清晰	液性暗区内有杂乱光团、光点,肿块界限不清

2. 盆腔炎性包块 有盆腔感染史,表现为发热、下腹痛。妇科检查附件区组织增厚、压痛。经抗生素治疗后症状缓解,包块缩小。B 型超声检查有助于鉴别。

3. 子宫肌瘤 浆膜下子宫肌瘤或肌瘤囊性变者易与卵巢实性或囊性肿瘤相混淆。但肌瘤常为多发,与子宫相连,多伴有月经改变。B 型超声检查可协助诊断。

4. 子宫内膜异位症 患者常有继发性、进行性加重的痛经、经量增多、不规则阴道流血、不孕等。妇科检查子宫直肠陷凹处与子宫骶骨韧带处可扪及结节,触痛明显。B 型超声检查、腹腔镜检查是有效的诊断方法。

5. 卵巢瘤样病变 滤泡囊肿和黄体囊肿最常见。多为单侧,直径 <5cm,壁薄,暂行观察或口服避孕药,一般 2 个月内自行消失,若持续存在或长大,应考虑为卵巢肿瘤。

【恶性肿瘤转移途径】 以直接蔓延及腹腔种植为主。恶性肿瘤直接侵犯包膜，累及邻近器官，并广泛种植于腹膜及大网膜表面，形成多个结节和肿块。淋巴转移常经卵巢淋巴管向上达腹主动脉旁淋巴结；或从卵巢门淋巴管达髂内、髂外淋巴结，经髂总淋巴致腹主动脉旁淋巴结；或沿圆韧带进入髂外及腹股沟淋巴结。右膈下淋巴丛密集，故横膈为易受侵犯部位（图17-9）。血行转移少见，晚期可转移至肝及肺。

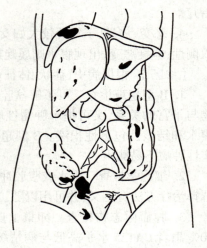

图 17-9 卵巢癌盆腹腔播散

【恶性卵巢肿瘤临床分期】

采用 FIGO（2006 年）分期（表17-5）。

表 17-5 原发性卵巢恶性肿瘤的分期（FIGO，2006 年）

分期	肿瘤范围
Ⅰ 期	肿瘤局限于卵巢
Ⅰa	肿瘤局限于一侧卵巢，包膜完整，表面无肿瘤，腹水或腹腔冲洗液中不含恶性细胞
Ⅰb	肿瘤局限于两侧卵巢，包膜完整，表面无肿瘤，腹水或腹腔冲洗液中不含恶性细胞
Ⅰc	Ⅰa 或 Ⅰb 肿瘤，伴以下任何一种情况：包膜破裂，卵巢表面有肿瘤，腹水或腹腔冲洗液含恶性细胞
Ⅱ 期	一侧或双侧卵巢肿瘤，伴盆腔内扩散
Ⅱa	蔓延和（或）转移到子宫和（或）输卵管
Ⅱb	蔓延到其他盆腔组织
Ⅱc	Ⅱa 或 Ⅱb 肿瘤，伴卵巢表面有肿瘤，或包膜破裂，或腹水或腹腔冲洗液含恶性细胞
Ⅲ 期	一侧或双侧卵巢肿瘤，伴组织学证实的盆腔外的腹膜种植和（或）区域淋巴结转移。肝表面有转移；肿瘤局限于真骨盆，但组织学证实肿瘤细胞已扩散至小肠和大网膜
Ⅲa	显微镜下证实的盆腔外的腹腔转移
Ⅲb	腹腔转移灶直径≤2cm，淋巴结阴性
Ⅲc	腹腔转移灶直径 >2cm 和（或）区域淋巴结转移
Ⅳ 期	远处转移，除外腹腔转移（胸腔积液有癌细胞，肝实质转移）

【治疗】

（一）良性卵巢肿瘤

一经确诊，尽早手术治疗。疑为卵巢瘤样病变，可作短期观察。应根据患者年龄、生育要求及对侧卵巢情况决定手术范围。年轻、单侧良性肿瘤应行患侧附件或卵巢切除术或卵巢肿瘤剥除术，保留对侧正常卵巢；即使双侧肿瘤，也应争取行卵巢肿瘤剥除术，保留正常卵巢组织。绝经后期妇女应行全子宫及双侧附件切除术。

（二）恶性卵巢肿瘤

以手术治疗为主，辅以化疗、放疗。

1. **手术治疗** 是治疗卵巢恶性肿瘤的主要手段,尤其是首次手术更重要。一经疑为恶性肿瘤,应尽早剖腹探查,根据探查结果,决定肿瘤分期及手术范围。对晚期病例应放弃既往仅做剖腹探查及取活组织检查的观点,尽量争取手术治疗。

手术范围:Ia、Ib期应做全子宫及双侧附件切除术;Ic期及其以上同时行大网膜切除术。晚期卵巢癌(Ⅱ期及其以上)应行肿瘤细胞减灭术,手术目的是尽量切除原发病灶及转移灶,使肿瘤残余灶直径<2cm,必要时切除部分肠曲,行结肠造瘘、切除胆囊或脾等,现多主张同时常规行后腹膜淋巴结清扫术(包括腹主动脉旁及各组盆腔淋巴结)。符合下列条件的年轻患者可考虑保留对侧卵巢:①临床Ia期,肿瘤分化好。②肿瘤为临界恶性或低度恶性。③术中剖视对侧卵巢未发现肿瘤。④术后有条件严密随访。

2. **化学药物治疗** 为主要的辅助治疗。既可用于预防复发,也可用于手术未能全部切除者,患者可获暂时缓解,甚至长期存活。已无法施行手术的晚期患者,化疗可使肿瘤缩小,为以后手术创造条件。常用药物有铂类:顺铂和卡铂;烷化剂:环磷酰胺、紫杉醇、依托泊苷等。近年来多联合应用,以铂类药物为主。早期患者常采用静脉化疗,晚期患者可采用静脉化疗或静脉腹腔联合化疗。

腹腔内化疗的优点在于药物可直接作用于肿瘤,局部浓度明显高于血浆浓度,不仅能控制腹水,又能使种植病灶缩小或消失,副反应较全身用药为轻。将顺铂100mg/ml置于生理盐水2000ml中,缓慢滴入腹腔,同时行静脉水化,使每小时尿量达100ml,静脉滴注硫代硫酸钠4g/ml,以减轻肾毒性反应。每3周重复疗程。通常应用6~8疗程化疗后,应行二次探查,目的在于判断治疗效果,早期发现复发。

3. **放射治疗** 为手术和化疗的辅助治疗。无性细胞瘤对放疗最敏感,颗粒细胞瘤中度敏感,上皮性癌也有一定敏感性。无性细胞瘤即使是晚期病例,仍能取得较好疗效。放疗主要应用 ^{60}Co 或直线加速器体外照射。

病案分析

病案:女,58岁,绝经7年。腹胀、消瘦1个月。体格检查:腹部膨隆,左下腹压痛,无反跳痛,未及明显包块。妇科检查:阴道黏膜皱襞消失,宫颈光滑,后穹隆触及沙粒样结节,子宫附件触诊不满意。B型超声检查见大量腹水,左侧附件包块10cm×9cm×10cm、囊实相间、包膜不完整。全消化道造影未见异常。

问:

(1)腹水形成的原因最可能是什么?

(2)未明确诊断,最适宜的检查是什么?

分析:

(1)卵巢恶性肿瘤

(2)腹水找癌细胞

【随访】 恶性卵巢肿瘤的预后与临床分期、组织学分类、患者年龄及治疗方案有关,尤以临床分期最重要。恶性卵巢肿瘤易复发,故应长期随访和监测。术后1年内每3个月1次;术后第2年后,每4~6个月1次;术后5年后,每年1次。随访内容:

临床症状、体征、全身及盆腔检查，B 型超声检查，必要时作 CT 或 MRI 检查，肿瘤标志物如 CA125、AFP、hCG 测定等。

【预防】

1. 大力开展宣教，加强高蛋白、富含维生素 A 的饮食，避免高胆固醇饮食。高危妇女宜用口服避孕药预防。

2. 30 岁以上妇女每年应行妇科检查，高危人群最好每半年检查一次。

3. 卵巢实性肿瘤或囊肿直径 >5cm 者，应及时手术切除。青春期前、绝经后或生育年龄口服避孕药的妇女，若发现卵巢肿大，应考虑为卵巢肿瘤。

4. 凡乳癌、胃肠癌等患者，治疗后应严密随访，定期作妇科检查。

知识链接

妊娠合并卵巢肿瘤

妊娠合并卵巢囊肿较常见，以成熟囊性畸胎瘤、浆液性囊腺瘤、黏液性囊腺瘤居多。早期妊娠时因肿瘤嵌入盆腔可致流产；中期妊娠时易致蒂扭转；晚期妊娠时，若肿瘤较大可致胎位异常；分娩时可发生梗阻性难产、囊肿破裂。

早孕合并卵巢囊肿，应在严密观察下待妊娠 3 个月后行手术治疗，以免诱发流产。妊娠晚期发现，应待足月临产后处理。若发生产道梗阻，应行剖宫产术同时切除肿瘤；若发生合并症或疑为恶性肿瘤，应立即手术或尽早手术，其原则与非妊娠期相同。

（高　寒）

复习思考题

1. 简述宫颈移行带的形成过程。
2. 简述宫颈癌的诊断方法。
3. 如何治疗子宫肌瘤？
4. 简述影响子宫内膜癌预后的因素。
5. 简述卵巢良性肿瘤的处理。

第十八章

妊娠滋养细胞疾病

 学习要点

1. 掌握　妊娠滋养细胞疾病的临床表现、诊断和处理要点。
2. 熟悉　妊娠滋养细胞疾病的病理,侵蚀性葡萄胎和绒毛膜癌的区别。
3. 了解　妊娠滋养细胞疾病的病因。
4. 具有对妊娠滋养细胞疾病的诊断能力。
5. 能与患者及家属进行良好沟通,帮助患者正确认识滋养细胞疾病并配合治疗。

妊娠滋养细胞疾病(gestational trophoblastic disease,GTD)是一组来源于胎盘滋养细胞的疾病,包括葡萄胎、侵蚀性葡萄胎、绒毛膜癌及胎盘部位滋养细胞肿瘤。这几种疾病之间有一定联系,良性葡萄胎可延续发展成侵蚀性葡萄胎,甚至进一步发展至绒癌。绒癌也可直接发生于葡萄胎、足月妊娠、流产或宫外孕后。

第一节　葡　萄　胎

葡萄胎可发生在生育期任何年龄,以 20~30 岁妇女多见。因妊娠后胎盘绒毛滋养细胞增生、绒毛间质水肿,形成大小不等的水泡,水泡间借蒂相连成串,形如葡萄而得名,又称水泡状胎块(hydatidiform mole)。分为完全性葡萄胎和部分性葡萄胎两类。

【病因】　尚不完全清楚。现在研究认为与孕卵发育缺陷、病毒感染、营养缺乏、社会经济状况、地域差异及种族、孕妇年龄等因素有关。

【病理】

1. 大体观　水泡状组织大小不一,直径数毫米至数厘米不等,壁薄、透明,内含黏性液体,其间有细蒂相连,水泡间有血液及凝血块。由于滋养细胞增生,产生大量绒毛膜促性腺激素(hCG),刺激卵巢形成黄素化囊肿,囊肿表面光滑。

2. 镜下　滋养细胞呈不同程度增生,绒毛间质水肿,绒毛间质内血管消失。

【临床表现】

1. 停经后阴道流血　为最常见的症状。多数患者在停经 8~12 周出现不规则阴道流血,呈暗红色,量多少不定,可反复流血导致贫血和感染,或突然大出血致休克甚至死亡。有时阴道大量流血可伴水泡状组织排出。

2. 子宫异常增大、变软 由于绒毛水肿及宫腔积血,大多数患者子宫大于相应孕周,伴血清 hCG 水平异常升高。少数患者可因水泡退行性变,子宫与孕周相符或小于相应孕周。

3. 腹痛 由于葡萄胎增长迅速,子宫急速扩张,可引起子宫收缩产生阵发性腹痛,常于阴道流血前出现。若卵巢黄素化囊肿发生扭转或破裂,可出现急性腹痛。

4. 卵巢黄素化囊肿 大量 hCG 刺激卵巢卵泡内膜细胞发生黄素化。常为双侧,也可单侧,大小不等,最大直径可达 20cm 以上。囊肿表面光滑,壁薄,囊液清亮或琥珀色,活动好,一般无症状,偶因急性扭转而致急性腹痛。当葡萄胎排空后,囊肿逐渐缩小,于清宫后 2~4 个月内自行消退。

5. 妊娠呕吐 多发生于子宫异常增大和血清 hCG 水平异常升高者,患者妊娠呕吐出现较早,持续时间长,且症状较重。发生严重呕吐且未及时纠正可致水电解质平衡紊乱。

6. 子痫前期征象 子宫增大迅速者,可在妊娠 24 周前出现高血压、水肿、蛋白尿,但子痫罕见。

7. 甲状腺功能亢进征象 约 7% 患者可出现轻度甲状腺功能亢进症状,如:心动过速和震颤等,葡萄胎清除后症状消失。

部分性葡萄胎大多没有完全性葡萄胎的典型症状,程度较轻,一般无子痫前期、卵巢黄素化囊肿等症状。与不全流产或过期流产相似,易误诊。

知识链接

葡萄胎的自然转归

葡萄胎清空后 hCG 消退规律对预测其自然转归非常重要。正常情况下,葡萄胎清空后,血清 hCG 稳定下降,首次降至阴性的平均时间约为 9 周,最长不超过 14 周。若葡萄胎排空后 hCG 持续异常升高应考虑妊娠滋养细胞肿瘤。

完全性葡萄胎发生子宫局部侵犯和远处转移的概率为 15% 和 4%;部分性葡萄胎发生子宫局部侵犯的概率约为 4%,一般不发生转移。

【诊断】 凡有停经后不规则阴道流血、子宫大于停经月份者,要考虑葡萄胎可能,常选择下列辅助检查进一步明确诊断。

1. 人绒毛膜促性腺激素(hCG)测定 葡萄胎时因滋养细胞高度增生,产生大量 hCG,血清 β-hCG 大于 100 000U/L,有诊断价值。

2. 超声检查

(1) B 型超声检查:为目前最常用的辅助诊断方法。可见子宫明显增大,宫腔内充满弥漫分布的光点和小囊样无回声区,呈"落雪状"或"蜂窝状",无妊娠囊及胎心搏动。常可测到双侧或一侧卵巢囊肿。

(2) 超声多普勒:仅能听到子宫血流杂音,无胎心音。

3. 其他检查 包括 DNA 倍体分析、胸部 X 线摄片、血常规、出凝血时间、血型和肝肾功能等。

【鉴别诊断】

1. 流产 葡萄胎病史与临产相似,不少病例最先被误诊为先兆流产。二者均有停经史及阴道流血症状,妊娠试验可阳性,但葡萄胎患者子宫多大于同期妊娠子宫,hCG 水平异常升高。B 型超声检查可确诊。

2. 双胎妊娠 子宫大于相应孕周,hCG 水平稍高于正常,但无阴道流血症状,B 型超声检查可确诊。

【治疗】

1. 清宫 葡萄胎确诊后应及时清除宫腔内容物。常采用吸刮术,具有手术时间短,出血少,不易发生子宫穿孔等优点。术前应注意有无休克、子痫前期、贫血等合并症,做好输液、输血准备,术中充分扩张宫颈管,选用大号吸管吸引。待葡萄胎组织大部分吸出,子宫明显缩小后改用刮匙轻柔刮宫。为减少出血和预防穿孔,可在术中应用缩宫素静脉滴注(在充分扩张宫颈管和开始吸宫后使用)。子宫小于妊娠 12 周可以一次刮净,若大于妊娠 12 周或术中感到一次刮净有困难时,可于一周后再行第二次刮宫。每次刮出物均应取贴近宫壁的新鲜无坏死组织送病理检查。术后给抗生素预防感染。

2. 黄素化囊肿的处理 葡萄胎清除后可自行消退,一般不需处理。若囊肿发生蒂扭转,可在 B 超或腹腔镜下穿刺抽液,多能自然复位。若扭转时间较长发生坏死,则需急诊手术切除。

3. 子宫切除术 单纯子宫切除不能预防葡萄胎发生宫外转移,所以不作为常规处理。术后仍应定期随访。

4. 预防性化疗 适用于以下高危患者:①年龄大于 40 岁。②子宫明显大于停经月份。③黄素囊肿直径 >6cm。④水泡细小,滋养细胞高度增生。⑤葡萄胎排出前 β-hCG>100KIU/L。⑥葡萄胎清除后 hCG 持续不降或下降缓慢。⑦无条件随访者。一般选用氟尿嘧啶或放线菌素 -D 单药化疗一疗程。

【随访】 葡萄胎清宫后必须定期随访,以便及早发现妊娠滋养细胞肿瘤并及时处理。

1. 随访时间 吸宫术后每周复查一次 hCG,直至持续三次阴性,然后每月一次持续至少半年,然后再每 2 个月一次共 6 个月,自第一次阴性后共计 1 年。

2. 随访内容包括:①询问病史:了解有无不规则阴道流血、咳嗽、咯血症状。②妇科检查:注意阴道有无紫蓝色结节,子宫大小、质地,卵巢黄素化囊肿消退情况。③辅助检查:进行 hCG 定量测定,必要时作盆腔 B 型超声检查、胸部 X 线检查或 CT 检查。

3. 随访注意事项 随访期间应避孕 1 年,对 hCG 下降缓慢者必须进行更长时间的随访。妊娠后应在早孕期间作 B 型超声和 hCG 测定,以明确是否正常妊娠,分娩后也需 hCG 随访至阴性。

避孕方法推荐使用阴茎套,不宜采用宫内节育器及避孕药,以免子宫穿孔或混淆子宫出血的原因。

第二节 侵蚀性葡萄胎和绒毛膜癌

侵蚀性葡萄胎(invasive mole)是指葡萄胎组织侵入子宫肌层,甚至穿破子宫壁,转移至子宫外其他部位,少部分也可随血行转移至远处器官。多数在葡萄胎清除后 6 个月内发生,预后较好。绒毛膜癌(choriocarcinoma)是一种高度恶性肿瘤,早期可经血行转移至全身,破坏组织器官,引起出血、坏死,其 50% 继发于葡萄胎后(多数发生于清宫后 1 年以上),亦可继发于流产、足月产、异位妊娠之后。由于二者已具备恶性肿瘤行为,故称其为"妊娠滋养细胞肿瘤"。

【病理】

1. 侵蚀性葡萄胎　大体检查可见大小不等的水泡状组织侵入子宫肌层,宫腔内可有原发病灶,也可无原发病灶。若病灶侵蚀至子宫浆膜层,子宫表面可见紫蓝色结节,侵蚀较深时可穿透子宫浆膜层或阔韧带。镜下可见水泡状组织侵入肌层,有绒毛结构及滋养细胞增生和异型性。但绒毛结构也可退化,仅见绒毛阴影。

2. 绒毛膜癌　肿瘤常位于子宫肌层内,也可突向宫腔或穿透浆膜。肿瘤呈紫蓝色或棕褐色,单个或多个,质软而脆,极易出血,常伴坏死。镜下见分化不良的滋养细胞高度增生,明显异型,排列紊乱,广泛侵入子宫肌层,破坏血管造成出血、坏死。无绒毛结构。

【临床表现】

1. 无转移滋养细胞肿瘤

(1) 阴道流血:葡萄胎清宫术后、流产或足月产后,出现持续性不规则阴道流血,量多少不定,呈暗红色。也可表现为一段时间的正常月经后再停经,然后又出现阴道出血。

(2) 腹痛及腹腔内出血:一般无腹痛,若宫腔积血或癌组织侵蚀穿破宫壁或腹腔转移结节破裂均可致急性腹痛及腹腔内出血。也可因卵巢黄素化囊肿发生扭转或破裂而致急性腹痛。

(3) 子宫复旧不全或不均匀性增大:常见葡萄胎排空后 4~6 周子宫尚未恢复到正常大小,质地偏软。也可受肌层内病灶部位和大小的影响,表现出子宫不均匀性增大。

(4) 由于 hCG 的持续作用,在葡萄胎排空、流产或足月产后,双侧或一侧卵巢黄素化囊肿持续存在。

(5) 假孕症状:由于 hCG 及雌、孕激素的作用,表现为乳房增大,乳头及乳晕着色,甚至有初乳样分泌,外阴、阴道、宫颈着色,生殖道质地变软。

2. 转移性滋养细胞肿瘤　主要经血行播散,转移发生早而且广泛。最常见的转移部位是肺,约占 80%,其次可转移至阴道、盆腔、脑、肝等其他器官。

(1) 肺转移:典型表现为咳嗽、咯血、胸痛、胸闷、呼吸困难。

(2) 阴道转移:可见阴道壁呈紫蓝色结节,破溃后引起大出血。

(3) 肝转移:病灶较小时可无症状,也可表现右上腹部或肝区疼痛、黄疸等,若病灶穿破肝包膜可出现腹腔内出血,导致死亡。

(4) 脑转移:可致一过性脑缺血症状,继而发展为脑瘤期,出现头痛、喷射样呕吐、偏瘫甚至昏迷,最后可因颅内压增高致脑疝形成,是导致死亡的主要原因。

(5) 其他转移:包括脾、肾、膀胱、消化道、骨等,症状视转移部位而异。

【诊断】

1. 临床诊断　根据葡萄胎清宫后或流产、足月产、异位妊娠后出现不规则阴道流血及转移灶症状,结合 hCG 测定等辅助检查可确诊妊娠滋养细胞肿瘤。常用辅助检查方法有：

（1）绒毛膜促性腺激素测定：为最重要的辅助检查方法。对于葡萄胎后滋养细胞肿瘤，凡符合下列标准中的任何一项且排除妊娠物残留或再次妊娠即可诊断为妊娠滋养细胞肿瘤：①hCG 测定 4 次高水平呈平台状态（±10%），并持续 3 周或更长时间。②hCG 测定 3 次上升（>10%）并至少持续 2 周或更长时间。

非葡萄胎后滋养细胞肿瘤的诊断标准：足月产、流产和异位妊娠后超过 4 周血清 hCG 仍持续高水平，或一度下降后又迅速升高，在除外妊娠物残留或再次妊娠后，可诊断滋养细胞肿瘤。

（2）B 型超声检查：可早期发现葡萄胎组织侵入子宫肌层。

（3）X 线胸片检查：诊断肺转移有价值。初为肺纹理增粗，以后发展为片状或小结节状阴影，典型表现为团块状或棉球状阴影。

（4）CT、MRI 检查：可发现肺、脑、肝等部位转移灶。

2. 组织学诊断　取子宫肌层或宫外转移病灶组织作病理检查，若任一病灶中见绒毛或退化的绒毛阴影，则诊断为侵蚀性葡萄胎；若仅见成片滋养细胞浸润及坏死出血，未见绒毛组织，则诊断为绒癌。若原发灶和转移灶诊断不一致，只要在任一组织切片中见有绒毛结构，均诊断为侵蚀性葡萄胎。

【治疗】　原则以化疗为主，手术和放射治疗为辅。

1. 化疗　目前常用的一线药有 5- 氟尿嘧啶（5-Fu）、甲氨蝶呤（MTX）、放线菌素 -D（Act-D）、放线菌素 D（KSM），也可选用环磷酰胺（CTX）、长春新碱（VCR）、顺铂（CDDP）等。低危患者首选单一药物化疗，高危患者首选联合化疗。

化疗药物的不良反应以造血功能障碍为主，其次有消化道反应、皮疹、脱发、肝、肾功能损害等，在治疗期间应定期作血常规、尿常规、出凝血时间、血小板、肝肾功能检查，注意有无出血倾向。注意口腔护理及食品卫生，加强营养，给高蛋白、高维生素、高热量饮食，防止口腔溃疡和伪膜性肠炎，必要时口服镇静剂或静脉补充营养。

停药指征：用药至临床症状、体征消失，hCG 测定连续 3 次正常，再巩固治疗 2~3 个疗程方可停药。

2. 手术治疗　病灶在子宫，化疗效果不理想或病灶穿破子宫致急腹症时，应在化疗的基础上行手术治疗。一般行全子宫切除术，保留一侧或双侧卵巢。若患者需保留生育功能，血 hCG 水平不高，病灶为单个，可考虑行病灶剜除术。肺转移局限于一侧，经化疗效果不显著者，可行肺叶切除术。

3. 放射治疗　主要用于肝、脑转移和肺部耐药病灶的治疗，应用较少。

【随访】　治疗后应严密随访。第 1 次随访在出院后 3 个月，以后每 6 个月 1 次直至 3 年；以后每年 1 次直至 5 年，以后可每 2 年 1 次。随访内容及注意事项同葡萄胎。随访期间应严格避孕，应于化疗停止≥12 个月方可妊娠。

第三节　胎盘部位滋养细胞肿瘤

胎盘部位滋养细胞肿瘤（placental site trophoblastic tumor，PSTT）是起源于胎盘种植部位的一种特殊类型的滋养细胞肿瘤，临床罕见。多数不发生转移，预后良好。

【病理】　大体观：子宫局限性增大，肌层内有大小不一的结节，可突向宫腔或浆膜层。肿瘤切面呈黄褐色或黄色,有时可见局限性出血、坏死。显微镜检查:肿瘤主要由中间型滋养细胞组成,无绒毛结构。肿瘤细胞呈单一或片状侵入子宫肌纤维之间,有灶性坏死和出血。

【临床表现】　多发生于生育年龄,继发于足月产、流产和葡萄胎,但葡萄胎相对少见,偶尔合并活胎妊娠。多表现为停经后不规则阴道流血或月经过多。妇科检查子宫均匀性或不规则增大。少数患者可发生宫外转移,累及肺、阴道、脑、肝、肾及盆腔、腹主动脉旁淋巴结。

【诊断】　根据病史及临床表现,借助血 β-hCG 测定、HPL 测定、B 型超声检查、组织学检查进行诊断。

【治疗】

1. 手术　为首选的治疗方法,原则是切除一切病灶,行全子宫及双侧附件切除术。年轻患者若病灶局限于子宫,卵巢外观正常,可考虑保留卵巢。

2. 刮宫加化疗　适用于年轻、需保留生育功能的低危患者。经反复刮宫清除宫腔内病灶后给予化疗。治疗后需严密随访,发现异常及时手术。

【随访】　随访要求及内容同侵蚀性葡萄胎和绒毛膜癌,因胎盘部位滋养细胞肿瘤患者血清或尿 β-hCG 通常不高,应重视临床表现和影像学检查。

（张　争）

扫一扫
测一测

复习思考题

1. 简述葡萄胎的临床表现、诊断要点。
2. 说出葡萄胎的治疗方法。
3. 列出侵蚀性葡萄胎和绒毛膜癌病理的不同之处。

第十九章

生殖内分泌疾病

 学习要点

1. 掌握　无排卵性异常子宫出血的治疗原则、闭经的定义及多囊卵巢综合征的诊断标准。
2. 熟悉　继发性闭经的常见原因和诊断步骤,多囊卵巢综合征及绝经期综合征的治疗原则和并发症的预防。
3. 了解　多囊卵巢综合征的鉴别诊断、原发性闭经及绝经期综合征的原因。
4. 具有初步判断几种常见生殖内分泌疾病原因及病位的能力;能与患者及家属良好沟通并指导配合治疗。

第一节　排卵障碍性异常子宫出血

排卵障碍可引起月经周期与月经量异常,导致异常子宫出血(abnormal uterine bleeding,AUB)。2014 年中华医学会妇产科学分会妇科内分泌学组将排卵障碍性异常子宫出血(简称 AUB-O)定义为:因稀发排卵、无排卵及黄体功能不足,主要由于下丘脑 - 垂体 - 卵巢轴功能异常引起的异常子宫出血。常见于青春期、绝经过渡期,生育期也可因 PCOS、肥胖、高催乳素血症、甲状腺疾病等引起。还规范了 AUB 术语。

正常子宫出血(月经)与 AUB 术语的范围:①月经频率:月经频发(<21d)月经稀发(>35d)。②月经规律性(近 1 年的周期之间的变化):规律月经(<7d),不规律月经(≥7d),闭经(≥6 个月无月经)。③经期长度:经期延长(>7d),经期过短(<3d)。④经期出血量:月经过多(>80ml),月经过少(<5ml)。

子宫内膜不规则脱落所致的经期延长是临床常见病,虽无明确的归类,但目前国内多认为与黄体功能异常有关,因我国一直把它与黄体功能不足归为排卵性月经失调,故本节一并介绍。

一、无排卵性异常子宫出血

【病因和病理生理】　稀发排卵、无排卵常见于青春期、绝经过渡期。主要由下丘脑 - 垂体 - 卵巢轴功能异常引起。育龄期也可因多囊卵巢综合征、肥胖、高催乳素血症、甲状腺疾病等引起。各期发病机制不同。

1. 青春期　青春期女性初潮后大约需要 1.5~6 年(平均 4.2 年)建立稳定的月经周期性调控机制。由于该时期性腺轴尚未成熟,FSH 持续低水平,虽有卵泡生长,但不能成熟,合成、分泌的雌激素量不足,达不到排卵必需的促使 LH 高峰释放所需的阈值,故无排卵。另外,青春期少女正处于生理与心理的急剧变化期,发育不健全的性腺轴更易受内、外环境等多种因素的影响,导致排卵障碍。

2. 绝经过渡期　此期女性卵巢功能日益衰退,卵泡逐渐耗尽,剩余卵泡对垂体促性腺激素反应性降低,卵泡不能发育成熟,雌激素分泌量波动不能形成排卵前高峰,故不排卵。

3. 生育期　生育期妇女既可因内、外环境刺激引起短暂的无排卵,也可因肥胖、多囊卵巢综合征等引起持续无排卵。

无排卵均使子宫内膜受单一雌激素影响,而无孕激素对抗,可发生雌激素突破性出血或雌激素撤退性出血。突破性出血有两种类型:低水平雌激素维持在阈值水平,可发生间断性少量出血,内膜修复慢,出血时间延长;高水平雌激素维持在有效浓度,则引起长时间闭经,因无孕激素参与,内膜增厚但不牢固,易发生急性突破性出血,血量汹涌。也可因单一雌激素刺激内膜持续增生,因多数卵泡退化致雌激素水平突然下降,而发生撤退性出血。

无排卵性 AUB 与子宫内膜出血的自限性机制缺陷有关:①子宫内膜组织脆性增加:由于缺乏孕酮拮抗,子宫内膜不受限制地增生,且无致密坚固的间质支持,组织脆弱,易自发破溃出血。②子宫内膜脱落不全:正常月经子宫内膜的剥脱同步、完全、快速,无排卵时脱落不规则和不完整,这种持续增生局灶性脱落的内膜难以有效刺激子宫内膜的再生和修复。③血管结构与功能异常:不规则的组织破损和多处血管断裂,以及小动脉螺旋化缺乏,收缩乏力,造成流血时间延长、流血量增多。④凝血与纤溶异常:多次子宫内膜组织的破损不断活化纤维蛋白溶酶,导致局部纤维蛋白裂解增强,子宫内膜纤溶亢进,凝血功能异常。⑤血管舒缩因子异常:无排卵性异常子宫出血时,PGE_2 含量和敏感性更高,血管易于扩张,出血增加。

【子宫内膜的病理变化】　无排卵性 AUB 时,子宫内膜受雌激素持续影响而无孕激素拮抗,可发生不同程度的增生性改变,少数可呈萎缩性改变。

1. 子宫内膜增生症

(1) 单纯性增生:最常见。组织学特点是内膜腺体和间质增生超过正常周期的增殖晚期,呈弥漫性,腺体数量增多、密集、腺腔囊性扩大,大小轮廓不规则。腺上皮细胞为单层或假复层排列,无异型性;间质丰富而细胞质少,排列疏松;螺旋动脉发育差、直竖。发展为子宫内膜癌的概率仅约 1%。

(2) 复杂性增生:内膜常增生,呈息肉状。腺体增生明显,拥挤,结构复杂。子宫内膜腺体高度增生,腺体数目明显增多,出现腺体与腺体相邻,呈背靠背现象,间质明显减少。由于腺上皮增生,可向腺腔内呈乳头状或向间质出芽样生长。腺上皮细胞呈柱状,可见复层排列,细胞核大深染,位于中央,有核分裂象,胞质界限明显,但无细胞异型性。约 3% 可发展为子宫内膜癌。

2. 增殖期子宫内膜　内膜形态与正常月经周期中的增殖期无区别,只是在月经周期后半期甚至月经期,仍表现为增殖期形态。

3. 萎缩型子宫内膜　子宫内膜萎缩菲薄,腺体少而小,腺管狭而直,腺上皮为单层立方形或低柱状细胞,间质少而致密,胶原纤维相对增多。

【临床表现】 无排卵性 AUB 患者可有各种不同的临床表现。临床上最常见的症状是子宫不规则出血,特点是月经周期紊乱,经期长短不一,出血量时多时少,甚至大量出血。有时先有数周或数月停经,然后发生阴道不规则流血,血量往往较多,持续 2~3 周或更长时间,不易自止;有时则一开始即为阴道不规则流血,也可表现为类似正常月经的周期性出血。

出血期无下腹疼痛或其他不适,出血多或时间长者常伴贫血。妇科检查子宫大小在正常范围,出血时子宫较软。

【诊断】 主要依据病史、体格检查及辅助检查。

1. 详细询问病史 应注意患者的年龄、月经史、婚育史及避孕措施,全身有无慢性病史如肝病、血液病、糖尿病以及甲状腺、肾上腺或垂体疾病等,有无精神紧张、情绪打击等影响正常月经的因素。了解病程经过,如发病时间、目前流血情况、流血前有无停经史及以往治疗经过。

2. 体格检查 包括全身检查,看是否有贫血、甲亢、甲减、多囊卵巢综合征及全身出血性疾病的体征。妇科检查以排除阴道、宫颈、子宫等生殖系统器质性病变。

3. 辅助检查 以进一步鉴别诊断,确定疾病严重程度及是否有合并症。

(1) 血常规及凝血功能检查:血红细胞计数,血红蛋白,确定患者有无贫血;血小板计数,出、凝血时间,凝血酶原时间,促凝血酶原激酶时间等,排除凝血及出血功能障碍性疾病。

(2) 妊娠试验:有性生活者应行妊娠试验或血 hCG 检测,以排除妊娠及相关疾病。

(3) 盆腔超声:了解子宫大小、形状,子宫内膜厚度及回声等,以明确有无宫腔占位及其他生殖道器质性病变。

(4) 基础体温测定:有助于判断有无排卵。基础体温单相,提示无排卵(图 19-1);基础体温双相,经间期不规则出血时,可了解出血是在卵泡期、排卵期或黄体期;还可以提示黄体功能不健全(体温升高日≤11 日)、子宫内膜不规则脱落(高温相体温下降缓慢伴经前出血)。

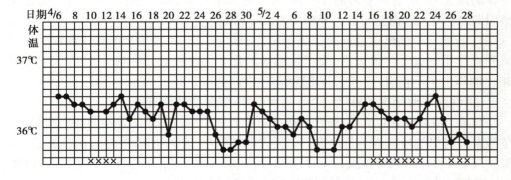

图 19-1 基础体温呈单相型(无排卵性 AUB)

(5) 激素测定:测血清孕酮,可了解黄体功能及确定有无排卵,一般于估计下次月经前 7 日(相当于黄体中期)测定。可于早卵泡期(月经 2~4 天)测定血清 FSH、LH、E_2、PRL、T、TSH 水平,以排除其他内分泌疾病。

（6）宫颈黏液结晶检查：经前出现羊齿植物叶状结晶提示无排卵。

（7）宫颈细胞学检查：TBS 报告系统或巴氏分类法，用于排除宫颈癌及其癌前病变。

（8）子宫内膜取样。

1）诊断性刮宫：简称诊刮。目的是止血和明确子宫内膜病理学诊断。年龄 >35 岁、药物治疗无效、尤其存在子宫内膜癌高危因素的 AUB 患者，应行分段诊刮，以排除宫颈管病变。拟确定排卵功能或子宫内膜增生程度时，宜在经前期或月经来潮 6 小时内刮宫。不规则阴道流血或大量流血时，可随时刮宫。对未婚患者，若激素治疗无效或疑有器质性病变，也应经患者和家属知情同意后考虑诊刮。刮宫要全面、特别注意两侧宫角，并注意宫腔大小、形态、宫壁是否平滑、刮出物性质和数量。刮出物应全部送病理。

2）子宫内膜细胞学检查：用子宫内膜细胞刷自宫颈管进入宫腔，刷取子宫内膜细胞进行病理学检查。

3）子宫内膜活组织检查：可用带负压的子宫内膜组织吸管或小刮匙获取组织，创伤小，可获得足够标本用于诊断。

（9）宫腔镜检查：宫腔镜直视下选择病变区活检，可诊断各种子宫内膜病变，如子宫内膜息肉、黏膜下子宫肌瘤、子宫内膜癌等。

【鉴别诊断】　在诊断无排卵性 AUB 前，必须排除由生殖器官病变或全身性疾病所导致的生殖器官出血，需注意鉴别的有：

1. 异常妊娠或妊娠并发症　如流产、宫外孕、葡萄胎、子宫复旧不良、胎盘残留、胎盘息肉等。

2. 生殖道肿瘤　如子宫内膜癌、宫颈癌、绒毛膜癌、子宫肌瘤、卵巢肿瘤等。

3. 生殖道感染　如急性或慢性子宫内膜炎、子宫肌炎等。

4. 性激素类药物使用不当或节育器移位。

5. 全身性疾病　如血液病、肝损害、甲状腺功能亢进或低下等。

【治疗】　无排卵性 AUB 首选药物治疗，分两步，止血、调整月经周期。青春期及生育期以止血、调整周期为治疗原则，有生育要求者促排卵。绝经过渡期以止血、调整周期、减少经量，防止子宫内膜病变为治疗原则。

1. 止血　根据出血量选择制剂和方法。少量出血者，使用最低有效剂量激素，以减少副作用。大量出血患者，要求性激素治疗 8 小时见效，24~48 小时基本止血，若 96 小时以上仍不止血，应考虑器质性病变的可能。

（1）性激素治疗：可用雌激素、孕激素或雌、孕激素联合用药。

1）雌、孕激素联合治疗：联合用药止血效果优于单一用药。青春期或生育期常用孕激素占优势的口服避孕药治疗。如复方屈螺酮片、去氧孕烯炔雌醇片、复方孕二烯酮片或复方醋酸环丙孕酮片。每次 1~2 片，6~12 小时 1 次，血止 3 日后按每 3 日减量 1/3，逐渐减量至每日 1 片，维持至出血停止后 21 日周期结束。

2）单纯雌激素：大剂量雌激素可迅速促使子宫内膜生长，修复创面而止血，也称"子宫内膜修复法"，适用于急性大出血者。①结合雌激素（片剂）1.25mg/ 次，或戊酸雌二醇 2mg/ 次，4~6 小时 1 次口服，血止 3 日后每 3 日递减 1/3 量。②结合雌激素（针剂）：25mg 静脉注射，可 4~6 小时重复 1 次，一般用药 2~3 次，次日给予结合雌激素

3.75~7.5mg/d,口服,每 3 日递减 1/3 逐渐减量。也可在 24~48 小时内用口服避孕药。

对血液高凝状态或有血栓病史者禁用大剂量雌激素止血。所有雌激素疗法在血红蛋白增至 90g/L 均须用孕激素撤退,以利于子宫内膜完全脱落。少量长期出血者,雌激素水平常较低,也可用雌激素治疗,多用生理剂量,如妊马雌酮 1.25mg 或戊酸雌二醇 2mg,每日 1 次,共 21 日,最后 7~10 日加孕激素,如地屈孕酮 10mg,每日 2 次。

3)单纯孕激素:使雌激素作用下持续增生的子宫内膜转化为分泌期,并对抗雌激素,使内膜萎缩,也称"子宫内膜萎缩法"、"子宫内膜脱落法"或"药物刮宫"。适用于体内已有一定雌激素水平、血红蛋白水平 >80g/L,生命体征稳定者。常用地屈孕酮 10mg,6~12 小时 1 次口服,2~3 日血止后每 3 日减量 1/3,直至维持量 10mg 每日 2 次,持续用药至血止后 21 日停药。也可用甲羟孕酮、甲地孕酮、左炔诺孕酮或炔诺酮。

(2)刮宫术:可迅速止血,并做内膜病理排除恶性病变。适用于急性大出血、有内膜癌高危因素、育龄期病程长和绝经过渡期患者。无性生活史的青少年,仅适用于大量出血药物治疗无效需立即止血或急需除外内膜病变者,应经患者及家属知情同意,一般不轻易采用。

(3)辅助治疗

1)一般止血药物:抗纤溶药和促凝药,均可减少出血量,但不能赖以止血。如氨甲环酸、巴曲酶、酚磺乙胺、维生素 K 等。

2)雄激素:可对抗雌激素,减少盆腔充血、增强子宫平滑肌及子宫血管张力,以协助止血,如丙酸睾酮,适用于绝经过渡期。

3)其他:出血严重时,可补充凝血因子,如纤维蛋白原、血小板、新鲜冻干血浆;中、重度贫血应补充铁剂、叶酸,严重者需输新鲜血;流血时间长、贫血严重者,应预防感染。

2. 调整月经周期　性激素止血后,必须调整月经周期,青春期或生育期患者,需恢复性腺轴功能,建立正常月经周期;绝经过渡期,需控制出血并预防子宫内膜增生症。

(1)雌、孕激素序贯治疗:即人工周期,模拟月经周期中卵巢分泌的内分泌变化,序贯应用雌、孕激素,使子宫内膜发生相应变化。适用于青春期及生育期内源性雌激素较低患者。于撤退性出血第 5 日开始,生理替代戊酸雌二醇 1~2mg 或结合雌激素片 0.625~1.25mg,每晚 1 次,连服 21 日,至服用雌激素第 11~16 日,加用醋酸甲羟孕酮片 10mg/d,或地屈孕酮 10mg,2 次 / 日,持续 10~14 日。连续 3 个周期为一疗程。若正常月经仍未建立,应重复上述序贯治疗。若患者体内有一定雌激素水平,雌激素宜选择低剂量(半量或 1/4 量)治疗。(图 19-2)。

(2)雌、孕激素联合治疗:此法开始即用孕激素,以限制雌激素的促内膜生长作用,使撤退性出血逐步减少,其中雌激素可预防治疗过程中孕激素的突破性出血。常用口服避孕药,可以很好地控制周期,尤其适用于有避孕需求的生育期患者。一般自药物撤退性出血第 5 日起,1 片 / 日,连服 21 日,1 周为药物撤退性出血间隔,连续 3 个周期为 1 个疗程,病情反复者酌情延至 6 个周期。用药期间应该注意口服避孕药的潜在风险,有血栓性疾病、心脑血管疾病高危因素及 40 岁以上吸烟的女性不宜使用。

(3)孕激素后半周期治疗:适用于有内源性雌激素的青春期或组织学检查为子宫内膜增生期患者。于月经周期后半期(撤退性出血的第 16~25 日)口服地屈孕酮 10mg/d,

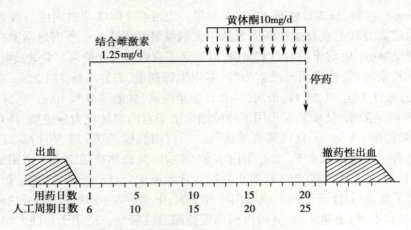

图 19-2　雌、孕激素序贯疗法示意图

每日 2 次，共 10 日，或微粒化孕酮 200~300mg/d，5~7 日，或醋酸甲羟孕酮 10mg/d，连用 10 日，或肌内注射黄体酮 20mg/d，共 5 日。一般用 3~6 个周期。

（4）宫内孕激素释放系统：宫腔内放置含孕酮或左炔诺孕酮缓释系统的宫内节育器（曼月乐环），能在宫腔内局部抑制子宫内膜生长，减少经量 80%~90%，甚至出现闭经，有效期 4~5 年，适用于无生育要求的育龄期患者。

3. 手术治疗　子宫切除术、子宫内膜切除术可用于不同情况的治疗。

知识链接

子宫内膜切除术

利用宫腔镜下单、双极金属套环、激光、滚动球电凝、热球内膜切除及微波内膜切除等方法，使子宫内膜凝固或坏死。治疗必要条件：无生育要求并需排除子宫内膜恶性病变、子宫内膜不典型增生及子宫内膜复杂性增生过长。要求子宫 <12 孕周，宫腔深度 <12cm。

二、黄体功能不足

黄体功能不足（luteal phase defect，LPD），有卵泡发育及排卵，但黄体期孕激素分泌不足或黄体过早衰退，使子宫内膜分泌反应不良，以致月经频发。

【发病机制】　黄体发育健全有赖于足够水平的 FSH 和 LH、LH/FSH 比值及卵巢对 LH 良好的反应。①卵泡发育不良，排卵后颗粒细胞黄素化不良及分泌孕酮不足；神经内分泌功能紊乱可致卵泡期 FSH 缺乏，卵泡发育缓慢，雌激素分泌减少，对下丘脑及垂体正反馈不足。②卵泡成熟时 LH 排卵峰分泌量不足，促黄体形成的功能减弱，是黄体功能不足常见的原因；血液雄激素和催乳素升高等都可抑制 LH 排卵峰。③LH 排卵峰后，垂体 LH 低脉冲分泌是维持卵泡膜黄体细胞功能的重要机制，此机制缺陷将导致黄体功能不足。

【病理】　子宫内膜的形态往往表现为腺体分泌不足，间质水肿不明显，也可观察到腺体与间质发育的不同步现象，或在内膜各个部位显示分泌反应不均。内膜活检分泌反应至少落后 2 日。

【临床表现】　一般表现为月经周期缩短,因此月经频发。有时月经周期虽在正常范围,但卵泡期延长,黄体期缩短(<11 日),以致不易受孕或易于在孕早期流产。

【诊断】　病史中月经周期缩短,不孕或早孕时流产。妇科检查生殖器官无器质性病变。基础体温双相型,但排卵后体温上升缓慢,上升幅度偏低,升高时间仅维持9~10 日即下降(图 19-3)。经前内膜活检分泌反应至少落后 2 日。

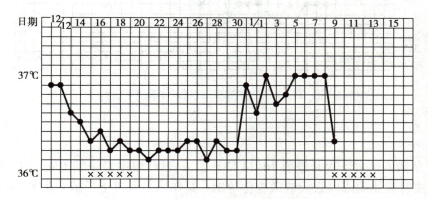

图 19-3　基础体温双相型(黄体期短)

【治疗】

1. 促进卵泡发育,首选氯米芬。

2. 黄体功能刺激疗法　监测到卵泡成熟时,用 hCG 5000~10 000U 肌内注射,以加强月经中期 LH 排卵峰,促进黄体形成。基础体温上升后,隔日肌内注射 hCG 1000~2000U,共 5 次,可使血浆孕酮明显上升,延长黄体期。

3. 黄体功能替代疗法　自排卵后开始每日肌内注射黄体酮 10~20mg,共 10~14 日,也可口服天然微粒化孕酮,以补充黄体分泌孕酮的不足。

三、子宫内膜不规则脱落

在月经周期中,患者有排卵,黄体发育良好,但萎缩过程延长,导致子宫内膜不规则脱落,引起经期延长。

【发病机制】　黄体一般维持 14 日后萎缩,内膜因缺乏雌、孕激素的支持而脱落行经。子宫内膜不规则脱落是由于下丘脑-垂体-卵巢轴调节功能紊乱引起黄体萎缩不全,内膜持续受孕激素影响,以致不能如期完整脱落。

【病理】　正常月经第 3~4 日时,分泌期子宫内膜已全部脱落,但在黄体萎缩不全时,于月经期第 5~6 日仍能见到呈分泌反应的子宫内膜。常表现为混合型子宫内膜,即残留的分泌期内膜与出血坏死组织及新增生的内膜混合共存。

【临床表现】　表现为月经周期正常,但经期延长,长达 9~10 日,出血量可多可少。

【诊断】　除典型的临床表现外,基础体温双相型,但下降缓慢(图 19-4)。在月经期第 5~6 日进行诊断性刮宫,内膜切片检查仍能见到呈分泌反应的内膜,且与出血期及增生期内膜并存。

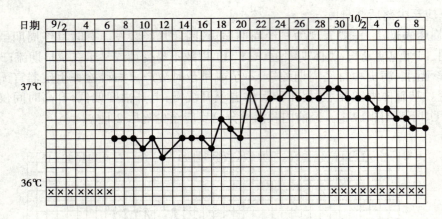

图 19-4　基础体温双相型（黄体萎缩不全）

【治疗】

1. 孕激素　自下次月经前 10~14 日开始，每日口服甲羟孕酮 10mg，有生育要求者肌内注射黄体酮或口服天然微粒化孕酮。其作用是调节下丘脑 - 垂体 - 卵巢轴的反馈功能，使黄体及时萎缩，内膜及时完整脱落。

2. 人绒毛膜促性腺激素　用法同黄体功能不足，hCG 有促进黄体功能的作用。

第二节　闭　　经

闭经（amenorrhea）分原发性和继发性两类。原发性闭经指超过 16 岁、虽有第二性征发育但月经还未来潮，或超过 14 岁尚无第二性征发育及月经者。继发性闭经指正常月经建立后停止 6 个月或 3 个周期以上者。青春期前、妊娠期、哺乳期及绝经后的月经不来潮属生理现象，本节不展开讨论。

【病因】　正常月经的建立和维持，有赖于下丘脑 - 垂体 - 卵巢轴的神经内分泌调节，以及靶器官子宫内膜对性激素的周期性反应和下生殖道的通畅性，其中任何一个环节出现障碍均可导致闭经。

1. 原发性闭经　较少见，往往因遗传学原因或先天发育缺陷引起。

2. 继发性闭经　所有育龄期妇女的闭经都应考虑妊娠问题，排除后常见原因有甲状腺功能异常和高催乳素血症。此外的主要病因是下丘脑 - 垂体 - 卵巢轴及子宫的病变。以下丘脑性闭经最常见，之后依次为垂体、卵巢及子宫性闭经。

（1）下丘脑性闭经：最常见，以功能性原因为主。

1）精神应激性：突然或长期的精神压抑、情感变化等均可能引起神经内分泌障碍而导致闭经。

2）药物性闭经：长期服用甾体类避孕药及奋乃静、氯丙嗪、利血平等，可引起继发性闭经。药物性闭经通常是可逆的，一般停药 3~6 个月后月经可自然恢复。

3）其他：慢性疾病、体重改变、厌食、减肥、剧烈运动等均可抑制 GnRH 分泌，也是该类闭经的常见原因。

4）肥胖：高胰岛素血症、外周转化过多的雌酮、异常增加游离雄激素等干扰

GnRH 脉冲释放,引起无排卵者,可表现为月经稀发或继发闭经。

(2)垂体性闭经:主要病变在垂体。腺垂体器质性病变或功能失调可影响促性腺激素的分泌,继而影响卵巢功能而引起闭经。

1)垂体肿瘤:当位于蝶鞍内的腺垂体各种腺细胞发生催乳素腺瘤、生长激素腺瘤、促甲状腺激素腺瘤、促肾上腺皮质激素腺瘤以及无功能的垂体腺瘤时,可出现闭经及相应症状,如常见的催乳素细胞肿瘤引起闭经溢乳综合征。

2)垂体梗死:常见的为希恩综合征(Sheehan syndrome)。由于产后大出血休克,导致垂体尤其是腺垂体促性腺激素分泌细胞缺血坏死,引起腺垂体功能低下而出现一系列症状,包括闭经、无乳、性欲减退、毛发脱落等,女性第二性征衰退,生殖器官萎缩,以及肾上腺皮质、甲状腺功能减退,出现如畏寒、嗜睡、低血压等症状及基础代谢率降低。

(3)卵巢性闭经:闭经的原因在卵巢。卵巢分泌的性激素水平低下,子宫内膜不发生周期性变化而导致闭经。

1)卵巢早衰:女性 40 岁前由于卵巢内卵泡耗竭或因医源性损伤而发生的卵巢功能衰竭,称卵巢早衰。表现为继发性闭经,常伴围绝经期症状。

2)卵巢功能性肿瘤:卵巢支持 - 间质细胞瘤,产生过量的雄激素抑制下丘脑 - 垂体 - 卵巢轴功能而闭经。颗粒 - 卵泡膜细胞瘤,因持续分泌雌激素抑制了排卵,使子宫内膜持续增生而闭经。

3)多囊卵巢综合征:以长期无排卵及高雄激素为特征。临床表现为闭经、不孕、多毛和肥胖。

(4)子宫性闭经:闭经的原因在子宫。月经调节功能正常,由于子宫内膜受破坏,对卵巢激素无反应而出现闭经。

1)Asherman 综合征:为子宫性闭经中最常见原因。因人工流产刮宫过度或产后、流产后出血刮宫损伤引起闭经。

2)子宫内膜炎:子宫内膜结核使内膜遭受破坏而导致闭经。流产或产褥感染所致的子宫内膜炎,严重时也可造成闭经。

3)子宫切除后或宫腔放射治疗后:手术切除子宫或放疗破坏子宫内膜而闭经。

(5)其他内分泌功能异常:甲状腺、肾上腺、胰腺等功能紊乱也可引起闭经。如甲状腺功能减退或亢进、肾上腺皮质功能亢进、肾上腺皮质肿瘤等。

【诊断】　闭经只是一种症状,诊断时必须首先寻找闭经原因,确定病变环节,然后再确定是何种疾病所引起。

1. 病史　详细询问月经史,包括初潮年龄、月经周期、经期、经量和闭经期限及伴随症状等。发病前有无任何导致闭经的诱因如精神因素、环境改变、体重增减、剧烈运动、各种疾病及用药情况等。已婚妇女需询问其生育史及产后并发症史。原发性闭经应询问第二性征发育情况,了解生长发育史,有无先天性缺陷或其他疾病及家族史。

2. 体格检查　检查全身发育状况,有无畸形。测量体重、身高,四肢与躯干比例,五官特征。观察精神状态、智力发育、营养和健康情况。妇科检查应注意内外生殖器发育有无先天性缺陷、畸形,女性第二性征如体毛分布、乳房发育,有无乳汁分泌等。性征幼稚者应检查嗅觉有无缺失,头痛或溢乳者行视野测定。

3. 辅助检查　已婚妇女闭经须首先排除妊娠,再通过有选择的辅助检查明确诊断。

（1）药物撤退试验：用于评估体内雌激素水平以确定闭经原因。

1）孕激素试验：黄体酮注射液 20mg，肌内注射，1 次 / 日，连续 3~5 日；或口服甲羟孕酮 10mg，1 次 / 日，连用 8~10 日；或地屈孕酮 10mg（或微粒化黄体酮 100mg），2 次 / 日，连用 10 日。停药后 3~7 日有撤退性出血（阳性反应），提示子宫内膜已受一定水平的内源性雌激素影响；若无撤退性出血（阴性反应），可能存在两种情况：①内源性雌激素低落。②子宫性闭经。应进一步行雌激素试验。

2）雌激素试验：适用于孕激素试验阴性的闭经患者。可服戊酸雌二醇或 17β- 雌二醇 2~4mg/d 或妊马雌酮 1.25mg/d，连续 20 日，最后 10 日加用甲羟孕酮，10mg/d，停药后 3~7 日有撤退性出血，可排除子宫性闭经；无撤退性出血者，应重复一次，若仍无出血，提示子宫内膜有缺陷或被破坏，为子宫性闭经。

（2）激素测定：建议停用雌孕激素药物至少两周后测 FSH、LH、PRL、促甲状腺激素（TSH）等，以协助诊断。

1）PRL 及 TSH：血 PRL>25ng/ml，为高催乳素血症；PRL、TSH 同时升高，提示甲状腺功能减退引起闭经。

2）FSH、LH：血 FSH>40IU/L（相隔 1 月，两次以上测定），提示卵巢功能衰竭；FSH>20IU/L，提示卵巢功能减退；LH<5IU/L 或正常，提示病变在下丘脑或垂体。

3）其他激素测定：肥胖或有多毛、痤疮等高雄激素体征时需测胰岛素、雄激素（血睾酮、硫酸脱氢表雄酮）、孕酮和 17 羟孕酮，以确定有无胰岛素抵抗、高雄激素血症或先天性肾上腺皮质增生等。

（3）染色体检查：高促性腺激素性闭经及性分化异常者应做染色体检查。

（4）其他检查

1）超声：看盆腔内有无占位，子宫大小、内膜厚度，卵巢大小、卵泡数目、有无肿瘤及多囊改变。

2）基础体温测定：了解卵巢排卵功能。

3）影像学检查：头痛、溢乳或高催乳素血症应行 MRI 或 CT 检查排除颅内肿瘤及空蝶鞍综合征等；有明显男性化体征应排除卵巢和肾上腺肿瘤。

4）宫腔镜检查：能精确诊断宫腔粘连等。

4. 闭经的诊断步骤　首先区分是原发性闭经或继发性闭经。若为原发性闭经，首先检查乳房及女性第二性征以及子宫的发育情况；若为继发性闭经，则按图 19-5 的诊断步骤进行。

【治疗】

1. 全身治疗　积极治疗全身性疾病，提高机体体质，供给足够营养，保持标准体重。因应激或精神因素所致者，应进行耐心的心理治疗，消除精神紧张和焦虑。

2. 激素治疗　明确病变环节及病因后，可给予相应激素治疗以补充机体激素不足或拮抗其过多，达到治疗目的。

（1）性激素替代治疗

1）目的：①维持女性全身健康及生殖健康，包括心血管系统、骨骼、神经系统等。②维持性征和月经。

2）主要治疗方法：①雌激素替代治疗：适用于无子宫者。妊马雌酮 0.625mg/d 或

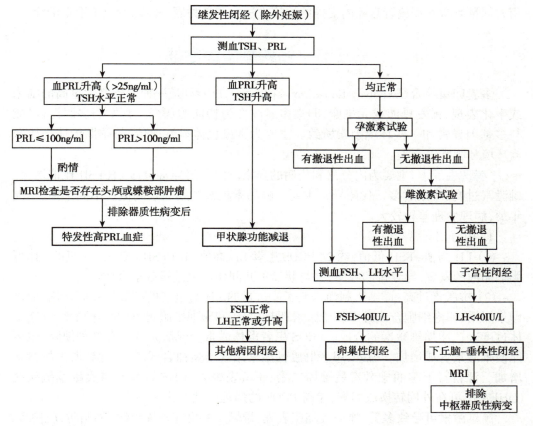

图 19-5　继发性闭经的诊断步骤

微粒化 17-β 雌二醇 1mg/d，连用 21 日，停药 1 周后重复给药。②雌、孕激素人工周期疗法：适用于低雌激素性腺功能减退患者，上述雌激素连服 21 日，最后 10 日同时给予甲羟孕酮 6~10mg/d。③孕激素疗法：适合于体内有一定内源性雌激素水平的 I 度闭经患者，可每隔 1~2 月于月经周期后半期每日口服甲羟孕酮 10mg，共 12 日。

（2）促排卵：适用于有生育要求患者。

1）氯米芬（CC）：是最常用的促排卵药物。适用于有一定内源性雌激素水平的无排卵者。给药方法为月经第 5 日始，每日 50~100mg，连用 5 日。

2）促性腺激素：适用于低促性腺激素闭经及氯米芬排卵失败者。促卵泡发育的制剂有：人类绝经期促性腺激素（HMG）、人绒毛膜促性腺激素（hCG）。常用 HMG/hCG 联合用药促排卵。并发症为多胎和卵巢过度刺激综合征（OHSS）。

3）促性腺激素释放激素（GnRH）：GnRH 是天然十肽，适用于下丘脑性闭经。

（3）溴隐亭：为多巴胺受体激动剂。适用于单纯高催乳素血症患者，每日 2.5~5mg。

（4）其他激素治疗：泼尼松或地塞米松等肾上腺皮质激素适用于先天性肾上腺皮质增生所致的闭经；甲状腺素适用于甲状腺功能减退引起的闭经。

3. 辅助生育技术　详见第二十三章第二节。

4. 手术治疗　针对各种器质性病因，采用相应的手术治疗。如生殖器畸形可手术切开或成形术，使经血流畅。Asherman 综合征多采用宫腔镜直视下分离粘连，后加用大剂量雌激素和放置宫腔内支撑的治疗方法。卵巢肿瘤一经确诊应予手术治疗。

第三节　多囊卵巢综合征

多囊卵巢综合征（polycystic ovarian syndrome，PCOS）是一种以雄激素过高的临床或生化表现、稀发排卵或无排卵、卵巢多囊改变为特征的病变。其发病多因性，可能与多基因异常和一些环境因素所致。主要为常染色体显性遗传，与孕期母体高雄激素环境和肥胖等有关。

【病理生理】　主要为内分泌和代谢的异常。内分泌异常包括 LH/FSH 比值增大，雄激素过高、雌酮过多。代谢异常主要是胰岛素抵抗和胰岛素高值。不同个体、不同年龄，病理生理差异较大。

1. 内分泌异常

（1）LH 高值、FSH 低值：约 2/3PCOS 患者 LH 高值、LH/FSH≥2~3。过量的 LH 可影响卵泡的发育，导致排卵障碍，并与胰岛素共同作用促进雄激素合成。

（2）雄激素过高：详细机制尚未明了。过量的 LH 与过多的胰岛素共同作用，促进卵巢间质、卵泡细胞合成过多的雄激素；卵巢间质和卵泡细胞也可因数量增多、LH 受体过度表达增加雄激素的合成。PCOS 患者甾体激素合成酶系统存在某种缺陷，也可能使雄激素合成增加。另外，患者肝脏性激素结合球蛋白合成减少，导致游离雄激素增加。源自肾上腺的雄激素是雄烯二酮、脱氢表雄酮（DHEA）和脱氢表雄酮硫酸盐（DHEAS），可在外周转换成睾酮，参与 PCOS 的病理生理变化。

高雄激素可导致多毛、痤疮等临床表现，雄烯二酮可在外周组织（如脂肪、肌肉等）芳香化酶的作用下转换成雌酮，参与 FSH 分泌的反馈抑制。

卵巢局部高雄激素可转换成活性较强的双氢睾酮，抑制颗粒细胞芳香化酶活性和 FSH 诱导 LH 受体合成，而阻止卵泡的发育，形成多发小卵泡（直径 2~10mm）。卵巢打孔可降低雄激素水平、恢复排卵。

2. 代谢异常　胰岛素抵抗（IR）：指外周组织对胰岛素敏感性降低，使胰岛素的生物效能低于正常。40%~60% 的 PCOS 患者存在胰岛素抵抗，IR 可致机体代偿性高胰岛素血症、细胞内胰岛素/类胰岛素样生长因子的促分裂作用放大；胰岛素与 LH 共同作用可致卵泡膜细胞和间质细胞过度增殖，生成更多的雄激素；高胰岛素血症还可抑制肝脏性激素结合球蛋白（SHBG）合成，使游离性激素增加，加重高雄激素血症。

【临床表现】　PCOS 常发病于青春期、生育期，以无排卵、不孕、肥胖、多毛等典型表现为主；中老年则因长期代谢障碍导致高血压、糖尿病、心血管疾病等。

1. 月经失调　为 PCOS 患者主要症状，常表现为闭经或月经稀发，闭经多为继发性，闭经前常有月经稀发或过少。也有少数患者表现为月经过多或不规则出血。

2. 不孕　因排卵障碍及月经失调而导致不孕。异常的激素环境可影响卵子质量、内膜容受性和胚胎发育，妊娠后易流产。

3. 多毛、痤疮　由高雄激素引起，可出现不同程度的多毛，表现为体毛丰盛，尤其是阴毛，分布常呈男性型。油脂性皮肤及痤疮也常见，与体内雄激素积聚刺激皮脂腺分泌有关。还可有阴蒂肥大、乳腺萎缩等。极少数有男性化征象。

4. 肥胖　50% 左右的 PCOS 患者肥胖（体重指数≥25），且常呈腹部肥胖型（腰

围 / 臀围≥0.80)。腹部肥胖型内脏器官间也出现脂肪堆积,易导致代谢异常、心血管疾病等远期合并症。

5. 黑棘皮症　由于雄激素过多引起,常在阴唇、颈背部、腋下、乳房下和腹股沟等皮肤皱褶处出现灰褐色色素沉着,呈对称性,皮肤增厚,质地柔软。

6. 其他健康风险

(1) 妊娠期:肥胖者流产率较高,妊娠期糖尿病和高血压疾病发病风险增高,围生期其他并发症风险也升高。

(2) 生活质量:心理障碍患病率较高,疾病本身或其临床表现(如肥胖、多毛、月经不调、不孕不育)可能增加焦虑、抑郁等。

7. 远期合并症

(1) 糖尿病:胰岛素抵抗和高胰岛素血症、肥胖,易发展为糖耐量异常或糖尿病。

(2) 心血管疾病:血脂代谢紊乱易引起动脉硬化,导致冠心病、高血压等。

(3) 肿瘤:持续、无周期、相对偏高的雌激素和升高的 E_1 与 E_1/E_2,作用于子宫内膜,又无孕激素拮抗,增加了子宫内膜癌发病率。

【辅助检查】

1. 体格检查　测血压、确定 BMI、腰围、臀围,了解有无高血压和肥胖,确定肥胖类型。

2. 基础体温测定　多表现为单相。

3. 盆腔及超声检查　妇科检查有时可触及一侧或双侧增大的卵巢。超声可见包膜回声增强,轮廓较光滑,间质回声增强,一侧或双侧卵巢见直径 2~9mm 的卵泡≥12个,和(或)卵巢体积≥10ml。卵泡围绕卵巢边缘,呈车轮状排列,称"项链征"。连续监测不见优势卵泡发育及排卵。阴道超声较准确,无性生活者应经直肠超声检查。

4. 激素测定

(1) 雄激素:血清睾酮 T、雄烯二酮 A 水平升高,少数患者 DHEA 和 DHEAS 升高,SHBG 水平降低。

(2) 血清 FSH、LH:LH 升高,较恒定地维持在中卵泡期上下,无周期性排卵前峰值出现。FSH 则相当于早卵泡期水平,LH/FSH 多升高,常≥2~3。

(3) 雌激素:E_1 明显增多,E_2 相当于早、中卵泡期水平,其水平恒定,缺乏周期性变化,$E_1/E_2>1$。总体雌激素处于较高水平。

(4) 胰岛素:年轻、接受促排卵治疗以及有 IR 或高雄特征者应测空腹胰岛素。50%~60% 的患者有高胰岛素血症和 IR,有糖耐量受损和Ⅱ型糖尿病的风险。

(5) 血脂:肥胖的 PCOS 妇女常伴高血脂,应测胆固醇及甘油三酯。

(6) 血清催乳素(PRL):10%~15% 患者血清 PRL 轻度增高,可能为雌激素持续刺激所致。

(7) 促甲状腺素(TSH):以排除甲状腺功能异常引起的高雄激素血症。

(8) 17 羟孕酮:常用于雄激素升高时与肾上腺皮质增生症鉴别。

【诊断】　目前我国诊断 PCOS 的主要标准为:①稀发排卵或持续无排卵。②高雄激素血症或临床特征。③卵巢多囊改变:超声提示一侧或双侧卵巢直径 2~9mm 的卵泡≥12个,和(或)卵巢体积≥10ml。④3 项中符合 2 项并排除其他高雄激素病因,如先天性肾上腺皮质增生、库欣综合征、分泌雄激素的肿瘤。肥胖型 PCOS,应检查有无胰岛素抵抗、糖耐量异常和血脂异常。

【鉴别诊断】

1. 卵巢男性化肿瘤　如睾丸母细胞瘤、卵巢门细胞瘤、肾上腺残迹肿瘤等均可产生过量雄激素。肿瘤多为单侧实性肿瘤，进行性增大明显，B 型超声、CT 或 MRI 可行定位。

2. 先天性肾上腺皮质增生　一种常染色体隐性遗传病，血清 DHEA-S>18.2μmol/L 时，应与之鉴别。肾上腺皮质增生患者 ACTH 兴奋试验反应亢进。

3. 库欣综合征　各种原因致肾上腺皮质功能亢进，使皮质醇及其中间产物雄激素过量分泌所致。过夜小剂量地塞米松抑制实验可筛选本病。

4. 甲状腺功能异常　也可有月经失调或闭经，可测血清 TSH 鉴别。

【治疗】

1. 改善生活方式　通过加强锻炼、饮食控制、服用降代谢的减肥药等以减轻体重，有利于降低胰岛素、睾酮及性激素结合球蛋白（SHBG）水平，并有可能恢复排卵及生育功能。减重 5%~10% 有一定临床意义。

2. 调整月经周期　可口服避孕药或孕激素后半周期疗法，以调整月经周期、纠正高雄激素血症。周期性撤退性出血可改善子宫内膜状态，预防内膜癌。

（1）口服避孕药：需用孕激素为主的口服避孕药，孕激素可对抗雌激素促内膜生长的作用，很好地控制周期，尤其适用于有避孕需求者。应注意其潜在风险，有血栓性疾病、心脑血管疾病高危因素及 40 岁以上吸烟的女性不宜应用，并需监测血糖、血脂变化。青春期女孩应用前，应充分知情同意。

（2）孕激素后半周期疗法：适用于无严重高雄症状和代谢紊乱的患者。于月经后半期（第 16~25 日）口服地屈孕酮 10mg，每日 2 次，共 10 日，或醋酸甲羟孕酮 10mg/d，连用 10 日，或微粒化孕酮 200~300mg/d，5~7 日，或肌内注射黄体酮 20mg/d，共 5 日。

3. 降低雄激素　多毛、痤疮及高雄激素血症可用短效口服避孕药，首选复方醋酸环丙孕酮（或达英 -35）。它含有炔雌醇，可升高 SHBG，降低游离睾酮水平；可减少雄激素合成，阻断雄激素的外周作用；可抑制卵泡膜细胞高雄激素生成。痤疮需用药 3 个月，多毛需用 6 个月，于出血第 1 日起，每日 1 片，连续 21 日，停药 7 日后重复，但停服后高雄症状将恢复。

4. 胰岛素抵抗的治疗　肥胖或 IR 者，可用二甲双胍。用法：250mg，每日 2~3 次。2~3 周后调整至 500mg/ 次，3~6 个月复诊，了解月经、排卵和不良反应，复查胰岛素。可餐中用药减轻胃肠道反应。因有肾功能损害和乳酸性酸中毒的严重副作用，须定期复查肾功能。

5. 促排卵　适用于有生育要求者。

（1）氯米芬（CC）：CC 有弱的抗雌激素作用，可与下丘脑、垂体的内源性雌激素受体竞争，解除对垂体促性腺激素的抑制，促进 FSH、LH 的分泌，从而诱发排卵。CC 也能影响宫颈黏液，使精子不宜生存与穿透；影响输卵管蠕动及子宫内膜发育，不利于胚胎着床。应用 CC 时，也可于近排卵期适量加用戊酸雌二醇等天然雌激素，以减少其抗雌激素作用。用法：自然或人工周期的第 5 日起，50~150mg/d，共 5 日。

（2）来曲唑（LE）：已有大量研究证实 LE 与 CC 有相同或更好的促排卵效果及临床妊娠结局。常用剂量 2.5mg，月经第 3 日起，连续 5 天。因来曲唑适应证上尚无促排卵治疗,故使用应慎重,充分知情同意。

(3)促性腺激素:促卵泡激素(FSH)或人类绝经期促性腺激素(HMG),通常于月经或黄体酮撤退性出血第5日,每日肌内注射75IU,根据监测卵泡情况增减,优势卵泡达18mm时,肌内注射hCG 5000~10 000IU,以诱发排卵。若有3个卵泡同时发育或卵巢直径>6cm时,不加用hCG,以防卵巢过度刺激综合征。HMG也可与CC、LE联合应用。

6. 腹腔镜下卵巢打孔术 适用于严重PCOS(游离睾酮高,LH>10mIU/ml,BMI≤34)和促排卵药物治疗无效者。每侧卵巢打孔4个为宜,可获得90%的排卵率和70%的妊娠率,同时又能减少粘连形成。

7. 体外受精-胚胎移植(IVF-ET) 难治性PCOS患者,可采用IVF-ET方法助孕。

第四节　绝经期综合征

绝经期综合征是指妇女绝经前后出现的因性激素波动或减少所致的一系列躯体及精神心理症状。绝经指月经完全停止1年以上。绝经年龄与遗传、营养、地区、环境、吸烟等因素有关。绝经过渡期多逐渐发生,历时约4年,偶可突然发生。这段时间的妇女约1/3能通过神经内分泌的自我调节达到新的平衡而无自觉症状,2/3的妇女则可出现一系列性激素减少所致的严重症状。

除自然绝经外,两侧卵巢经手术切除或受放射线毁坏,可导致人工绝经,较自然绝经妇女更易发生绝经期综合征。

【发病机制】 病因不十分明确。多认为卵巢衰退、雌激素分泌减少是导致绝经期综合征的主要原因。因卵巢功能逐渐衰退,排卵次数、雌激素产生和分泌减少,对垂体和下丘脑的反馈调节作用减弱,导致内分泌功能失调、代谢障碍以及自主神经功能紊乱等,出现一系列症状。

【临床表现】 围绝经期出现最早的临床症状是月经改变。绝经前后多数妇女开始出现雌激素缺乏相关症状。早期主要是血管舒缩症状、精神神经系统症状和躯体症状,绝经数年后逐渐出现泌尿生殖道萎缩性变化、代谢改变和心血管疾病、骨质疏松及认知功能下降等退行性变或疾病。

1. 月经紊乱 绝经前半数以上妇女出现月经紊乱,多为月经周期不规则,持续时间长及月经量增加,系无排卵性周期引起,致生育力低下。

2. 全身症状

(1)潮热:为围绝经期最常见症状。症状典型,面部和颈部皮肤阵阵发红,伴烘热,继而出汗。

(2)精神神经症状:表现为自主神经失调,注意力不集中、情绪波动大及记忆力减退等。

(3)泌尿生殖道症状:阴道、子宫逐渐萎缩,阴道干涩疼痛,性交困难,容易反复发生感染。盆底肌肉松弛,常有张力性尿失禁。

(4)心血管疾病:绝经后妇女易发生动脉粥样硬化、心肌缺血、心肌梗死、高血压和脑卒中。

(5)骨质疏松:50岁以上的妇女约50%患有骨质疏松症,其发生与雌激素下降有关。可能引起骨骼压缩使体格变小,严重者导致骨折,桡骨远端、股骨颈、椎体等部位易发生。

【诊断】　根据病史及临床表现,不难诊断。辅助检查有助于诊断。

1. 激素测定

（1）FSH 测定:绝经过渡期血 FSH>10U/L,提示卵巢储备功能下降。FSH>40U/L 提示卵巢功能衰竭。

（2）抑制素 B:当血清 INH B≤45ng/L,是卵巢功能减退的最早标志,比 FSH 更敏感。

（3）抗苗勒氏激素（anti-Mullerian hormone,AMH）:AMH≤0.5~1.0ng/ml 预示卵巢储备功能下降。

2. 超声检查　基础状态卵巢的窦卵泡数减少、卵巢容积缩小、子宫内膜变薄。阴道不规则流血者应排除器质性病变。

3. 骨密度测定　确诊有无骨质疏松。

【治疗】

1. 一般治疗　围绝经期精神症状可因神经类型不稳定或精神状态不健全而加剧,故应进行心理治疗。必要时可选用适量的镇静药以助睡眠,如夜晚服用艾司唑仑 2.5mg,谷维素 20mg,每日 3 次。为预防骨质疏松,老年妇女应坚持体格锻炼,增加日晒时间,摄入足量蛋白质及含钙丰富食物,并补充钙剂。

2. 激素替代治疗　补充雌激素可控制围绝经期症状及疾病。适应于因雌激素缺乏所致各种症状、预防存在高危因素的骨质疏松及心血管疾病等,需排除妊娠、不明原因子宫出血、乳癌病史、复发性血栓性静脉炎病史或血栓、血管栓塞等禁忌证。应告知患者激素治疗的利弊,知情后作出选择。制订个体化激素治疗方案,原则是使用最小有效剂量。

（1）雌激素制剂

1）尼尔雌醇:每半月服 1~2mg 或每月服 2~5mg。

2）妊马雌酮:剂量为每日或隔日口服 0.625~1.25mg。

3）微粒化雌二醇:即诺坤复,每日或隔日口服 1~2mg。

（2）治疗方案

1）周期联合治疗:雌激素于周期第 1~25 日应用;孕激素于周期第 16~25 日应用,每周期停用 4~6 日。

2）连续联合治疗:雌激素每日给予;孕激素每日给予。不发生撤退性出血,但可发生不规则淋漓出血。适用于绝经多年的妇女。

3）无对抗单一雌激素治疗:适用于子宫切除术后妇女。

（3）副作用及危险性

1）雌激素:剂量过大时可引起乳房胀、白带多、头痛、水肿、色素沉着等。

2）孕激素:副作用包括抑郁、易怒、乳腺痛和水肿,患者常不易耐受。

3）单一雌激素的长期应用使子宫内膜癌和子宫内膜增生过长的风险增加。

3. 其他药物治疗　可给予钙剂、维生素 D 及降钙素等预防骨质疏松。

（刘志宏）

复习思考题

扫一扫
测一测

　　1. 排卵障碍性异常子宫出血的定义是什么？不同年龄段的无排卵性异常子宫出血的治疗原则有何不同？

　　2. 原发性闭经与继发性闭经的概念是什么？

　　3. 如何诊断多囊卵巢综合征？需要预防哪些远期并发症？

第二十章

子宫内膜异位症和子宫腺肌病

学习要点

1. 掌握 子宫内膜异位症及子宫腺肌症的定义；临床表现及诊断。
2. 熟悉 子宫内膜异位症及子宫腺肌症的病理、鉴别诊断及治疗原则；
3. 了解 子宫内膜异位症及子宫腺肌症的病因及常用的辅助检查。
4. 具有诊断子宫内膜异位症及子宫腺肌病的能力。
5. 能与患者及家属良好沟通，指导患者正确认识子宫内膜异位症并配合治疗。

当具有生长功能的子宫内膜组织出现在子宫腔被覆黏膜以外的身体其他部位时称子宫内膜异位症（endometriosis，EMT），简称内异症。异位子宫内膜可侵犯全身任何部位，但绝大多数病变出现在盆腔内生殖器官和其邻近器官的腹膜面，故临床常称盆腔子宫内膜异位症。子宫内膜亦可出现和生长在子宫肌层称子宫腺肌病（adenomyosis）。子宫腺肌病与子宫内膜异位症虽同为异位内膜引起的疾病，且两者亦可合并存在，但它们在组织发生学方面不同，临床表现亦有差异，故在本章内分别介绍。

第一节 子宫内膜异位症

子宫内膜异位症是目前常见妇科疾病之一。在妇科手术中，约 5%~15% 患者发现有此病；在不孕症患者行腹腔镜检中，25%~35% 有内膜异位症存在。此病一般见于生育年龄妇女，以 25~45 岁妇女居多。

异位子宫内膜可出现在身体不同部位，但绝大多数位于盆腔内，其中以卵巢、宫骶韧带最常见（图 20-1）。

【发病机制】 初潮前无发病者，绝经后或切除卵巢后异位内膜组织可逐渐萎缩吸收，妊娠或使用性激素抑制卵巢功能可暂时阻止此病的发展，故子宫内膜异位症的发病与卵巢的周期性变化有关。子宫内膜异位症为良性病变，但行为学上具有类似恶性肿瘤的远处转移和种植生长能力的特点。其发病机制尚未完全阐明，目前有下列学说。

1. 异位种植学说 1921 年 Sampson 最早提出，经期时经血中所含内膜腺上皮和

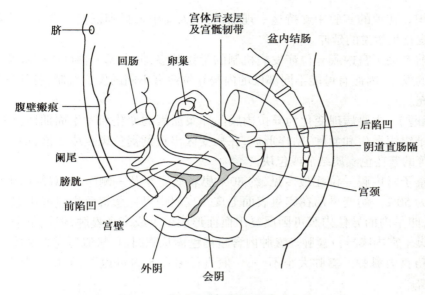

图 20-1　子宫内膜异位症的发生部位

间质细胞可随经血逆流,经输卵管进入腹腔,种植于卵巢和邻近的盆腔腹膜,并在该处继续生长和蔓延,以致形成盆腔子宫内膜异位症。临床上,先天性阴道闭锁或宫颈狭窄等经血潴留患者常并发子宫内膜异位症,说明经血逆流可导致内膜种植。剖宫取胎术后继发腹壁切口子宫内膜异位症或分娩后会阴切口出现子宫内膜异位症,无疑都是术时将子宫内膜带至切口直接种植所致。此外,猕猴实验亦证实其经血直接流入腹腔可在盆腔内形成典型的子宫内膜异位症。故目前内膜种植学说已为人们所公认,但无法解释盆腔外的子宫内膜异位症。

子宫内膜也可经淋巴及静脉向远处传播,发生异位种植,是子宫内膜种植学说的组成部分。不少学者通过光镜检查在盆腔淋巴管和淋巴结中发现有子宫内膜组织,有学者在盆腔静脉中也发现有子宫内膜组织,因而提出子宫内膜可通过淋巴或静脉播散,并认为远离盆腔部位的器官如肺、手或大腿的皮肤和肌肉发生的子宫内膜异位症可能是通过淋巴或静脉播散的结果。

2. 体腔上皮化生学说　Mayer 提出卵巢表面上皮、盆腔腹膜都是由胚胎期具有高度化生潜能的体腔上皮分化而来,上述由体腔上皮分化而来的组织,在反复受到经血、慢性炎症或持续卵巢激素刺激后,均可被激活而衍化为子宫内膜样组织,以致形成子宫内膜异位症。但迄今为止,此学说尚无充分的临床或实验依据。

3. 免疫与炎症学说　越来越多的证据表明免疫调节异常在内异症的发生、发展各环节起重要作用,表现为免疫监视功能、免疫杀伤细胞的细胞毒作用减弱而不能有效清除异位内膜。研究还发现内异症与系统性红斑狼疮、黑色素瘤及某些 HLA 抗原有关,患者的 IgG 及抗子宫内膜抗体明显增加,表明其具有自身免疫性疾病的特征。还有证据表明,内异症与亚临床腹膜炎有关,表现为腹腔积液中巨噬细胞、炎性细胞因子、生长因子、促血管生成物质增加,从而促进异位内膜存活、增殖并导致局部纤维增生、粘连。

4. 诱导学说　未分化的腹膜组织在内源性生物化学因素诱导下可发展成为子宫

223

内膜组织。在兔的实验中支持这一理论,但在人类中未得到证实。该学说实际上是体腔上皮化生学说的延伸。

目前有关子宫内膜异位症发病机制的学说甚多,但尚无一种可以解释全部内膜异位症的发生,因而有可能不同部位的内膜异位症有不同的发病机制,各种学说可以相互补充。

【病理】 主要病理变化为异位内膜随卵巢激素的变化而发生周期性出血,伴有周围纤维组织增生和囊肿、粘连形成,在病变区出现紫褐色斑点或小泡,最后发展为大小不等的紫蓝色实质结节或包块。

卵巢子宫内膜异位症最多见,约80%患者病变累及一侧卵巢,双侧卵巢同时累及者约为50%。病变早期在卵巢表面上皮及皮层中可见紫褐色斑点或小泡,随着病变发展,卵巢内的异位内膜可因反复出血而形成单个或多个囊肿,但以单个为多见,称为卵巢子宫内膜异位囊肿。囊肿内含暗褐色糊状陈旧血,状似巧克力液体,故又称为卵巢巧克力囊肿。囊肿大小不一,一般直径多在5~6cm以下,但最大者直径可达25cm左右。

在宫骶韧带、直肠子宫陷凹和子宫后壁下段的病灶往往表现为有散在紫褐色出血点或颗粒状散在结节。由于出血及纤维化,可以使病灶部位与子宫和周围器官产生严重粘连。

当肉眼观察正常的盆腔腹膜,在镜下发现子宫内膜的腺体和间质时称镜下内异症。镜下内异症可能在内异症的组织发生和治疗后复发方面起重要作用。有报道称在正常腹膜活检中,有10%~15%妇女有镜下内异症。内异症一般极少发生恶变。

【临床表现】

1. 症状 约25%患者无明显不适。

(1)痛经和下腹痛:疼痛是内异症的主要症状。典型症状为继发性痛经、进行性加重。疼痛多位于下腹部及腰骶部,可放射至阴道、会阴、肛门或大腿,常于月经来潮前1~2日开始,经期第一日最剧,以后逐渐减轻,至月经干净时消失。疼痛的程度与病灶大小并不一定成正比。如较大的卵巢子宫内膜异位囊肿可能疼痛较轻,而散在的盆腔腹膜小结节病灶反可导致剧烈痛经。少数患者诉长期下腹痛,至经期更剧。也有27%~40%患者无痛经,因此痛经不是内异症诊断的必须症状。

(2)月经失调:15%~30%患者有经量增多、经期延长或经前点滴出血。月经失调可能与卵巢无排卵、黄体功能不足或同时合并有子宫腺肌病或子宫肌瘤有关。

(3)不孕:内膜异位症患者不孕率可高达40%。不孕的原因可能与盆腔内器官和组织广泛粘连和输卵管蠕动减弱,以致影响卵子的排出、摄取和受精卵的运行有关。盆腔解剖无明显异常的轻症患者导致的不孕还可能与黄体期功能不足、未破卵泡黄素化综合征及自身免疫反应等因素有关。

(4)性交痛:性交时由于宫颈受到碰撞及子宫的收缩和向上提升,可引起疼痛,一般表现为深部性交痛,多见于直肠子宫陷凹有异位病灶或因病变导致子宫后倾固定的患者,且以月经来潮前性交痛更为明显。

(5)其他特殊症状:肠道子宫内膜异位症患者可出现腹痛、腹泻或便秘,甚至有周期性少量便血。严重的肠道内膜异位症可因直肠或乙状结肠肠腔受压而出现肠梗阻症状。异位内膜侵犯膀胱肌壁可在经期引起尿痛和尿频,但多因严重的痛经症状所掩盖而被忽略。异位内膜侵犯和压迫输尿管时,可出现一侧腰痛和血尿,但极罕见。此外,身体其他任何部位有内膜异位种植和生长时,均可在病变部位出现周期性疼痛、出血或块物增大,典型病例如剖宫取胎术后的腹壁瘢痕子宫内膜异位,术后每当经期时出现腹部瘢痕疼痛,并可在瘢痕深部扪到剧痛的包块,月经净后疼痛缓解,但下次经期时又复发,且随时日延长,包块逐渐增大,腹痛亦多加剧。

除上述各种特殊症状外,卵巢子宫内膜异位囊肿破裂时,陈旧的暗黑色黏稠血液流入腹腔可引起突发性剧烈腹痛,伴恶心、呕吐和肛门坠胀。疼痛多发生在经期前后或性交后,其症状类似输卵管妊娠破裂,但无腹腔内出血。

2. 体征　除巨大的卵巢子宫内膜异位囊肿可在腹部扪及囊块和囊肿破裂时可出现腹膜刺激征外,一般腹部检查均无明显异常。典型的盆腔子宫内膜异位症在盆腔检查时,可发现子宫多后倾固定,直肠子宫陷凹、宫骶韧带或子宫后壁下段等部位扪及触痛性结节,在子宫的一侧或双侧附件处扪到与子宫相连的囊性偏实不活动包块,往往有轻压痛。若病变累及直肠阴道隔,可在阴道后穹隆部扪及甚至可看到隆起的紫蓝色斑点、小结节或包块。

【诊断】　凡育龄妇女有继发性痛经进行性加重、不孕史或慢性盆腔痛,盆腔检查时扪及盆腔内有触痛性结节或子宫旁有不活动的囊性包块,即可初步诊断为子宫内膜异位症。但临床上尚需借助下列辅助检查,腹腔镜检查盆腔可见病灶和病灶的活组织病理检查是确诊依据,但病理检查结果阴性并不能排除内异症的诊断。

1. 影像学检查　B型超声检查常用,是诊断卵巢异位囊肿和直肠阴道隔内异症的重要手段。其诊断敏感和特异性达96%以上。囊肿呈圆形或椭圆形,与周围组织特别是子宫粘连,囊壁厚而粗糙,囊内有细小的絮状光点。由于囊肿的回声图像并无特异性,故不能单纯根据B超图像确诊。此外,盆腔CT及MRI对盆腔内异症的诊断价值与B型超声相当,但检查费用较高。

2. CA125值测定　子宫内膜异位症患者血清CAl25值可能升高,重症患者更为明显。还可用于监测内膜异位症病变活动情况,若药物或手术治疗有效时,CA125值下降,复发时又升高。

3. 腹腔镜检查　是目前国际公认的子宫内膜异位症诊断的最佳方法,除了阴道或其他部位的直视可见的病变之外,腹腔镜检查是确诊盆腔内异症的标准方法。腹痛患者更是唯一手段,往往在腹腔镜下对可疑病变进行活检可确诊。此外,子宫内膜异位症的临床分期也只有在腹腔镜检或剖腹探查直视下才能确定。

【鉴别诊断】

1. 卵巢恶性肿瘤　患者一般情况差,病情发展迅速,腹痛、腹胀为持续性。检查除扪及盆腔内包块外,常伴有腹水。B超图像显示肿瘤包块以实性或混合性居多,形态多不规则。凡诊断不明确时,应尽早剖腹探查。

2. 盆腔炎性包块　既往多有急性盆腔感染和反复感染发作史,疼痛不仅限于经期,平时亦有腹部隐痛,且可伴有发热。抗生素治疗有效。

3. 子宫腺肌病　痛经症状与子宫内膜异位症相似,甚至更剧烈。子宫多呈均匀性增大,且质地较正常子宫硬。经期检查时,子宫压痛明显。应注意此病亦可与子宫内膜异位症合并存在。

【治疗】　治疗内异症的根本目的是"缩减和去除病灶,减轻和控制疼痛,治疗和促进生育,预防和减少复发"。治疗可分为手术治疗和非手术治疗。根据患者年龄、症状、病变部位、对生育的要求、随访及诊治条件等全面考虑,强调治疗个体化。常用方法:

1. 期待疗法　适用于病变轻微、无症状或症状轻微患者,一般可数月定期随访一次。若经期有轻微疼痛时,可对症治疗,如吲哚美辛、布洛芬等。希望生育者一般不用期待治疗,应促使其妊娠。一旦妊娠,病变组织多坏死、萎缩,分娩后症状可缓解,甚至消失。期待疗法期间,若患者临床表现加剧,应改用其他治疗方法。

2. 药物治疗　对症处理、抑制雌激素合成使异位内膜萎缩退化、阻断下丘脑 - 垂体 - 卵巢轴的刺激和周期性出血为目的的性激素治疗。适用于慢性盆腔痛、经期痛经明显、有生育要求及无卵巢囊肿或囊肿较小者。也可作为手术的辅助治疗等。常用:

(1) 口服避孕药:目的是降低垂体促性腺激素水平,并直接作用于子宫内膜和异位内膜,导致内膜萎缩和经量减少。长期连续服用避孕药造成类似妊娠的人工闭经,称假孕疗法。临床上常用低剂量高效孕激素和炔雌醇复合制剂,用法为每日 1 片,连续用 6~9 个月。

(2) 高效孕激素:单纯大剂量高效孕激素连续服药,抑制垂体促性腺激素的释放,并直接作用于子宫内膜和异位内膜,导致内膜萎缩和闭经。常用:甲羟孕酮 30mg/d 连续 6 个月;炔诺酮 5mg/d,连续 6 个月等。副反应有不规则点滴出血、乳房胀、体重增加等,若有点滴出血时,可每日加服妊马雌酮 0.625mg 以抑制突破性出血。一般停药数月后,月经恢复正常。

(3) 达那唑:适用轻度或中度子宫内膜异位症但痛经明显或要求生育的患者。抑制 FSH、LH 高峰;抑制卵巢甾体激素的合成;使子宫内膜萎缩导致患者短暂闭经,故称假绝经疗法。用法为 200mg,每日 2~3 次,从月经第一日开始,持续用药 6 个月。由于达那唑大部分在肝内代谢,有肝功能损害者不宜服用。用药期间,转氨酶显著升高时应停药,停药后即可迅速恢复正常。

(4) 孕三烯酮:是 19- 去甲睾酮甾类药物,有抗孕激素、抗雌激素和抗性腺作用,治疗内膜异位症的疗效和副反应与达那唑相同,但副反应远较达那唑低,对肝功能影响较小。注意孕妇忌服。由于此药在血浆内半衰期长达 28 小时,每周仅需用药两次,每次 2.5mg,于月经第一日开始服药,连续用药 6 个月。

(5) 促性腺激素释放激素激动剂(GnRH-a):抑制垂体分泌促性腺激素,导致卵巢分泌的激素显著下降,出现暂时性闭经,故称为"药物性卵巢切除"。临床多用亮丙瑞林缓释剂或戈舍瑞林缓释剂。用法为月经第一日皮下注射亮丙瑞林 3.75mg 或皮下注射戈舍瑞林 3.6mg,以后每隔 28 日再注射一次,共 3~6 次。

3. 手术治疗　适用于:①药物治疗后症状不缓解,局部病变加剧或生育功能仍未恢复者。②卵巢内膜异位囊肿直径 >5~6cm,特别是迫切希望生育者。根据手术范围的不同,可分为保留生育功能、保留卵巢功能和根治性手术 3 类。

(1) 保留生育功能手术:适用于年轻有生育要求的患者,特别是药物治疗无效者。手术范围为尽量切净或灼除内膜异位灶,保留子宫和双侧、一侧或至少部分卵巢组织。术后复发率约 40%,应指导患者尽快妊娠或给予药物治疗以减少复发。手术可经腹腔镜或剖腹直视下进行。

（2）保留卵巢功能手术：适用于年龄在 45 岁以下，且无生育要求的重症患者。手术范围将盆腔内病灶及子宫予以切除，保留至少一侧卵巢或部分卵巢以维持患者卵巢功能。少数患者在术后仍有复发。

（3）根治性手术：适用于 45 岁以上近绝经期的重症患者。手术范围将子宫、双侧附件及盆腔内所有内膜异位病灶予以切除。因卵巢切除，体内残留病灶也将逐渐自行萎缩退化以致消失，术后几乎不复发。

4. 药物与手术联合治疗　手术治疗前可先用药物治疗 3~6 个月以使内膜异位灶缩小、软化，缩小手术范围和利于手术操作。术后给予药物治疗 6 个月以便残留的内膜异位灶萎缩退化，降低术后复发率。

第二节　子宫腺肌病

当子宫内膜及间质侵入子宫肌层时，称为子宫腺肌病。此病多发生于 30~50 岁经产妇，约有半数患者同时合并子宫肌瘤，约 15% 患者合并子宫内膜异位症。虽然对尸检及因病切除子宫的标本做连续切片检查，发现 10%~47% 的子宫肌层中有子宫内膜组织，但其中仅 65% 有临床症状。

【病因】　多次妊娠和分娩时子宫壁的创伤和慢性子宫内膜炎等造成的子宫内膜基底层损伤可能是导致此病的主要原因。此外，由于子宫内膜基底膜下缺乏黏膜下层，且子宫腺肌病常合并有子宫肌瘤和子宫内膜增生过长，故有人认为基底层子宫内膜侵入肌层可能与高雌激素的刺激有关。

【病理】　病灶一般为弥漫性，且多累及后壁，故后壁常较前壁厚。子宫常呈均匀性增大，一般不超过 3 个月妊娠子宫大小，剖面无漩涡状结构，仅在肌壁中见到粗厚的肌纤维带和微囊腔，腔中偶可见陈旧血液。少数子宫内膜也可能局限于肌层形成结节或团块，类似肌壁间肌瘤，称子宫腺肌瘤。腺肌瘤不同于肌瘤，其周围无包膜存在，因而难以将其自肌层剥出。镜检见肌层内有呈岛状分布的异位内膜腺体与间质。

【临床表现及诊断】

1. 临床表现　约 35% 患者无任何临床症状。凡 30 岁以上的经产妇，出现下列典型病例三联征：经量增多、经期延长以及逐年加剧的进行性痛经，检查时子宫呈均匀性增大或有局限性结节隆起，质硬有压痛，经期压痛尤为显著时，应首先考虑为子宫腺肌病。B 型超声检查可在肌层中见到种植内膜所引起的不规则强回声。

2. 诊断　本病的诊断为临床诊断，要认真询问病史和妇科检查。影像学检查虽有帮助但非特异性，可选择 B 型超声、MRI 等辅助检查。

【治疗】　治疗应视患者症状、年龄和对生育的要求而定。若在给予吲哚美辛、萘普生或布洛芬对症治疗后症状可缓解，或患者已近绝经期时，可采用保守治疗。若患者长期剧烈痛经而无生育要求的则应行全子宫切除术，卵巢是否保留取决于患者年龄和卵巢有无病变。高效孕激素和假孕疗法对此病无效。

（张　争）

复习思考题

1. 如何诊断子宫内膜异位症?
2. 子宫内膜异位症目前的治疗方法有哪些?

第二十一章

女性生殖器官发育异常

学习要点

1. 掌握　处女膜闭锁临床表现、诊断及处理。
2. 熟悉　两性畸形常见类型的特点。
3. 了解　阴道发育异常、子宫发育异常、输卵管及卵巢发育异常。
4. 具备与患者及其家属良好沟通的能力，关心、尊重患者。

第一节　处女膜闭锁

处女膜闭锁（imperforate hymen）又称无孔处女膜，系泌尿生殖窦上皮未能贯穿前庭部所致。较常见。

【临床表现与诊断】　女性青春期前无临床表现。偶有幼女因大量血液潴留在阴道内，导致处女膜向外膨出而确诊（图 21-1）。绝大多数患者至青春期因原发性闭经且出现逐渐加剧的周期性下腹痛就诊，严重时出现便秘、肛门坠胀、尿频或尿潴留等。检查时见处女膜向外膨隆，呈紫蓝色，无阴道开口。直肠指诊可扪及阴道内有球状包块向直肠前壁突出，直肠 - 腹部诊扪及位于阴道包块上方另一较小包块（即经血潴留的子宫），压痛明显，下按此包块见处女膜向外膨隆更明显。盆腔 B 超见子宫及阴道内有积液。

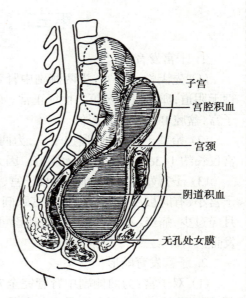

图 21-1　处女膜闭锁并阴道、宫腔积血

（标注：子宫、宫腔积血、宫颈、阴道积血、无孔处女膜）

【治疗】　确诊后手术治疗。将处女膜作"X"形切开，引流积血。切除多余处女膜瓣，缝合切口边缘黏膜，保持引流通畅和防创缘粘连。注意外阴清洁，给予抗生素。

第二节 阴道发育异常

1. 先天性无阴道 为双侧副中肾管发育不全所致。多合并无子宫或仅有始基子宫,个别患者仍有发育正常的子宫,卵巢正常。因原发性闭经,或婚后性交困难就诊。个别患者至青春期出现周期性腹痛。检查第二性征及外阴正常,无阴道口或仅见浅凹陷,或约2cm短浅盲端;子宫正常者,可扪及增大有压痛的子宫。直肠-腹部诊和盆腔B超检查无子宫,约15%合并泌尿道畸形。

对准备有性生活的患者,有短浅阴道者采用阴道模型机械扩张法。对不适宜扩张或扩张失败者,行人工阴道成形术。对子宫发育正常的患者,在初潮时行人工阴道成形术,并与子宫连接,保存子宫生育功能。无法保留子宫者,应予切除。

2. 阴道闭锁 为尿生殖窦未参与形成阴道下段所致。闭锁位于阴道下段,长约2~3cm。临床症状与处女膜闭锁相似,无阴道开口,闭锁部位黏膜色泽正常,不向外膨隆,直肠指诊扪及向直肠凸出的阴道积血包块,位置较高。尽早手术治疗。

3. 阴道横隔 为两侧副中肾管会合后尾端与尿生殖窦相接处未贯通或部分贯通所致。阴道上中段交界处多见。分完全性和不完全性横隔。位置较高者不易被发现,位置较低者多因性生活不满意就医。手术切开横隔,短期放置模型防挛缩。

4. 阴道纵隔 为双侧副中肾管会合后,其中隔未消失或未完全消失所致。可分为完全和不完全纵隔。绝大多数阴道纵隔患者无症状,少数可因性生活不满意或不孕就诊,未孕前切除纵隔。

第三节 子宫发育异常

1. 子宫发育不全

(1) 先天性无子宫:为两侧副中肾管中段及尾段未发育和融合所致,常合并先天性无阴道,卵巢发育及第二性征正常。临床表现为原发性闭经。直肠-腹部诊触不到子宫,盆腔B超无子宫影像。

(2) 始基子宫:又称痕迹子宫,为两侧副中肾管会合不久即停止发育所引起。子宫仅长约1~3cm,多数合并无阴道。因无宫腔无内膜,无月经。

(3) 子宫发育不良:亦称幼稚子宫,为副中肾管会合后短时间内即停止发育所致。子宫小,有时极度前屈或后屈。宫颈圆锥形,宫体:宫颈为1:1或2:3。临床表现为月经过少、痛经、不孕。直肠-腹部诊可扪及小而活动的子宫。激素序贯用药促子宫发育。

2. 子宫发育畸形

(1) 双子宫:为两侧副中肾管完全未融合,各自发育形成两个子宫体和两个子宫颈,阴道完全分开,左右侧子宫各有单一的输卵管和卵巢。患者多无症状,于产前检查、人工流产、分娩时被发现。双子宫人流可在B超下进行,以免误吸、漏吸。

(2) 双角子宫和鞍状子宫:因宫底部融合不全呈双角者称双角子宫;宫底部稍下陷而呈鞍状称鞍状子宫。一般无症状,双角子宫偶有月经量较多伴痛经。

(3) 中隔子宫:两侧副中肾管融合不全在宫腔内形成中隔,较常见。分为完全和不完全中隔子宫。易发生不孕、流产、早产和胎位异常;若胎盘粘连在隔上,可出现产后胎盘滞留。中隔子宫外形正常,经超声、子宫输卵管碘油造影或宫腔镜检查确诊。对不孕和有反复流产患者,切除中隔并在宫腔放置节育器,防创面粘连。

（4）单角子宫:仅一侧副中肾管发育而成。未发育侧卵巢、输卵管、肾缺如。若妊娠,流产、早产多见。

（5）残角子宫:一侧副中肾管发育正常,另一侧发育不全形成残角子宫,常伴该侧泌尿系统畸形。检查时易将残角子宫误诊为卵巢肿瘤。多数残角子宫与对侧正常宫腔不相通。若残角子宫内膜无功能,一般无症状,不需治疗。一旦妊娠,人工流产时难探及,妊娠 16~20 周时破裂出现输卵管妊娠破裂表现,若不及时处理,患者可因大出血死亡。

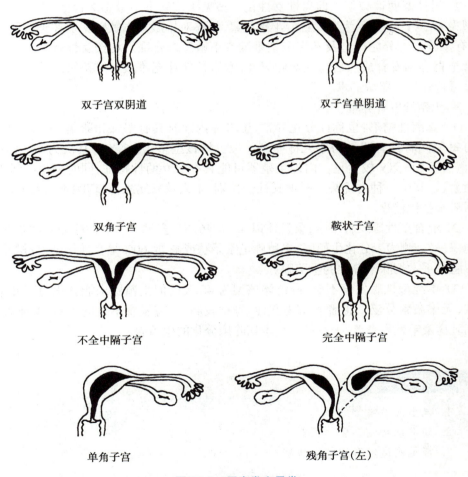

双子宫双阴道　　　　　　　　双子宫单阴道

双角子宫　　　　　　　　鞍状子宫

不全中隔子宫　　　　　　　　完全中隔子宫

单角子宫　　　　　　　　残角子宫(左)

图 21-2　子宫发育异常

第四节　输卵管、卵巢发育异常

1. 输卵管发育异常　较少见。为输卵管妊娠、不孕的原因之一。包括:单侧缺失、双侧缺失或单侧(偶尔双侧)副输卵管、输卵管发育不全、闭塞或中段缺失等。

2. 卵巢发育异常　少见,有单侧卵巢缺失、双侧卵巢缺失以及卵巢分裂为几个部分等。

第五节　两性畸形

两性畸形指患者同时具有某些男女两性器官。

1. 女性假两性畸形　即女性男性化。染色体核型为 46,XX,性腺为卵巢,输卵管、子宫、阴道均存在,外生殖器部分男性化。常因先天性肾上腺皮质增生症或其他来源的雄激素过高所致。青春期乳房不发育,内生殖器发育受抑制,无月经,成年时身材矮小。口服肾上腺皮质激素控制雄激素水平。

2. 男性假两性畸形　即男性女性化。多见于雄激素不敏感综合征,患者染色体核型为 46,XY,生殖腺为睾丸且分泌雄激素,机体对雄激素不敏感。系 X 连锁隐性遗传,有家族史。分完全型及不完全型雄激素不敏感综合征。均按女性抚养。完全型患者至青春期发育成熟后切除双侧睾丸,术后长期补充雌激素维持第二性征。不完全型可行外生殖器矫形术。

3. 生殖腺发育异常

(1) 真两性畸形:也称性分化异常,患者体内同时具有睾丸和卵巢,可位于左右;也可每侧同时具有卵巢与睾丸称卵睾。染色体核型多为 46,XX,其次为 46,XX/46,XY 嵌合型,46,XY 较少见。内外生殖器可能具有男女两性特征,同时分泌雌激素及雄激素,以其中一种占优势。根据其社会性别、个人及家属志愿,切除不需要的性腺。术后激素替代治疗。

(2) 混合型性腺发育不全:染色体以 45,X/46,XY 多见。一侧性腺为异常睾丸,多为隐睾,另一侧为未分化生殖腺、生殖腺呈索条状或缺如。60% 呈女性体型,身材矮小、盾形胸。手术切除未分化的生殖腺。

(3) 单纯型性腺发育不全:染色体核型为 46,XY,但生殖腺未能分化为睾丸呈索条状,无雄激素分泌。患者表型为女性,身材较高大,有发育不良的子宫、输卵管,青春期乳房及毛发发育差,无月经。手术切除未分化的生殖腺。

(冯　玲)

 复习思考题

1. 说出两性畸形的概念。
2. 如何诊断处女膜闭锁?
3. 常见阴道发育异常有哪些?

第二十二章

女性生殖器官损伤性疾病

 学习要点

1. 掌握　阴道前后壁膨出和子宫脱垂的临床分度、临床表现和处理。
2. 熟悉　生殖道瘘的临床表现、诊断和处理,女性生殖器官损伤性疾病的预防。
3. 了解　女性生殖器官损伤性疾病的病因。
4. 能对盆腔器官脱垂的患者进行准确分度,能指导患者盆底肌肉锻炼的方法。
5. 关爱患者,能与患者及家属良好沟通,开展预防子宫脱垂的健康指导工作。

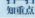

　　当子宫周围的支持组织受到损伤或功能异常时,可造成生殖器官和相邻脏器向下移位,称为盆腔器官脱垂(pelvic organ prolapse,POP),包括阴道前壁膨出、阴道后壁膨出和子宫脱垂。

　　女性生殖道因损伤与其相邻的泌尿道或肠道相通时,则形成尿瘘或粪瘘。

第一节　阴道壁膨出

一、阴道前壁膨出

　　阴道前壁膨出多因膀胱膨出和尿道膨出,以膀胱膨出居多。阴道前壁膨出可以单独存在,也常与阴道后壁膨出并存。

　　【病因】　阴道前壁主要由耻骨宫颈韧带、膀胱宫颈筋膜及泌尿生殖隔的深筋膜支持。若分娩时上述筋膜、韧带过度伸展或撕裂,产褥期又过早参加体力劳动,致使阴道支持组织不能恢复正常,膀胱及与其紧邻的阴道前壁即可向下膨出,在阴道口或阴道口外可见,称膀胱膨出(图 22-1)。若支持尿道的膀胱宫颈筋膜受损严重,尿道紧连的阴道前壁以尿道外口向下3~4cm 膨出,称尿道膨出。

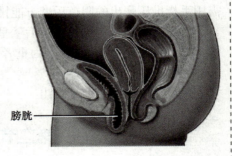

膀胱

图 22-1　阴道前壁膨出(膀胱膨出)

【临床分度】　临床上将阴道前壁膨出分为3度,以屏气下膨出最大限度判定:

Ⅰ度:阴道前壁形成球状物,向下突出,达处女膜缘,但仍位于阴道内。

Ⅱ度:阴道壁展平或消失,部分阴道前壁突出至阴道口外。

Ⅲ度:阴道前壁全部突出至阴道口外。

【临床表现】　轻者无明显症状。重者自觉有块状物自阴道脱出、伴有下坠感、腰酸。长久站立、激烈活动后或腹压增加时块状物增大,下坠感更明显。若仅有阴道前壁合并膀胱膨出,尿道膀胱后角变锐,常导致排尿困难而有尿潴留,可继发尿路感染。若膀胱膨出合并尿道膨出,尿道膀胱后角消失,当腹压增加时有尿液溢出,称张力性尿失禁。

【诊断】　根据病史和临床表现不难诊断。检查可见阴道前壁呈球形隆起,触之柔软,该处黏膜变薄透亮,皱襞消失。当患者用力屏气时,可明显见到膨出的阴道前壁,若同时见尿液溢出,表明合并膀胱膨出及尿道膨出。

【治疗】　无症状的轻度患者不需治疗。有症状但有其他慢性疾病不宜手术者,可置子宫托缓解症状。症状明显的重度患者应行阴道前壁修补术。

【预防】　根据病因采取预防措施。预防和治疗腹压增高的疾病,避免重体力劳动。正确处理产程,避免困难阴道助娩。

二、阴道后壁膨出

阴道后壁膨出也称直肠膨出。阴道后壁膨出可以单独存在,也常合并阴道前壁膨出。

【病因】　阴道后壁膨出较阴道前壁膨出少见。常由于阴道分娩时损伤,直肠阴道间筋膜以及耻尾肌纤维长时间受压而过度伸展或撕裂,导致直肠向阴道后壁中段膨出,在阴道口能见到膨出的阴道后壁黏膜,称为直肠膨出(图22-2)。年迈体弱以及长期便秘、排便时用力向下屏气可加剧其膨出程度。阴道穹隆处

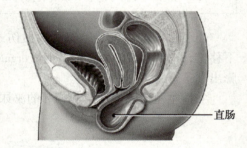

直肠

图 22-2　直肠膨出

支持组织薄弱可引起直肠子宫陷凹疝,阴道后穹隆向阴道内脱出,甚至脱出于阴道口外,疝囊内往往有肠管,称肠膨出。

【临床表现】　轻者多无明显不适症状,重者自觉下坠感、腰痛及排便困难,有时需用手指推压膨出的阴道后壁方能排出粪便。

【诊断】　检查时可见阴道后壁呈球状物膨出,患者多伴有陈旧性会阴裂伤。

【治疗】　轻者不需治疗,因重者多伴有阴道前壁脱垂,故应行阴道前后壁修补术及会阴修补术。

【预防】　同阴道前壁膨出。

第二节　子宫脱垂

子宫从正常位置沿阴道下降,宫颈外口达坐骨棘水平以下,甚至子宫全部脱出于阴道口以外,称子宫脱垂,子宫脱垂常伴有阴道前壁和后壁膨出。

【病因】

1. 分娩损伤　为子宫脱垂最主要的病因。分娩过程中,特别是产钳或胎吸困难的阴道分娩,由于盆底肌、筋膜以及子宫韧带过度伸展,甚至出现撕裂可导致子宫脱垂。或产妇过早参加重体力劳动,使得尚未修复的组织再次受压,过高的腹压将未复旧后倾的子宫推向阴道而发生脱垂。

2. 长期腹压增加　长期慢性咳嗽、排便困难、经常超重负荷(肩挑、举重、蹲位、长期站立)等,均可使腹腔内压力增加,促成子宫脱垂的发生。

3. 医源性原因　包括没有充分纠正的手术所造成的盆腔支持结构缺损。

【临床分度】　以患者平卧用力向下屏气时子宫下降的最低点为分度标准。将子宫脱垂分为 3 度(图 22-3):

Ⅰ度:①轻型:宫颈外口距处女膜缘 <4cm,未达处女膜缘。②重型:宫颈外口已达处女膜缘,在阴道口可见到宫颈。

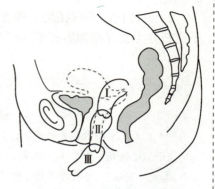

图 22-3　子宫脱垂的分度

Ⅱ度:①轻型:宫颈已脱出阴道口外,宫体仍在阴道内。②重型:宫颈及部分宫体已脱出于阴道口外。

Ⅲ度:宫颈及宫体全部脱出至阴道口外。

【临床表现】

(一) 症状

Ⅰ度患者多无自觉症状。Ⅱ、Ⅲ度患者常有以下表现:

1. 有肿物自阴道脱出　Ⅱ度患者在行走、劳动或排便等腹压增加活动时,有块状物自阴道口脱出,开始时脱出物在平卧休息时可变小或消失,严重者即使用手协助也难以还纳,长期脱出在外,患者行动极不方便,长期摩擦可导致宫颈溃疡,继发感染时,有脓血分泌物渗出。

2. 下腹及腰骶部坠痛　由于脱垂子宫的韧带牵拉引起,行走、劳累时加重。

3. Ⅲ度子宫脱垂患者多伴有重度阴道前壁膨出,容易出现尿潴留,还可发生压力性尿失禁。

4. 其他　子宫脱垂很少引起月经失调。子宫若能还纳通常不影响受孕,受孕后随妊娠发展,子宫可逐渐上升至腹腔不再脱垂,多数能经阴道分娩。

(二) 体征

Ⅱ、Ⅲ度子宫脱垂患者的宫颈及阴道黏膜多明显增厚角化,宫颈肥大并延长。

【诊断】　根据病史和临床表现诊断不难。除诊断子宫脱垂外,还需分度,同时了解有无合并阴道前、后壁膨出,还应判断患者有无压力性尿失禁。

【鉴别诊断】

1. 阴道壁囊肿　壁薄,囊性,界限清楚,位置固定不变。

2. 子宫黏膜下肌瘤或宫颈肌瘤　为鲜红色球状块物,质硬,表面找不到宫颈口,但在其周围可扪及宫颈。

【治疗】　无症状的子宫脱垂患者可进行盆底肌肉锻炼。有症状者可采用保守治疗或手术治疗,合并有压力性尿失禁者需进行手术矫治。根据患者年龄、生育要求及全身健康状况,采取个体化治疗。

1. 盆底肌肉锻炼　可用于所有程度子宫脱垂患者,重度患者作为辅助疗法。嘱咐患者做收缩肛门运动,用力收缩盆底肌肉 3 秒以上后放松,每次 10~15 分钟,每天 2~3 次。

2. 子宫托　子宫托是一种支持子宫和阴道壁使其维持在阴道内不脱出的工具。子宫托分为支撑型和填充型,前者适用于轻度患者,后者适用于重度患者。

知识链接

放置子宫托的注意事项

绝经后妇女一般在使用子宫托前 4~6 周开始应用阴道雌激素霜剂,最好在放托的过程中长期使用。子宫托的大小因人而异,以放置后不脱出又无不适感为宜。子宫托应在每天晨起后放入,每晚睡前取出,并洗净放置于清洁杯内备用。久置不取可发生子宫托嵌顿,甚至引起压迫坏死性尿瘘和粪瘘。放托后应每 3~6 个月复查一次。

3. 手术治疗　目的是缓解症状,修复缺陷的盆底支持组织,有满意的性功能并能维持效果。

(1) 曼氏手术:包括阴道前后壁修补术、主韧带缩短及宫颈部分切除术,适用于年龄较轻、宫颈延长患者。

(2) 经阴道子宫全切除及阴道前后壁修补术:适用于年龄较大、不需保留子宫的患者。

(3) 阴道封闭术:分阴道半封闭术和阴道全封闭术。该手术将阴道前后壁各切除相等大小的黏膜瓣,然后将阴道前后壁剥离创面相对缝合以封闭部分或全部阴道,术后失去性交功能。适用于年老体弱不能耐受较大手术、不需保留性交功能者。

(4) 盆底重建手术:通过吊带、网片和缝线将阴道穹隆或宫骶韧带悬吊固定于骶骨前或骶棘韧带等可承力的部位,缓解临床症状,提高生活质量。可经腹腔镜、经腹或经阴道完成。

【预防】　同阴道前壁膨出。

第三节　生殖道瘘

生殖道瘘是指生殖道与其邻近器官间有异常通道。主要有尿瘘和粪瘘(图 22-4)。

一、尿瘘

尿瘘是指生殖道与泌尿道之间形成的异常通道。尿液自阴道排出,不能控制。根据泌尿生殖瘘的发生部位,可分为膀胱阴道瘘、尿道阴道瘘、膀胱尿道阴道瘘、膀胱宫颈瘘、膀胱宫颈阴道瘘及输尿管阴道瘘等。临床上以膀胱阴道瘘最多见。

【病因】　产伤因素占首位,以往在我国农村常见。产伤所致的尿瘘多因难产处

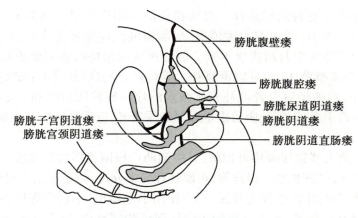

膀胱腹壁瘘

膀胱腹腔瘘

膀胱尿道阴道瘘

膀胱阴道瘘

膀胱子宫阴道瘘

膀胱宫颈阴道瘘

膀胱阴道直肠瘘

图 22-4　尿瘘和粪瘘

理不当所引起,有创伤型和坏死型两类。产科助产手术引起创伤型尿瘘,较多见。妇科手术损伤、生殖器放射治疗后、膀胱结核、晚期生殖道或泌尿癌肿、子宫托放置不当等也可导致尿瘘。

【临床表现】

1. 漏尿　产后或盆腔手术后出现阴道无痛性持续性流液是最常见、最典型的临床症状。根据瘘孔的位置,可表现为持续漏尿、体位性漏尿、压力性尿失禁或膀胱充盈性漏尿等。如膀胱阴道瘘通常不能控制排尿,尿液均由阴道流出;尿道阴道瘘仅在膀胱充盈时才漏尿;一侧性输尿管阴道瘘因健侧尿液仍可进入膀胱,在漏尿同时仍有自主排尿;膀胱阴道瘘或膀胱宫颈瘘瘘孔大者,则完全失去自控性排尿;瘘孔极小或瘘管曲折迂回者,变更体位后会出现漏尿。

漏尿出现的时间迟早与病因相关。坏死型尿瘘多在产后及手术后 3~7 日开始漏尿;手术直接损伤者术后立即开始漏尿;放射损伤所致漏尿发生时间晚且常合并粪瘘。

2. 外阴瘙痒和疼痛　尿液刺激、浸渍,可引起外阴瘙痒和烧灼痛,外阴呈皮炎改变。

3. 尿路感染　合并尿路感染者有尿频、尿急、尿痛及下腹部不适等症状。

【诊断】　询问病史、手术史、漏尿发生时间和漏尿表现。首先明确漏出的液体是否为尿液,可通过生化检查来明确。尿液中的电解质和肌酐水平应为血液中的数倍,若漏出液中的电解质和肌酐水平接近尿液则高度怀疑有尿瘘可能。仔细进行妇科检查以明确瘘孔的部位、大小及其周围瘢痕情况。大瘘孔时阴道检查即可发现,小瘘孔则通过触摸瘘孔边缘的瘢痕组织也可初步诊断。如患者系盆腔手术后,检查未发现瘘孔,仅见尿液自阴道穹隆一侧流出,多为输尿管阴道瘘。检查暴露不满意时,患者可取膝胸卧位,用单叶拉钩将阴道后壁向上拉开,可查见位于阴道上段或近穹隆处的瘘孔。疑难者需辅助以亚甲蓝试验、靛胭脂试验、膀胱镜、输尿管镜、输尿管肾盂造影等检查手段帮助确诊。

【治疗】　以手术修补为主。非手术治疗仅限于分娩或手术后 1 周内发生的膀胱阴道瘘和输尿管小瘘孔,留置导尿管于膀胱内或在膀胱镜下插入输尿管导管,4 周至 3 个月有愈合可能。结核、癌肿所致尿瘘者,术前应先针对病因进行治疗。

手术治疗要注意时间的选择。直接损伤的尿瘘应尽早手术修补；其他原因所致尿瘘应等待 3 个月，待组织水肿消退、局部血液供应恢复正常再行手术；瘘修补失败后至少应等待 3 个月后再次手术。放疗所致的尿瘘可能需要更长的时间形成结痂，因此有学者推荐 12 个月后再修补。等待修补的这段时间内需要进行泌尿系统抗感染治疗，对绝经后患者可补充雌激素治疗。膀胱阴道瘘和尿道阴道瘘手术修补首选经阴道手术，不能经阴道手术或复杂尿瘘者，应选择经腹或经腹-阴道联合手术。

【预防】　绝大多数尿瘘均可预防，其中预防产科因素所致的尿瘘是关键。要认真进行产前检查，严密观察产程进程，正确处理异常分娩，防止第二产程延长和滞产。经阴道手术助产时，术前必须先导尿，小心使用手术器械，术后常规检查生殖泌尿道有无损伤。疑有损伤者，留置导尿管 10 日，保证膀胱空虚，有利于膀胱受压部位血液循环恢复，预防尿瘘发生。妇科手术时，术前经膀胱镜放入输尿管导管，使术中易于辨认解剖关系。术中发现输尿管或膀胱损伤，必须及时修补。使用子宫托须定期取出。

二、粪瘘

粪瘘是指肠道与生殖道之间有异常通道，致使粪便由阴道排出，以直肠阴道瘘最常见。本病大多由产伤引起，因胎头在阴道内停滞过久，直肠受压坏死而形成粪瘘。也可以因粗暴的难产手术操作、会阴切开缝合时肠线穿透直肠黏膜、长期放置子宫托不取出、生殖道恶性肿瘤晚期放疗不当等所致。

【临床表现及诊断】　阴道内排出粪便为主要症状。瘘孔大者，成形粪便可经阴道排出，稀便时呈持续外流。瘘孔小者，阴道内可无粪便，但肠内气体可自瘘孔经阴道排出，稀便时则从阴道流出。检查时，可发现阴道后壁与直肠之间存在瘘孔。大的粪瘘显而易见，小的粪瘘在阴道后壁可见瘘孔处有鲜红的肉芽组织，用示指行直肠指诊，可以触及瘘孔，如瘘孔极小，用一探针从阴道肉芽样处向直肠方向探查，直肠内手指可以触及探针。阴道穹窿处小的瘘孔、小肠和结肠阴道瘘需行钡剂灌肠检查方能确诊，必要时行消化道内镜检查。如果诊断成立，可针对病因采取相应的内科或外科处理措施。一旦疾病得到控制，瘘孔会自行愈合。

【治疗】　手术修补为主要治疗方法。手术或产伤引起的粪瘘应即时修补，手术方式可以经阴道、经直肠或经开腹途径完成瘘的修补。手术方式的选择主要根据形成瘘管的位置、大小与原因，是否存在多个瘘管，以及医师的手术经验和技巧。瘘修补术主要是切除瘘管，游离周围组织后进行多层缝合。

掌握手术时机很重要。先天性粪瘘应在患者 15 岁左右月经来潮后再行手术，过早手术容易造成阴道狭窄。压迫坏死性粪瘘，应等待 3~6 个月后再行手术修补。术前严格肠道准备，同时口服肠道抗生素。术后给予静脉营养，同时口服肠蠕动抑制药物。注意保持会阴清洁。

（陈　霞）

复习思考题

1. 简述阴道前壁膨出的分度。
2. 如何判断子宫脱垂的程度？
3. 子宫脱垂的手术治疗有哪几种？
4. 什么是生殖道瘘？

第二十三章

不孕症与辅助生殖技术

学习要点

1. 掌握　不孕症的诊断及治疗；输卵管炎症及阻塞的治疗；女性诱发排卵的方法。
2. 熟悉　不孕症病因的分类；女性不孕特殊检查。
3. 了解　辅助生殖技术的常见并发症及治疗。
4. 能对女性不孕症患者进行检查，知道其治疗程序。
5. 能开展生育健康教育，与不孕症患者及家属进行沟通。

第一节　不　孕　症

凡有正常性生活，未避孕至少 12 个月未妊娠者称不孕症。未避孕且从未妊娠者称原发性不孕；曾有过妊娠而后未避孕连续 12 个月不孕者称继发性不孕。我国不孕症发病率 7%~10%。

【原因】　导致不孕的因素可能在女方、男方或不明原因。

1. **女性不孕因素**　以排卵障碍和输卵管因素居多。

（1）排卵障碍：占 25%~35%。以下因素均可引起卵巢功能紊乱，导致无排卵。①下丘脑 - 垂体 - 卵巢轴功能紊乱，包括下丘脑、垂体器质性病变或功能障碍。②卵巢病变，如先天性卵巢发育异常、卵巢早衰、多囊卵巢综合征、卵巢功能性肿瘤、卵巢对促性腺激素不敏感综合征等。③甲状腺及肾上腺功能异常，均可影响卵巢功能导致不孕。

（2）输卵管因素：是不孕症最常见的因素。输卵管阻塞或输卵管通而不畅约占女性不孕因素的 1/2。慢性输卵管炎引起伞端闭锁或输卵管黏膜破坏，可使输卵管闭塞，导致不孕。此外，子宫内膜异位症、输卵管发育不良、盆腔炎性疾病后遗症也可影响输卵管蠕动而致不孕。

（3）子宫因素：子宫畸形、子宫内膜炎、子宫内膜息肉、子宫内膜结核、子宫黏膜下肌瘤、宫腔粘连或子宫内膜分泌不良等均可影响受精卵着床，而致不孕。

（4）宫颈因素：子宫颈炎症、肿瘤、宫颈黏液分泌异常、宫颈黏液免疫环境异常，均影响精子穿过，造成不孕。

240

2. 男性不育因素　以生精障碍与输精障碍居多。

(1) 精液异常:性功能正常,先天或后天原因所致精液异常,主要表现为无精、弱精、少精、精子发育停滞、畸精症或精液液化不全等。

(2) 精子运送障碍;输精管阻塞,妨碍精子通过。外生殖器发育不良或勃起障碍、早泄、不射精、逆行射精等使精子不能正常射入阴道内,造成男性不育症。

(3) 免疫因素:在男性生殖道免疫屏障被破坏的条件下,精子及精浆在体内产生抗精子抗体,使射出的精子凝集而不能穿过宫颈黏液。

3. 男女双方因素

(1) 性生活不能或不正常。

(2) 免疫因素:①同种免疫:精子、精浆或受精卵抗原物质经被破坏的天然屏障进入血液循环,产生抗体,使精子和卵子不能结合或受精卵不能着床。②自身免疫:某些不孕妇女血液中存在多种自身抗体,可能阻止精子和卵子结合而影响受孕。

(3) 不明原因不孕症:经临床系统检查仍不能确认不孕原因。

【检查步骤与诊断】　不孕是由男女双方诸多因素综合影响的结果。通过双方全面检查,找出不孕原因,是诊断不孕症的关键。

1. 男方检查

(1) 病史询问:既往有无慢性疾病史,如结核、腮腺炎、睾丸炎等;有无吸烟、酗酒不良嗜好;性生活是否正常。

(2) 体格检查:除全身检查外,注意检查第二性征及外生殖器的发育情况,有无畸形或病变。

(3) 实验室检查:重点是精液常规检查。根据精液检测手册(WHO,2010年,第5版)进行。初诊时一般要对男方进行 2~3 次精液检查,以获取基线数据。

2. 女方检查

(1) 询问病史:初诊时应详细询问与不孕有关的病史。

(2) 体格检查:除全身检查外,注意检查第二性征及内外生殖器的发育情况,有无畸形、炎症、包块、触痛及乳房泌乳等。

(3) 女性不孕特殊检查

1) 卵巢功能检查:包括排卵监测及黄体功能检查。常用的方法有:B 型超声连续监测卵泡发育及排卵情况;基础体温(BBT)测定;宫颈黏液检查;黄体期子宫内膜活组织检查;女性激素测定如促卵泡激素(FSH)、黄体生成激素(LH)、雌二醇(E_2)、催乳素(PRL)、睾酮(T)、孕酮(P)测定等。测定孕酮应在黄体中期进行,反映是否排卵和黄体功能;其余五项应在月经周期第 2~3 天进行,反映卵巢基础状态。

2) 输卵管通畅试验:女方有排卵者可行此项试验(详见第二十六章第八节)。

3) 宫腔镜检查:观察子宫腔内情况,能发现子宫内膜息肉、黏膜下肌瘤、宫腔粘连、子宫畸形等病变。

4) 腹腔镜检查:对盆腔内病变可给予更详细的资料。直接观察子宫、输卵管、卵巢有无病变;并可行输卵管通亚甲蓝液,直视下确定输卵管是否通畅或阻塞部位。

【女性不孕的治疗】

1. 一般治疗　引起不孕症的原因很多,首先应改善全身状况,对体重超重者减轻体重至少 5%~10%;增强体质,纠正营养不良和贫血;戒烟、戒毒、不酗酒;解除焦虑;掌握性知识,学会预测排卵期,在排卵前 2~3 天至排卵后 24 小时内进行性生活,性交频率适中,以增加受孕机会。

2. 生殖器器质性病变治疗

(1) 慢性输卵管炎及阻塞的治疗

1) 一般疗法:对卵巢功能良好、不孕年限不长、生育要求不迫切的年轻患者先给予中药活血化瘀,口服或保留灌肠,同时配合超短波、离子透入等促进局部血液循环,有利于炎症消除。

2) 输卵管成形术:对以上治疗无效者,可行输卵管吻合、造口等手术来达到再通目的,手术效果取决于伞端组织保留和完整程度。对较大积水,主张近端结扎远端造口,阻断积水对子宫内膜环境的干扰,为辅助生殖技术创造条件。

(2) 卵巢肿瘤:有内分泌功能的卵巢肿瘤可影响排卵;较大卵巢肿瘤可造成输卵管扭曲,导致不孕。对性质不明的卵巢肿瘤倾向于手术探查,明确性质后进行不孕治疗。

(3) 子宫病变:子宫内膜息肉、黏膜下肌瘤、宫腔粘连、子宫纵隔等影响宫腔环境,造成不孕,可在宫腔镜下进行切除、分离粘连或矫形手术。

(4) 子宫内膜异位症:常致盆腔粘连、输卵管不通畅、子宫内膜对胚胎容受性下降及明显免疫性反应。应先进行腹腔镜诊断和治疗,中、重度者术后辅以抗雌激素药物治疗,重症和复发者给予辅助生殖技术帮助妊娠。

(5) 阴道炎:严重的阴道炎应先对病原菌进行治疗。

(6) 生殖系统结核:活动期应行抗结核治疗,并严格避孕。常需借助辅助生殖技术妊娠。

3. 诱发排卵　对于无排卵者,可采用药物诱发排卵。

(1) 氯米芬:为首选促排卵药。适用于体内有一定雌激素水平和下丘脑 - 垂体反馈机制健全的患者。于月经周期第 5 天起,每日口服 50mg(最大剂量 150mg/ 日),连用 5 天。3 个周期为一疗程,排卵率高达 80%。每周期的妊娠率约为 20%~30%。用药后应行超声监测排卵,卵泡成熟后用人绒毛膜促性腺激素(hCG)5000U 一次肌内注射,36~40 小时后自发排卵。排卵后加用黄体酮 20~40mg/d 肌内注射,或微粒化黄体酮 200mg,2 次 / 日口服,或地屈孕酮片 20mg/d 口服,或 hCG 2000U,隔 3 日一次肌内注射,共 12~14 日,给予黄体功能支持。

(2) 人绒毛膜促性腺激素(hCG):具有类似 LH 的作用,当卵泡发育到接近成熟时一次注射 hCG 5000~10 000U,模拟内源性 LH 峰值作用,诱导排卵发生。

(3) 人类绝经期促性腺激素(HMG):系从绝经后妇女尿中提取,又称绝经促性素,每安瓿含 FSH 和 LH 各 75U,能促使卵泡生长发育成熟。从月经周期第 2~3 天起,每日或隔日肌内注射 HMG 75~150U,用药期间需经阴道超声监测卵泡发育和监测血雌激素水平,一旦卵泡发育成熟即停用 HMG,给予 hCG 5000~10 000U 一次肌内注射,促进排卵及黄体形成。

(4) 黄体生成激素释放激素(LHRH):LHRH 是下丘脑分泌的激素,适用于下丘脑性无排卵。采用微泵脉冲式静脉注射,脉冲间隔 90 分钟,连续脉冲用药 17~20 天,可获得较好排卵率和妊娠率。

(5) 溴隐亭:为多巴胺受体激动剂,能抑制垂体分泌催乳素。适用于高催乳素血症导致的排卵障碍。从小剂量（1.25mg/d）开始，如无反应，一周后改为 2.5mg/d，分两次口服，一般用药直至血催乳素降至正常水平后继续用药 1~2 年，每 3~6 个月复查血清（PRL）水平。恢复排卵率为 75%~80%，妊娠率为 60%。

4. 黄体功能不全　于月经期第 20 天开始，每日肌内注射黄体酮 10~20mg，连用 10 天。促进或补充黄体分泌功能。

5. 免疫性不孕的治疗　对抗精子抗体阳性者，目前缺乏有效的治疗方法及疗效指标。对抗磷脂抗体综合征阳性者，确诊后，采用泼尼松加阿司匹林治疗。

6. 不明原因不孕的治疗　因病因尚不确定，目前缺乏肯定有效的治疗方法和疗效指标，一般对年轻、卵巢功能良好的夫妇，可行期待治疗，一般不超过 3 年。对卵巢功能减退和年龄大于 30 岁的夫妇，一般慎选期待，可行宫腔内夫精人工授精 3~6 个周期诊断性治疗。

7. 辅助生殖技术　包括人工授精、体外受精-胚胎移植及其衍生技术等（见下节）。

第二节　辅助生殖技术

辅助生殖技术（assisted reproductive techniques，ART）是指在体外对配子和胚胎采用显微操作技术，帮助不孕夫妇受孕的一组方法，包括人工授精、体外受精 - 胚胎移植、卵质内单精子注射及其他衍生技术等。

【人工授精】　人工授精（artificial insemination，AI）是指通过非性交的方式将精子放入女性生殖道内使其受孕的一种方法。包括使用丈夫精液人工授精和用供精者精液人工授精。按国家法规，目前 AID 精子来源一律由卫生部认定的人类精子库提供和管理。

目前临床上常用的人工授精方法为宫腔内人工授精（IUI）：将精液洗涤处理后去除精浆，取 0.3~0.5ml 精子悬浮液，在女方排卵期间，用导管将精液经过宫颈管注入宫腔内授精。人工授精可在自然周期和促排卵周期进行。需要注意的是精液处理不当可导致盆腔感染，促排卵周期有可能发生多胎妊娠和卵巢过度刺激综合征。

【体外受精及胚胎移植】　体外受精 - 胚胎移植（in vitro fertilization and embryo transfer，IVF-ET）技术是指从妇女卵巢内取出卵子，在体外与精子受精后，培养一段时间，再将发育到一定程度的胚胎移植到宫腔内，使其着床发育成胎儿的全过程，通常被称为"试管婴儿"。1978 年 7 月 25 日英国学者 Steptoe 和 Edwards 采用该项技术诞生了世界第一例"试管婴儿"。我国大陆于 1988 年在北京诞生第一例"试管婴儿"。

1. 适应证　输卵管性不孕症、原因不明的不孕症、排卵异常、子宫内膜异位症、宫颈因素、男性因素不孕。

2. 具体步骤　①药物促排卵。②监测卵泡发育。③经阴道超声介导下取卵。④配子体外受精及胚胎体外培养。⑤胚胎移植和黄体支持。⑥移植 2 周后确定妊娠。⑦移植 4~5 周后阴道超声确定宫内临床妊娠。

3. 常见并发症

（1）多胎妊娠：在 IVF-ET 中，多胎率可达 30% 以上，主要是由于促排卵药物的应用及多个胚胎移植所致（在 IVF-ET 中为了增加妊娠成功率，每次移植 2~3 个胚胎），多胎妊娠对母儿都不利，可增加流产、早产、母体孕产期各种并发症的发生率，围生儿死亡率增高,目前国内规范已限制移植的胚胎数目在 2~3 个以内,若三胎及三胎以上妊娠,可在孕早期施行选择性胚胎减灭术。

（2）卵巢过度刺激综合征:在接受促排卵药的患者中约 20% 发生不同程度的卵巢过度刺激综合征,重症者约 1%~4%。其原因与多个卵泡发育、血清雌二醇过高有关,可导致血管通透性增加和血流动力学的病理生理改变,hCG 应用可能加重病情。轻度表现为腹部胀满、少量腹水、卵巢增大。重度表现为腹部胀痛、大量腹水、胸腔积液、呼吸困难、全身水肿、血液浓缩、重要脏器血栓形成、低蛋白血症、肝肾功能损害、电解质紊乱等。

【卵质内单精子注射】　卵质内单精子注射（intra-cytoplasmic sperm injection,ICSI）是将精子直接注射到卵细胞胞质内,获得正常卵子受精和卵裂过程的一种方法。主要用于治疗男性不育症,对于多次 IVF-ET 周期失败的患者也是该方法的适应证。主要操作步骤:药物促排卵和卵泡监测,经阴道超声介导下取卵,去除卵丘颗粒细胞,高倍倒置显微镜下行卵母细胞胞质内单精子显微注射受精,胚胎体外培养,胚胎移植和黄体支持。

【胚胎植入前遗传学诊断】　胚胎植入前遗传学诊断（pre-implantation genetic diagnosis,PGD）,是从体外受精第 3 日的胚胎或第 5 日的囊胚取 1~2 个卵裂球或部分滋养细胞进行细胞和分子遗传学检测,检出带致病基因和异常核型胚胎,将正常基因和核型胚胎移植,得到健康下一代的技术。主要解决有严重遗传性疾病风险和染色体异常夫妇的生育问题。

辅助生殖技术因涉及大量伦理、法规和法律问题,需要严格管理和规范。同时新技术蓬勃发展,必将面临许多伦理和社会问题的约束和挑战。

（李硕熙）

复习思考题

1. 简述不孕不育症的原因。
2. 简述女性不孕症的特殊检查。
3. 常用的促排卵药物有哪些?
4. 简述人工授精及体外受精 - 胚胎移植的概念。
5. 简述卵巢过度刺激综合征的原因及临床表现。

第二十四章

计 划 生 育

学习要点

1. 掌握　宫内节育器放置与取出的适应证、禁忌证、操作方法；人工流产的适应证、禁忌证、并发症及其处理。

2. 熟悉　终止妊娠的方法。

3. 了解　目前计划生育工作的常用措施及方法。

4. 具备计划生育手术操作基本技能，能放置(取出)宫内节育器、吸宫术。

5. 开展计划生育的健康教育；指导妇女知情选择避孕方法。

计划生育(family planning)是妇女生殖健康的重要内容，也是我国的基本国策，目的是控制人口数量、提高人口素质。实现计划生育优质服务的根本是避孕方法知情选择。常用的女性避孕方法有工具避孕、药物避孕及外用避孕法，男性有输精管结扎术与阴茎套避孕。

第一节　工 具 避 孕

利用工具改变宫腔内环境或阻止精子进入阴道，达到避孕目的，称工具避孕。

一、宫内节育器

宫内节育器(intrauterine device，IUD)是我国广大育龄妇女的主要避孕措施，安全、有效、简便、经济、可逆。

(一) 种类

1. 惰性宫内节育器　第一代 IUD，由惰性原料如金属、硅胶、塑料等制成。国内主要为不锈钢单环。其性能稳定，价格低廉，放取方法简便，出血及疼痛副反应轻，可在宫内存放 15~20 年。因戴器妊娠率和脱落率高，我国已于 1993 年淘汰。

2. 活性宫内节育器　第二代 IUD。内含有活性物质如铜离子、激素药物及磁性物质等，以提高避孕效果，减少副反应。

(1) 含铜宫内节育器

1) T 型带铜宫内节育器(TCu-IUD)：目前临床常用。用聚乙烯为材料做成 T 型支架,用细铜丝缠绕在其纵臂或横臂上,或在纵杆或横臂套以铜管。根据铜丝表面积如 $200mm^2$ 称 TCu-200,铜总面积为 $220mm^2$ 称 TCu-220。铜在宫腔内释放铜离子,它有抗生育作用,可降低戴器妊娠率。避孕效果与含铜表面积成正比。有效率在 90% 以上。放置年限:带铜丝的一般放置 5~7 年,含铜套的可放置 10~15 年。TCu-IUD 带有尾丝,便于检查及取出。其优点是戴器妊娠率和脱落率均较低。

2) V 型戴铜宫内节育器(VCu-IUD):用不锈钢做成 V 型支架,套以硅橡胶管,其斜臂或横臂缠绕铜丝或套铜管。分为大、中、小号三种规格。是我国常用的宫内节育器之一。其优点是形态适应宫腔,戴器妊娠率和脱落率均较低。放置年限为 5~7 年。子宫出血等发生率较高,因症取出率也较高。

3) 宫铜 IUD:形态如宫腔形状,分大、中、小号。放置 20 年左右。

4) 母体乐(MLCu-375):以聚乙烯为材料做成伞型支架,两边的弧形臂上各有 5 个小齿。铜丝表面积 $375mm^2$,可放置 5~8 年。

5) 含铜无支架 IUD:又称吉妮 IUD,将 6 个铜套串联在一根尼龙线上,两端的铜套与尼龙线相固定,铜的表面积为 $330mm^2$,有尾丝。放器时使用特制的放置器,其上部为不锈钢针,顶端成 Y 字形。节育器被固定和悬吊在宫腔内,可以防止其脱落。放置 10 年。

(2) 含药宫内节育器

1) 含孕激素 T 形宫内节育器:如左炔诺孕酮 IUD(LNG-IUD),又称曼月乐。采用聚乙烯为材料做成 T 形支架,缓释药物储存在纵形药管中,管外包有聚二甲基硅氧烷的膜控制药物释放,每日释放左炔诺孕酮 $20\mu g$。孕激素使子宫内膜变化不利于受精卵着床,戴器妊娠率较低;孕激素抑制子宫肌收缩,故脱落率较低。但有点滴出血和闭经等副反应发生,症状较轻。放置 5 年,有效率达 99% 以上。

2) 含其他活性药物宫内节育器:如含锌、磁、止血药、前列腺素合成酶抑制剂及抗纤溶药物等,尚处于研究阶段。含吲哚美辛 IUD,每日释放吲哚美辛,减少放置 IUD 后月经过多等副反应发生。

(二) 避孕原理

1. 无菌性炎性反应　子宫内膜受节育器刺激引起无菌性炎性反应,分泌的炎性细胞有毒害胚胎作用,影响受精卵生长、发育和着床。

2. 吞噬细胞吞噬精子　长期异物刺激子宫内膜,引起子宫内膜白细胞及吞噬细胞增多,吞噬细胞被覆于子宫内膜吞噬精子。

3. 干扰着床　异物刺激子宫内膜产生前列腺素能增强宫缩及输卵管蠕动,使受精卵提前 1~2 天进入宫腔,与内膜发育不同步影响着床;对抗囊胚着床的免疫耐受性,起到免疫抗着床作用;含孕激素 IUD 释放孕酮使子宫内膜腺体萎缩和间质蜕膜化,不利于受精卵着床。

4. 影响精子获能和运行　带铜 IUD,可释放铜离子影响精子获能,并使子宫内膜细胞代谢受到干扰,不利于受精卵着床和囊胚发育。含孕激素 IUD 释放孕酮,使宫颈黏液变稠妨碍精子运行,对精子代谢产生影响。

5. 影响孕卵发育　子宫内膜受压缺血和吞噬细胞的作用,激活纤溶酶原,局部纤溶活性增强,使囊胚溶解吸收。

6. 抑制排卵　左炔诺孕酮 IUD 使部分妇女抑制排卵:①腺体萎缩,间质蜕膜化,

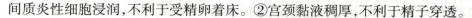

间质炎性细胞浸润,不利于受精卵着床。②宫颈黏液稠厚,不利于精子穿透。

7. 抑制前列腺素合成　吲哚美辛抑制前列腺素合成,减少其对子宫的收缩,而减少放置 IUD 后的出血反应。

(三) 节育器放置术

1. 适应证　育龄期妇女无禁忌证,要求放置节育器者,均可采取此种方法避孕。

2. 禁忌证

(1) 生殖器官炎症:如阴道炎、急性盆腔炎等。

(2) 生殖器官肿瘤:宫颈肌瘤、子宫肌瘤、卵巢囊肿等。

(3) 宫腔大小异常:子宫大于 9cm 或小于 5.5cm 者。

(4) 严重全身性疾病:如心衰、重度贫血、出血性疾病或各种疾病的急性期。

(5) 宫颈内口过松或严重子宫脱垂者。

(6) 子宫畸形:如双角子宫、双子宫双阴道等。

(7) 出血感染者:人工流产术、中期妊娠引产术、分娩后、剖宫产术后有出血和潜在感染可能者。

(8) 妊娠和妊娠可疑者。

(9) 铜过敏史者。

(10) 近 3 个月内有月经失调、阴道不规则流血。

3. 术前检查　详细询问病史,全面体格检查,特别是妇科检查,如发现禁忌证,应治愈后再放置。经检查不适合放置者,应指导使用其他避孕方法。

4. 放置时间　月经干净后 3~7 天内无性交者,可以放置;哺乳期或短期停经要求放置者,先排除早孕后再放置;产后 42 天,恶露已净,会阴伤口愈合,子宫恢复正常者;人工流产后可立即放置;自然流产来月经后可放置;药物流产 2 次正常月经后放置;剖宫产后 6 个月;含孕激素的节育器在月经第 3 天放置;性交后 5 日内放置为紧急避孕方法之一。

5. 放置方法

(1) 排空膀胱,取膀胱截石位。

(2) 消毒外阴、阴道;铺无菌巾。

(3) 双合诊确定子宫大小及位置。

(4) 窥阴器暴露宫颈,消毒宫颈及阴道穹隆。

(5) 钳夹宫颈并向外稍牵拉,探测宫腔方向和深度,选择合适的节育器。

(6) 放入节育器:如宫颈管过紧,可用扩宫器扩张至 4~5 号后再放置。用放置器将其送入宫腔,IUD 的上缘必须抵达宫底部。带尼龙尾丝节育器放置后,可在距宫颈口 2cm 处将过长的尼龙尾丝剪断。

(7) 取出器械:节育器放置成功后,观察无出血和其他异常,即可取下宫颈钳和窥阴器。

6. 注意事项

(1) 术前查清子宫位置和大小。

(2) 术中必须无菌操作,节育器勿接触外阴和阴道。术中操作要轻柔,以免造成损伤及节育器异位。

(3) 术后休息 3 天;1 周内避免重体力劳动;2 周内禁盆浴和性交。若有少量阴道流血或轻微腰酸腹胀,数日内多自然消失,不需处理。若出血多且有腹痛,应查明原因后处理。术后第一年1、3、6、12个月随访,以后每年复查一次直至停用,特殊情况随诊。

(四) 宫内节育器取出术

1. 适应证　放置期限已满,要求更换新节育器者;计划再生育或已无性生活不再需避孕者;绝经过渡期停经1年内者;要求改换其他避孕方法或绝育者;有不规则阴道流血或其他症状经治疗无效者;戴器妊娠者;有并发症及副作用,经治疗无效。

2. 禁忌证　生殖道炎症,经治愈后方可取出;疾病急性期,待病情好转后再取出。

3. 取出时间　月经干净后3~7天取出。子宫不规则出血者,可随时取出,取IUD同时需行诊断性刮宫,刮出物送病理检查,排除子宫内膜病变。戴器妊娠者,可在人工流产时取出。取出前,应先检查节育器是否存在及其位置如何。

4. 取出方法　术前准备同放置术。若为环形节育器可用取环钩沿子宫后壁缓缓进入,接触到环后有金属感时,稍抬起钩柄,再向前进入,然后放下钩柄,钩住环缘后,缓缓向后拉出;若为带有尼龙尾丝的节育器者,牵拉留置于阴道内的尼龙尾丝即可将其取出。取器困难者,可在B型超声引导下或宫腔镜监视下取出。

5. 注意事项　取器前应做B超检查或X线检查确定节育器位置及类型。使用取环钩取IUD时,应十分小心,不能盲目钩取,避免向宫壁钩取,以免损伤子宫壁;取器后两周内禁止性交与盆浴,以免感染;取出IUD后应嘱咐采取其他避孕措施。

(五) 副作用及并发症防治

1. 阴道出血　常发生于放置节育器后一年内,尤其是最初3个月内。表现为经量增多、经期延长或周期中点滴出血。无需治疗,3~6个月后逐渐恢复;流血量多者,可予药物止血如6-氨基己酸、吲哚美辛、云南白药等。经治疗无效者,取出节育器;出血时间较长者,需抗感染。

2. 腰酸、腹坠　因节育器过大或位置偏低,致宫缩造成。可先用解痉药,如无效取出另换其他节育器。

3. 感染　节育器放置前可能有生殖道感染,术中无菌操作不严或节育器尾丝余留阴道均可导致上行性感染。一旦发生感染,应取出节育器,并给予抗感染治疗。

4. 节育器嵌顿　放置时损伤宫壁引起,或选用的节育器过大或尖锐部分放置时引起损伤,致部分器体嵌入子宫肌壁。一经诊断应及时取出。术前注意选择与宫腔大小相适应的节育器,放置时提高操作技能。

5. 节育器异位　多由操作不当,或哺乳期子宫较柔软,使节育器在放置时超越了正常位置。术时查清子宫位置和大小。通过X线检查、宫腔镜、B超等确定是否异位。一经确诊,应根据其所在部位,经腹(包括腹腔镜)或经阴道将节育器取出。

6. 节育器脱落　与它的大小、放入的位置、材料的质量、支撑力度、受术者宫口松紧、劳动强度过大或月经过多等有关。多发生于带器第一年内,尤其是前三个月的月经期间。故在放置后第一年应随访观察。

7. 戴器妊娠　IUD没有放入宫腔的正常位置、型号偏小、IUD位置下移、IUD脱落,余下的宫腔可供囊胚着床而妊娠。一旦确诊,应予人工流产的同时取出IUD,另换其他节育器。

二、阴茎套

1. 避孕作用　射精时精液排在套内,阻止精子进入阴道,达到避孕目的。是目前世界最常用、最无害的男用避孕法。可避孕、防止性病传播,又称安全套。

2. 使用方法　使用者根据自己的情况选择合适的型号。阴茎套由优质乳胶制成,薄型筒状,顶端有小囊可储存精液约 1.8ml。有直径 35、33、31、29mm 四种规格。使用前应充气检查其有无破损,将阴茎套前端小囊捏扁,以备贮放精液,然后套在阴茎上。射精后,在阴茎未全软缩前,捏住套口,连同阴茎一起抽出,防精液外流或阴茎套滑脱在阴道内。避孕可靠性在 93%~95%。

第二节　药　物　避　孕

通过药物抑制排卵,干扰孕卵着床的避孕方法。避孕药是应用人工合成的甾体激素,主要成分是雌激素和孕激素。

一、短效口服避孕药

【种类及成分】

1. 复方炔诺酮(口服避孕片 1 号)　每片含炔诺酮 0.6mg,炔雌醇 0.035mg;

2. 复方甲地孕酮(口服避孕片 2 号)　每片含甲地孕酮 1mg,炔雌醇 0.035mg;

3. 复方避孕片(口服避孕片 0 号)　每片含炔诺酮 0.3mg,甲地孕酮 0.5mg,炔雌醇 0.035mg;

4. 复方去氧孕烯片　每片含去氧孕烯 0.15mg,炔雌醇 0.03mg;

5. 复方孕二烯酮片　每片含孕二烯酮 0.075mg,炔雌醇 0.03mg;

6. 炔雌醇环丙孕酮片　每片含环丙孕酮 2.0mg,炔雌醇 0.035mg;

7. 屈螺酮炔雌醇片　每片含屈螺酮 3.0mg,炔雌醇 0.03mg;

8. 左炔诺孕酮 / 炔雌醇三相片　第一相(1~6 片),每片含炔雌醇 0.03mg,左炔诺孕酮 0.05mg;第二相(7~11 片),每片含炔雌醇 0.04mg,左炔诺孕酮 0.075mg;第三相(12~21 片),每片含炔雌醇 0.03mg,左炔诺孕酮 0.125mg。

【作用机制】

1. 抑制排卵　干扰丘脑下部与垂体系统,抑制垂体分泌 FSH 和 LH,影响垂体对 GnRH 的反应,不出现排卵前 LH 高峰而抑制排卵。

2. 改变宫颈黏液　使宫颈黏液变浓稠,不利于精子穿透,阻止精卵相遇。

3. 干扰着床　使子宫内膜提前出现分泌反应,与孕卵的发育不同步影响孕卵着床。

4. 改变输卵管的功能　干扰输卵管分泌和纤毛上皮功能及肌肉节段运动,改变受精卵在输卵管内运动,不利于孕卵着床。

【适应证及禁忌证】

1. 适应证　育龄期健康妇女要求避孕者均可使用。

2. 禁忌证　①急、慢性肝、肾疾患和内分泌疾病如糖尿病、甲状腺功能亢进症。

②心脏病、高血压以及有血栓性疾病史者。③恶性肿瘤、癌前病变、子宫或乳房肿块者。④哺乳期服药会影响乳汁分泌,不宜服用。⑤月经稀少或年龄 >45 岁者。⑥精神病长期服药者。⑦年龄 >35 岁的吸烟妇女服用避孕药后会增加心血管的发病率,不宜长期服用。严重吸烟者不宜服用。

【用法及注意事项】 复方炔诺酮片、复方甲地孕酮片,从月经来潮的第五天开始服药,每晚 1 片,连服 22 天,不得间断。复方去氧孕烯片、复方孕二烯酮片、屈螺酮炔雌醇片、炔雌醇环丙孕酮片,从月经第一日开始服药,每晚 1 片,连服 21 天,停药 7 日后服用第二周期的药物。如漏服,应在 12 小时内补服一片,以免发生不规则阴道流血或避孕失败。如漏服 2 片,补服后要同时加用其他避孕措施。如漏服 3 片应停药,待出血后开始服用下一周期药物。单相片在整个周期中雌、孕激素含量是固定的。三相片中每一相雌、孕激素含量,是根据妇女生理周期而制定不同剂量,药盒内每一相药物颜色不同,并有标示,提醒按顺序服药。一般在停药后 3 天左右月经来潮。若停药 7 日尚无月经来潮,应于当天晚上开始口服下一个周期的药物。若再次无月经,宜停药检查原因。

【副作用及处理】

1. 类早孕反应 部分妇女服药后,出现类早孕反应,如头昏、疲倦、恶心、呕吐等,少许妇女出现少量阴道出血。短期内可减轻或消失。若反应较重,服用维生素 B_6 10~30mg,每日 3 次,连续一周,或更换制剂或停药改用其他措施。

2. 阴道出血 多发生在漏服药之后,或因体内雌激素不足所致,又称突破性出血。如出血量少,点滴出血者不用处理;血量偏多者,每晚加服雌激素至停药;若出血量多于月经,应停药,待出血第 5 天开始口服下一个周期的药物或更换避孕药。

3. 闭经 应停用避孕药,改用雌激素替代治疗或加用促排卵药物,仍无效者查明原因。停药后月经仍然不来潮者应排除妊娠。

4. 体重变化 有些妇女服药后体重增加。与孕激素成分的弱雄激素活性促进体内合成代谢引起、雌激素使水及钠潴留有关。可更换第三代口服避孕药。

5. 色素沉着 极少数妇女颜面部皮肤出现淡褐色色素沉着,停药后多能自然消退。第三代口服避孕药能改善原有的皮肤痤疮。

二、长效口服避孕药

服药一次避孕一个月,有效率达 96~98%。由长效雌激素和人工合成的孕激素配伍制成,长效雌激素被胃肠道吸收后储存于脂肪组织内,缓慢释放起到长效避孕作用。主要抑制性腺的功能从而抑制排卵。

【制剂】 复方左旋 18 甲长效避孕片,三合一炔雌醚片等。

【用法】 在月经来潮的第 5 天服第一片药,5 天后加服一片药,以后按第一次服药日期每月服 1 片。

【副作用】 可出现类早孕反应,白带增多,经量增多,经期延长或服药期停经等,少数感头痛、乳房胀痛及腰酸腹痛等。如欲停药,应在下一个月经周期第 5 天开始,口服短效避孕药,连续三个周期,作为过渡,以免发生撤退性不规则出血。

三、注射用长效避孕药

有单孕激素制剂和雌、孕激素复方制剂两种,肌内注射一次可避孕一个月,有效率98%。作用机制与短效避孕药相同。用法:第一个月经周期第5天和第12天各肌内注射1支,以后在每次月经周期第10~12天肌内注射1支。一般于注射后12~16日月经来潮。复合制剂由于激素剂量大,副作用大,现很少用。单孕激素制剂,如醋酸甲羟孕酮避孕针,每隔3个月注射1针,避孕效果好;庚炔诺酮避孕针,每隔2个月肌内注射1次。长效避孕针有月经紊乱、点滴出血或闭经等副作用。

四、探亲避孕药

适用于夫妇分居两地探亲期间短期使用的避孕药。不受经期限制,探亲当日开始服用,每日一次,至探亲结束。其作用主要是抑制排卵、改变子宫内膜的形态和功能、宫颈黏液变稠等,不利于孕卵着床。其制剂有炔诺酮探亲避孕片、甲地孕酮探亲避孕片和炔诺孕酮探亲避孕片。服用方法:探亲前一天或当天中午起服用1片,以后每晚服1片,连服10~14天。若探亲超过半月,最好改用短效避孕药。副作用及处理同口服短效避孕药。

五、其他类型避孕药

1. 皮下埋植剂　皮下埋植剂于1987年引入我国,是一种缓释系统避孕剂,避孕效果达99%以上。国产皮下埋植剂为左炔诺孕酮硅胶棒Ⅰ型和Ⅱ型,Ⅰ型与国外相同,每根含左炔诺孕酮36mg,总量216mg,使用年限5~7年。Ⅱ型每根含左炔诺孕酮75mg,总量150mg,使用年限5年。皮下埋植剂用法:于月经周期7天内植入左上臂内侧皮下。副作用:个别妇女使用后有不规则阴道出血或闭经,随放置时间延长逐渐减轻或消失。症状严重者,可用止血药或雌激素止血。

2. 缓释阴道避孕环　由医用硅胶管制成的圆形环,环内放入甲地孕酮称为甲硅环。环内含有甲地孕酮200或250mg,每日释放100μg,一次放置,避孕1年,经期不需取出。副作用与其他单孕激素制剂基本相同。

第三节　其他避孕法

一、安全期避孕法

错开排卵前后一段时间,有性生活而未妊娠者,称为安全期避孕法。对于不宜应用避孕药和工具避孕者等可酌情选用。排卵前后4~5天为易孕期,其余时间为相对安全期。因排卵时间不能准确测到,且排卵时间易受外界多种因素的影响而提前或推后,故此法失败率较高,不宜提倡。

二、紧急避孕

为阻止非意愿性妊娠,未避孕而有性生活或避孕失败后几小时或几日内应用药物和工具避孕的方法,称紧急避孕。

1. 放置宫内节育器　在无保护性性生活后 5 天内,放置节育器于子宫腔内,有效率可达 95% 以上。此法特别适合要求长期工具避孕而又无禁忌证者。

2. 口服紧急避孕药

(1) 激素类药物:在无保护性性生活后 3 天内,口服复方左炔诺孕酮避孕片(含炔雌醇 30μg、左炔诺孕酮 150μg),首剂 4 片,12 小时后再服 4 片;也可服用左炔诺孕酮片(左炔诺孕酮 0.75mg),在无保护性性生活后 3 天内,首剂 1 片,12 小时后再服 1 片。适用于临时避孕者,正确使用的避孕有效率为 96%。

(2) 非激素类药物:米非司酮为抗孕激素制剂。服用方法:在无保护性性生活后 120h 内,口服米非司酮 10mg 或 25mg,1 片即可。避孕效果可达 85% 以上,妊娠率 2%。

(3) 副反应:激素类药物服药后可能出现恶心、呕吐、不规则阴道流血,而非激素类药物副反应少且轻。紧急避孕药物的孕激素用量大,副作用也大,不能作为常规避孕方法使用。

三、免疫避孕

从 60 年代后期开始,免疫避孕日益受到重视,称之为避孕疫苗,较有研究前途。目前正在研究黄体生成激素释放激素类似物避孕、免疫避孕法的导向药物避孕和抗生育疫苗等。

第四节　人工终止妊娠术

人工终止妊娠是避孕失败的补救措施。人工流产是指因意外妊娠、疾病等原因而采用人工方法终止妊娠,分手术流产与药物流产两种。手术流产又分为负压吸引术与钳刮术。

一、药物流产

应用药物促胚胎排出的方法称为药物流产。适用于停经 49 天以内的孕妇,完全流产率可达 90% 左右,目前最常用的药物是米非司酮(RU486)和米索前列醇。米非司酮是合成类固醇,其结构类似炔诺酮,具有抗孕酮特性,能和孕酮竞争蜕膜的孕激素受体,阻断孕酮活性;米索前列醇为前列腺素类似物,促进子宫收缩及宫颈软化,二者配伍用于药物流产,是目前最佳方案。

1. 适应证

(1) 停经 49 日内,确诊早孕,本人自愿,<40 岁的健康妇女。

(2) 不宜行手术流产的高危妊娠,如产后、近期剖宫产后、近期人工流产术后、连续多次人工流产术、子宫位置不正常、生殖道畸形、有子宫穿孔史、有盆腔脊柱肢体畸形而不能采取膀胱截石位者。

(3) 对手术流产有恐惧心理的妇女。

(4) 尿 hCG 阳性,B 型超声确诊为宫内妊娠。

2. 禁忌证

(1) 肾上腺疾病及其他内分泌疾病、血液病、血管栓塞性疾病、青光眼、哮喘、癫痫、结肠炎等。

（2）过敏体质者、妊娠期皮肤瘙痒史者。

（3）戴器妊娠者。

（4）宫外孕、妊娠剧吐者。

（5）长期服用抗结核、抗癫痫、抗抑郁、抗前列腺素药物等。

3. 服用方法　米非司酮分顿服法和分服法。顿服法：用药第 1 日顿服米非司酮 200mg；服药的第 3 日早上口服米索前列醇 0.6mg，前后空腹 1 小时。分服法：米非司酮用药第 1 日晨服 50mg，8~12 小时再服 25mg；用药第 2 日早晚各口服 1 次，25mg；第 3 日上午 7 时再服 25mg；服米非司酮 1 小时后服米索前列醇 0.6mg；每次服药前后至少空腹 1 小时。

最大的副反应是流产后出血时间过长和出血量增多。且药物治疗效果较差，极少数人因大量出血需刮宫终止妊娠。故药物流产必须在有抢救条件的正规医疗机构进行。

二、手术流产

以手术方法终止妊娠，包括负压吸宫术和钳刮术两种方法。

（一）负压吸引术

是利用负压将宫腔内的妊娠物吸出。

【适应证】

1. 妊娠 10 周以内要求终止妊娠而无禁忌证者。

2. 因各种疾病不宜继续妊娠者。

【禁忌证】

1. 各种疾病的急性期。

2. 急、慢性生殖系统炎症。

3. 全身情况不良，不能耐受手术。

4. 术前两次体温在 37.5℃以上者。

【术前准备】　询问病史，常规体检、妇科检查，尿 hCG 测定，超声检查确诊。血、尿、阴道分泌物常规及凝血方面检查。术前测体温、脉搏、血压正常，排空膀胱，解除患者思想顾虑。

【手术步骤】

1. 体位　取膀胱截石位。

2. 消毒铺巾　消毒外阴及阴道，铺无菌巾。

3. 妇科检查　双合诊明确子宫大小及位置，检查附件有无异常。

4. 暴露宫颈　用窥器扩张阴道，暴露宫颈，消毒阴道及宫颈管，宫颈钳夹持宫颈前唇。

5. 探测宫腔　用子宫探针顺子宫方向轻轻探测宫腔深度。

6. 扩张宫口　用扩宫器由小到大逐号扩张宫颈管至比选用的吸管大半号或 1 号，便于吸宫器吸刮时顺利通过宫颈管。如行钳刮术，应扩大至 8~10 号，使中号刮匙及小卵圆钳能进入宫腔。扩张器要顺宫腔曲度徐徐伸入，通过宫颈内口后即不再前进，切忌强行伸入，以免造成子宫穿孔。

7. 吸刮宫腔　将橡皮管一端接上吸管，一端连接到负压吸引器上，然后将吸管顺宫腔方向轻轻伸入直至宫底,注意吸管不应超过探针所测得的深度。按孕周大小适当调整负压,一般控制在负压 400~500mmHg 左右,顺时针方向由宫底到宫颈内口处吸刮宫腔 1~2 圈,吸刮时吸管应来回移动,当吸到胚胎组织时,橡皮管内有振动感,负压瓶内可见组织物。若橡皮管被胚胎组织堵住吸不动时,可将吸管顶端慢慢退至宫口,让少量空气进入,多能将管腔内容物吸进瓶内。必要时,可用止血钳将吸管口堵塞之胚胎组织夹出。胚胎组织吸刮干净后,子宫明显缩小,宫腔四壁有粗糙感,表示宫腔内组织已吸刮干净。可折叠捏紧橡皮管,从宫腔慢慢抽出吸管。为避免胚胎组织残留,最后再用小刮匙轻轻搔刮子宫双角及宫腔四壁。必要时重新放入吸管,再次用低负压吸宫腔 1 圈。

8. 取出器具　用棉球或纱布擦净宫颈口和阴道,取下器具,术毕。

【术中注意事项及特殊情况处理】

1. 正确判别子宫大小及方向,动作轻柔,减少损伤。

2. 扩张宫颈管时用力均匀,以防宫颈内口撕裂。

3. 严格无菌操作。

4. 吸宫术中或吸宫术后,阴道出血较多者,可肌内注射缩宫素 10U 或麦角新碱 0.2~0.4mg 以止血。

5. 受术者要求同时放置宫内节育器,吸宫术结束时,宫腔深度小于 10cm 以内者,可按常规操作放置。

6. 哺乳期子宫壁薄而柔软,吸宫时要特别小心,以防子宫穿孔。扩张宫口后,可肌内注射或宫颈注射缩宫素 10U,促使子宫壁收缩变厚。

7. 剖宫产后的子宫壁留下瘢痕,其伸缩性较差,吸宫时应动作轻柔以防瘢痕裂开。负压不宜过大,器械进出子宫腔次数不宜过多。必要时可在超声或宫腔镜监视下操作。

8. 过度前屈或后屈子宫妊娠,钳夹宫颈后尽量向外牵拉,使之拉直变成平位,有利于操作。术中应注意宫底部和宫角处的组织是否吸净,以防漏吸。

9. 术后仔细检查吸出物有无绒毛,吸出物的多少是否与停经周数相符。

10. 当孕周≥10 周的早期妊娠应采用钳刮术。

【术后处理】

1. 术后观察 1~2 小时,若无异常方可让受术者离去。

2. 术后休息半月,2 周内禁盆浴,1 个月内禁房事。

3. 嘱患者术后若有腹痛、发热、阴道出血量多,随时就诊。

4. 指导避孕方法。

(二) 钳刮术

适用于妊娠 10~14 周。一般在手术前 12 小时,宫颈管内插放无菌导管,使其自动缓慢扩张,便于吸管和卵圆钳的通过。手术步骤前 9 项同负压吸引术,钳刮时应充分扩张宫颈至卵圆钳能通过为止。先用卵圆钳夹破胎膜让羊水流尽,以防发生羊水栓塞。再钳夹胎儿、胎盘,夹出的胎儿部分应放在无菌巾上,以便检查胎儿整体是否完全夹出,术中可辅助吸刮,方法同前。至四壁出现粗糙感,此时可换用小刮匙轻刮子宫两角,以防胚胎组织残留。子宫较大或出血较多者,可于宫颈注射缩宫素 10~20U。术后应检查刮出物是否与妊娠周数相符。术后处理同负压吸引术。

（三）人工流产并发症及处理

1. 人工流产综合反应 手术过程中，受术者突感头晕、恶心、呕吐、面色苍白、出冷汗、脉搏细弱缓慢、血压下降、心动过缓或心律失常，重者可晕厥或抽搐。为宫颈、子宫受机械性刺激后，迷走神经兴奋所致。停止手术后多能恢复。防治：术前给予精神安慰，消除紧张恐惧心理；术中操作应轻柔，扩张宫颈时不可过快和过猛，吸宫时负压要适当，吸净后不要再吸刮。症状出现后，立即停止手术，给氧。严重者静脉注射阿托品 0.5~1mg，可有效缓解。

2. 术中出血 因子宫收缩不良或胚胎组织未吸净时发生出血，或因妊娠月份较大行钳刮术发生出血。防治：宫颈注射缩宫素，迅速清除宫腔内组织，必要时补液、输血等。

3. 子宫穿孔 多因术前未查清子宫位置及大小，探测宫腔深度时，未顺其弯度插入或用力过猛；子宫显著前（后）屈；操作粗暴；哺乳期子宫柔软和瘢痕子宫。穿孔部位多发生于峡部及宫角处，可导致内出血、感染、脏器损伤等严重后果。处理：发现子宫穿孔时，立即停止手术。若穿孔小，胚胎组织已清除又无明显内出血者，可于宫颈注射缩宫素，促进子宫收缩以止血，并使用抗生素预防感染，严密观察有无腹痛、阴道流血及血压脉搏的变化；若胚胎组织尚未吸净者，可在 B 超或腹腔镜监测下，由有经验的医师避开穿孔部位行清宫术；尚未进行吸宫操作者，则可等待 1 周后再清除宫腔内容物；内出血增多或疑有脏器损伤者，应立即剖腹探查。根据情况做相应处理。

4. 术后感染 多因术前生殖器炎症未控制，术中消毒不严，手术者无菌观念不强，或刮宫不全有组织残留，或刮宫过深有宫壁损伤，术后过早性生活及盆浴等所致。表现为发热，下腹痛，不规则阴道流血等，常见的有子宫内膜炎、子宫肌炎、附件炎、盆腔炎等，多为急性发病，严重者可出现败血症、感染性休克等。处理：足量抗生素控制感染，有宫腔内残留组织或积血者在给抗炎药物的同时，选择时机及时清理宫腔，去除感染病灶。

5. 吸宫不全 人工流产术后部分妊娠组织物残留宫腔。因术中未注意吸刮子宫角部，子宫体过度屈曲者吸管未达到宫底部，或手术者技术不熟练导致部分妊娠组织物残留。若术后流血时间长、血量多、无明显感染征象者，应尽早行清宫术，术后给予抗生素预防感染；若同时伴有严重感染者，应控制感染后再行清宫。

6. 漏吸或空吸 术时胚胎组织未从宫腔内吸出，术后妊娠继续者，称为漏吸。多见于子宫位置异常或畸形子宫，早期妊娠胚胎组织过小等容易发生漏吸。防治：术毕应常规检查吸出物是否有绒毛或胚胎组织，否则，应查找原因，并重新探查宫腔，必要时再次行负压吸引术。空吸，误诊为宫内妊娠行人工流产术者。吸出物肉眼未见绒毛或胚胎组织，应将吸出物送病理检查，排除宫外孕。

7. 羊水栓塞 偶可发生于钳刮术。因宫颈损伤、胎盘剥离处创面血窦开放，羊水进入血液循环，若此时应用缩宫素可促使其发生。表现为烦躁不安，呼吸困难，恶心呕吐等。一旦出现立即抢救，停止手术，给氧，保持呼吸道通畅，给解痉药物如阿托品，抗过敏及抗休克等。由于孕早、中期时羊水含细胞等物极少，其症状及严重程度不如晚期妊娠发病凶猛。

8. 宫颈或宫腔粘连 为术后远期并发症。宫颈粘连多见，单纯宫腔粘连少见。多因术时负压过高、损伤宫颈、过度搔刮以及感染等所造成。表现为术后闭经或周期性下腹疼痛。处理:宫颈粘连者,用探针或小号扩宫器扩张宫颈口,并做扇形钝性分离粘连,使经血排出。宫腔粘连者,可放置节育器或球囊于宫腔,前者既可以分离粘连又可以避孕,加用人工周期治疗 3 个月。

第五节　中期妊娠引产

为避孕失败后的一种补救措施。中期妊娠引产并发症多且危险性较大,应尽可能避免。分为药物引产和手术引产。药物引产如依沙吖啶、前列腺素、芫花、天花粉等引产;手术引产如水囊引产等。

目前临床应用较多的是依沙吖啶引产:

【适应证】　妊娠 14~24 周要求终止妊娠而无禁忌证者,因疾病或特殊情况不宜妊娠者。

【禁忌证】　活动性肝、肾疾病伴功能不全者禁用;子宫有瘢痕者禁用。

【制剂与配制】　依沙吖啶为黄色结晶粉末,可直接刺激宫缩作用,引产成功率为98%,且药物有较强的杀菌作用。将依沙吖啶 100mg 装入安瓿密封高压消毒。引产时用 100ml 无菌蒸馏水使其溶解成为溶液后备用。

【操作步骤】

1. 选择穿刺点　孕妇排空膀胱,平卧,查清宫底和囊性感较强的羊水部位,困难时,借助于 B 超定位,或超声引导下进行更安全可靠。

2. 消毒铺巾　消毒腹部皮肤,铺无菌孔巾。

3. 穿刺注药　在定位好的穿刺点作局麻,用 20~21 号穿刺针垂直快速刺入羊膜腔,抽出羊水后,换上已抽好依沙吖啶药物的针筒,将药液缓慢注入羊膜腔。快速退针,用无菌纱布压迫穿刺点 2~3 分钟,胶布固定。术毕。

【注意事项】

1. 依沙吖啶的有效量不因妊娠周数的增加而增加。每次注入量为 0.1% 溶液100ml(含依沙吖啶 100mg)。若超过 200mg,可引起急性肾功能衰竭。

2. 生理盐水溶解依沙吖啶会出现沉淀,故只能用蒸馏水溶解。

3. 术中术后,注意孕妇有无呼吸困难、发绀等异常征象,以防羊水栓塞。

【观察及处理】

1. 羊膜腔注药后,孕妇应留在病房观察,定时测量体温、脉搏,观察阴道有无流血、流液及宫缩等情况。

2. 个别孕妇注药后 24 小时左右可出现体温轻度上升和白细胞计数增多现象。胎儿排出后,体温和白细胞可自行恢复。如体温超过 38℃,应给予抗生素。

3. 羊膜腔注药后,出现强烈宫缩,孕妇难以忍受,烦躁不安,可肌内注射哌替啶50~100mg 或阿托品 0.5mg,或地西泮 10mg 静脉注射。

4. 胎儿及胎盘在注药后 24~48 小时排出。娩出后仔细检查胎儿胎盘是否完整,否则应予清宫。对妊娠小于 20 周者,常规清宫减少出血,有助于子宫复旧。

5. 常规检查宫颈与阴道壁有无撕裂伤,如有撕裂及时予以缝合。

第六节　输卵管绝育术

通过手术将输卵管结扎或用药物使输卵管腔粘连堵塞,阻断精子与卵子相遇而达到绝育,是一种安全、永久性节育措施。绝育方式有经腹、经腹腔镜或经阴道手术。

一、经腹输卵管结扎术

【适应证】　已婚妇女,自愿要求绝育手术而无禁忌证者;因病不宜再妊娠者。

【禁忌证】

1. 各种疾病的急性期;

2. 有感染者,如皮肤感染、盆腔炎等;

3. 24 小时内两次体温在 37.5℃或以上者;

4. 严重的神经官能症。

5. 全身状况不佳如心力衰竭、血液病等,不能耐受手术者。

【手术时间】　非孕妇女,月经干净后 3~4 日;人工流产或分娩后 48 小时内施术;哺乳期或闭经妇女,在排除早孕后再行手术。

【术前准备】　详细询问病史,行全身及妇科检查,血、尿常规和肝、肾功能等检查,准备腹部及会阴皮肤检查。解除受术者的思想顾虑和紧张情绪。

【手术步骤】　受术者排空膀胱后取平卧位,留置导尿管,常规消毒腹部皮肤。

1. 切口位置　耻骨联合上 3~4cm 左右作纵切口或横切口,长约 2cm。产后在宫底下 2cm 处作切口。逐层切开腹壁。

2. 寻找输卵管

(1) 钳取法:将卵圆钳伸入至子宫角处,再向子宫侧壁外张开卵圆钳,轻夹输卵管,逐渐将输卵管提至切口处。见到输卵管伞端后才能证实输卵管。

(2) 钩取法:子宫后位时多用。将输卵管钩移到子宫底部,再转向一侧子宫角后下方,钩端朝前方上提出输卵管。

(3) 指板法:摸清子宫位置,子宫后位者应扶成前位,示指置于输卵管峡部,另一手执指板贴示指进入盆腔,板尖与指尖夹住输卵管,示指与指板同时一起移至输卵管壶腹部,取出输卵管。

3. 结扎输卵管　多采用抽心包埋法。用两把组织钳钳夹输卵管中段约 3cm 长的一段浆膜,注意避开血管,在此段浆膜下注入 0.5% 利多卡因 1ml 使之鼓起,在鼓起的浆膜上作一切口,用蚊式止血钳游离出输卵管,以细丝线结扎后剪去 1cm,再以 4 号细丝分别结扎输卵管两侧断端,用 1 号丝线连续缝合浆膜层,将输卵管近侧包埋于浆膜内,远端留置浆膜外,检查无出血后送回腹腔。同法处理对侧。

【术后处理】　观察生命体征。局部浸润麻醉不需禁食,尽早下床活动避免肠粘连。术后 2 周禁止性生活。

【并发症的防治】

1. 近期并发症

(1) 感染:因消毒不严、止血不全、操作粗暴造成组织损伤出现感染,或原有感染尚未控制,应对因治疗。

（2）损伤：切开腹膜时误伤膀胱、肠管。手术时应熟悉解剖层次，仔细检查，如发生应及时处理。

（3）出血及血肿：止血不彻底，多因过度牵拉损伤输卵管或输卵管系膜血管所致。术中应严格止血，术后注意观察。

2. 远期并发症

（1）输卵管再通：再通率 1%~2%。多因手术时误扎或漏扎输卵管所致。

（2）肠粘连：多因术中反复寻找输卵管，致肠管、大网膜损伤。

二、经腹腔镜输卵管绝育术

【禁忌证】

1. 主要为腹腔粘连、心肺功能不全、膈疝等；

2. 其余同经腹输卵管结扎术。

【手术步骤】 受术者排空膀胱后取头低臀高仰卧位，按妇科腹腔镜术式消毒铺巾。

1. 脐孔下缘作 1cm 小切口，先用气腹针插入腹腔，充 CO_2 2~3L，然后插入套管针放置腹腔镜。

2. 腹腔镜直视下可采用双极电凝法烧灼输卵管峡部 1~2cm，也可将弹簧夹或硅胶环放置于输卵管峡部，以阻断输卵管通道。

【术后处理】 静卧 4~6 小时后可下床活动；观察生命体征有无改变。

（李硕熙）

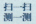

复习思考题

1. 宫内节育器的种类有哪些？

2. 宫内节育器的放置时间和禁忌证如何？

3. 药物避孕的副作用有哪些？ 如何处理？

4. 人工流产的适应证和禁忌证有哪些？

5. 人工流产的并发症有哪些，如何处理？

6. 病案分析 某妇女，30 岁，人流术后一周，下腹痛，发热 38~40℃，寒战、脉速、食欲不振。妇检：宫颈口有脓性分泌物流出，子宫略大压痛，宫颈举痛。此患者入院诊断如何？ 其诊断依据是什么？

第二十五章

妇女保健

学习要点

1. 掌握　妇女保健工作的任务。
2. 熟悉　妇女各期保健内容。
3. 了解　妇女保健统计指标。
4. 具备针对妇女各阶段特点开展保健指导工作的能力。

第一节　妇女保健工作的任务

1. 针对妇女一生不同阶段,开展妇女各期保健工作。
2. 定期进行妇女常见病和恶性肿瘤的普查普治。
3. 开展计划生育技术及其指导工作。
4. 做好妇女劳动保护,维护妇女权益。
5. 进行健康教育与健康促进。
6. 注重女性心理保健,保障身心健康。
7. 加强有关妇女保健的资料统计分析和各项科研工作。

第二节　妇女各期保健

一、青春期保健

1. 一级预防　是重点。①自我保健:加强健康教育,培养良好的生活习惯,自尊自爱,学会保护自己。②体育锻炼:积极参加体育活动和适当的体力劳动,经期避免剧烈活动。③营养指导:均衡合理,保证身体生长发育需要。④卫生指导:睡眠充足,注意经期卫生,保持皮肤清洁防痤疮,远离烟酒。⑤心理卫生与性教育:开展心理卫生指导和性教育,增强自我保护意识,减少非意愿性妊娠,预防性传播疾病。

2. 二级预防　通过学校保健,定期体格检查,早期发现各种疾病和行为异常,减少危险因素对身心的伤害。

3. 三级预防　对青春期女性疾病的治疗与康复。

二、婚前保健

包括婚前医学检查、婚前卫生咨询、婚前卫生指导。发现可能影响结婚和生育的疾病，及时诊治并提出正确的医学意见；掌握性保健、生育保健和新婚避孕知识，做到优生优育；开展婚前卫生咨询(详见第四章第三节)。

三、生育期保健

通过三级预防，维护生殖功能正常，保证母婴安全。①一级预防：是重点，普及孕产期保健知识，开展计划生育技术指导。②二级预防：预防孕育或节育导致的疾病。③三级预防：加强高危孕产妇的管理，降低孕产妇及围生儿死亡率。

四、围生期保健

指一次妊娠从妊娠前开始，历经妊娠期、分娩期、产褥期、哺乳期，为孕产妇和胎儿及早期新生儿健康开展全方位保健措施。

1. 孕前期保健　选择最佳受孕时机。女性 <18 岁或 >35 岁妊娠，易造成难产、产科并发症及胎儿染色体病。孕前评估既往史、家族族、遗传史、心理状况及社会环境。治疗影响妊娠的疾病，戒烟酒，避免接触有毒有害物质和放射线。采用长效避孕药避孕者须停药半年后再妊娠。孕前三个月补充叶酸，预防神经管畸形。

2. 孕早期保健　重点是防病防畸。尽早确诊早孕，建立孕期保健手册，进行高危妊娠初筛并及时处理，注意营养，避免病毒感染，戒烟酒，勿接触有害物质及放射线，保持愉快心情，适当活动。

3. 孕中期保健　加强产前诊断及胎儿宫内生长发育监测，积极防治各种并发症，加强营养，适当补充铁剂与钙剂。开展妊娠期糖尿病、胎儿畸形筛查，对疑有畸形或遗传病及高龄孕妇的胎儿做产前诊断和治疗。

4. 孕晚期保健　均衡营养，定期开展产前检查，监测胎儿宫内安危，监测胎盘功能，防治妊娠并发症，及时发现并矫正胎位异常，指导孕妇作好分娩前各项准备，做好乳房护理，为母乳喂养做准备。

5. 分娩期保健　是整个妊娠安全的关键。提倡住院分娩，高危妊娠者应提前入院。做到"五防、一加强"即：防出血，防感染，防滞产，防止窒息，防产伤，加强产时监护和产程处理。

6. 产褥期保健　在初级保健机构进行(详见第六章第二节)。

7. 哺乳期保健　指产后产妇用自己的乳汁喂养婴儿的时期，通常为 10~12 个月。保护、促进和支持母乳喂养是此时的重点。宣传母乳喂养的优点，指导母乳喂养方法，产后提倡早期哺乳(详见第六章第二节)。指导产妇采取避孕措施，用药要慎重。

五、绝经过渡期保健

以提高自我保健意识和生活质量为目的。①了解此期生理变化、心理特点及常见症状。②学会自我调整，保持心情愉悦。③提倡科学和健康的生活方式，重视营养摄入和合理膳食，适度运动。④保持外阴清洁，加强肛提肌锻炼，提高盆底组织支持力,防止子宫脱垂及压力性尿失禁。⑤定期体检,行妇科常见病及肿瘤普查。⑥必要时应用激素替代疗法、补充钙剂。⑦指导避孕至停经 12 个月以后。

六、老年期保健

国际老年学会规定 65 岁以上为老年期。是人一生中生理和心理改变较明显的时期,易患各种身心疾病如萎缩性阴道炎、妇科肿瘤、骨质疏松、脂代谢紊乱等。应定期体检,加强身体锻炼,合理补充激素类药物,利于延年益寿。

第三节 妇女保健统计指标

一、孕产期保健统计指标

(一)孕产期保健工作统计指标

1. 产前检查覆盖率 = 期内接受一次及以上产前检查的孕妇数 / 期内孕妇总数 × 100%

2. 产前检查率 = 期内产前检查总人次数 / 期内孕妇总数 × 100%

3. 住院分娩率 = 期内住院分娩产妇数 / 期内分娩产妇总数 × 100%

4. 产后访视率 = 期内产后访视产妇数 / 期内分娩产妇总数 × 100%

(二)孕产期保健质量指标

1. 高危孕妇发生率 = 期内高危孕妇数 / 期内孕(产)妇总数 × 100%

2. 妊娠期高血压疾病发生率 = 期内患者人数 / 期内孕妇总数 × 100%

3. 产后出血率 = 期内产后出血人数 / 期内产妇总数 × 100%

4. 产褥感染率 = 期内产褥感染人数 / 期内产妇总数 × 100%

5. 会阴破裂率 = 期内会阴破裂人数 / 期内产妇总数 × 100%

(三)孕产期保健效果指标

1. 围生儿死亡率 =(孕 28 足周以上死胎、死产数 + 生后 7 日内新生儿死亡数)/(孕 28 足周以上死胎、死产数 + 活产数)× 1000‰

2. 孕产妇死亡率 = 年内孕产妇死亡数 / 年内孕产妇总数 × 10 万 /10 万

3. 新生儿死亡率 = 期内生后 28 日内新生儿死亡数 / 期内活产数 × 1000‰

4. 早期新生儿死亡率 = 期内生后 7 日内新生儿死亡数 / 期内活产数 × 1000‰

二、妇女病普查普治统计指标

1. 妇女病普查率 = 期内(次)实查人数 / 期内(次)应查人数 × 100%

2. 妇女病患病率 = 期内患病人数 / 期内受检查人数 × 10 万 /10 万

3. 妇女病治愈率 = 治愈例数 / 患妇女病总例数 × 100%

三、计划生育统计指标

1. 人口出生率 = 某年出生人数 / 该年平均人口数 × 1000‰

2. 人口死亡率 = 某年死亡人数 / 该年平均人口数 × 1000‰

3. 人口自然增长率 = 年内人口自然增长数 / 该年平均人口数 × 1000‰

4. 计划生育率 = 符合计划生育的活胎数 / 该年活产总数 ×100%

5. 节育率 = 落实节育措施的已婚育龄夫妇任一方人数 / 已婚育龄妇女数 × 100%

6. 绝育率 = 男和女绝育数 / 已婚育龄妇女数 ×100%

（冯 玲）

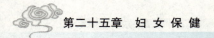 复习思考题

1. 妇女保健工作任务有哪些？
2. 妇女各期保健包括？
3. 分娩期保健的"五防、一加强"包含哪些内容？

第二十六章

妇产科常用特殊检查

 学习要点

1. 熟悉　妇产科常用的检查方法及其临床应用。
2. 能正确选择、应用妇产科检查方法。
3. 能对妇产科常用检查结果进行正确的分析。
4. 具备良好的医患沟通能力。

第一节　生殖道细胞学检查

生殖道脱落上皮细胞包括阴道上段、宫颈阴道部、子宫、输卵管及腹腔的上皮细胞，其中以阴道上段、宫颈阴道部的上皮细胞为主。阴道上皮细胞受雌、孕激素的影响出现周期性变化，因此，检查生殖道脱落细胞既可协助诊断生殖器不同部位的恶性肿瘤，观察其治疗效果，又可反映体内性激素水平，是一种实用、简便、经济的辅助诊断方法。但生殖道脱落细胞检查发现恶性肿瘤细胞只能作为初步筛选，不能确诊，需要进一步做相关的检查。

一、生殖道细胞学检查取材、制片

（一）涂片种类及标本采集

采集标本前 24 小时内禁止阴道检查、阴道灌洗、阴道用药及性生活，取标本的用具必须无菌干燥。

1. 阴道涂片　主要目的是了解卵巢或胎盘功能。对有性生活的妇女，一般在阴道侧壁上 1/3 处用小刮板轻轻刮取浅层细胞作涂片（避免混入深层细胞），薄而均匀地涂于玻片上，立即置于 95% 乙醇中固定。对无性生活的妇女，可用无菌棉签先在生理盐水中浸湿后，伸入阴道侧壁上 1/3 处涂抹，取出棉签，在玻片上向一个方向滚涂并用 95% 乙醇固定。

2. 宫颈刮片　是筛查早期宫颈癌的重要方法。取材应在宫颈外口鳞 - 柱状上皮交接处，以宫颈外口为圆心，用木质铲形小刮板轻轻刮取一周，取出刮板，均匀地涂于玻片上。注意应避免损伤组织引起出血而影响检查结果。若白带过多，应先用无菌干棉球轻轻擦净黏液,再刮取标本。该方法获取细胞数目较少,制片较粗糙,现多采用涂片法。

3. 宫颈管涂片　怀疑宫颈管癌,或绝经后的妇女由于宫颈鳞-柱状上皮交接处退缩到宫颈管内,为了解宫颈管情况,可行此项检查。先轻轻擦去宫颈表面的分泌物,然后用小型刮板进入宫颈管内,轻轻刮取一周作涂片。但最好使用"细胞刷"获取宫颈管上皮,取材效果优于棉拭子。方法是将"细胞刷"置于宫颈管内,达宫颈外口上方10mm 左右,在宫颈管内旋转 360° 后取出,旋转"细胞刷"将附着于小刷子上的细胞均匀地涂于玻片上,立即固定或洗脱于保存液中。目前常采用的薄层液基细胞学检测技术(Thinprep-Cytologic Test,TCT),从根本上解决了常规脱落细胞制片假阴性率高、丢失细胞率高和涂片质量差等技术难题,使宫颈癌的阳性检出率达 95% 以上,同时还能发现部分癌前病变,微生物感染如霉菌、滴虫、病毒、衣原体等。

4. 宫腔吸片　疑宫腔内有恶性病变时,可采用宫腔吸片,较阴道涂片及诊刮阳性率高。选择直径 1~5mm 不同型号塑料管,一端连于干燥无菌的注射器,用大镊子将塑料管另一端送入宫腔内达宫底部,上下左右转动方向,同时轻轻抽吸注射器,将吸出物涂片、固定、染色。注意取出吸管时停止抽吸,以免将宫颈管内容物吸入。还可用宫腔灌洗法,即用注射器将 10ml 无菌生理盐水注入宫腔,轻轻抽吸洗涤内膜面,然后收集洗涤液,离心后取沉渣涂片。

(二) 染色方法

细胞学染色常用巴氏染色法,该法既可用于检查雌激素水平,也可用于筛查癌细胞。

二、生殖道脱落细胞在内分泌检查方面的应用

临床上常用 4 种指数即成熟指数、嗜酸性粒细胞指数、致密核细胞指数和角化指数来代表体内雌激素水平。成熟指数(maturation index,MI)是阴道细胞学卵巢功能检查最常用的一种。若表层细胞百分率高称右移,表示雌激素水平升高;若底层细胞百分率高称左移,提示雌激素水平下降。嗜酸性粒细胞指数(eosinophilic,EI)以鳞状上皮表层细胞红染的百分率来计数。因红染的表层细胞通常是在雌激素影响下出现,可表示雌激素的水平。指数越高,提示上皮细胞越成熟。致密细胞指数(karyopyknotic index,KI)以鳞状上皮细胞中表层致密核细胞的百分率来计数。指数越高,表示上皮越成熟。角化指数(cornification index,CI)以鳞状上皮细胞中表层嗜酸性致密核细胞的百分率来计数,表示雌激素的水平。

三、生殖道脱落细胞涂片在妇科疾病诊断中的应用

(一) 生殖内分泌疾病

功能失调性子宫出血,阴道涂片表现为中度至高度雌激素影响,但也有较长期处于低度至中度雌激素影响。闭经患者涂片表现不同程度雌激素低落,或持续雌激素轻度影响,提示垂体或下丘脑或其他全身性疾病引起的闭经。涂片见中层和底层细胞多,表层细胞极少或无,无周期性变化,提示病变在卵巢,如卵巢早衰。阴道涂片检查见有正常周期性变化,提示闭经原因在子宫及其以下部位,如子宫内膜结核、宫颈宫腔粘连等。

（二）生殖道感染性疾病

1. 常见的有乳酸菌、球菌、放线菌和加德纳菌等。

2. 特异性感染细胞　细菌性阴道病在涂片中可见炎性阴道细胞核呈豆状核，核破碎和核溶解，上皮细胞核周有空晕。衣原体性宫颈炎在宫颈涂片上可见感染细胞肥大多核，化生的细胞胞质内有球菌样物及嗜碱性包涵体。HPV 感染后的鳞状上皮细胞具有典型的细胞学改变，在涂片标本中见到挖空细胞、不典型角化不全细胞及反应性外底层细胞。

（三）流产

由于黄体功能不足引起的先兆流产，EI 于早孕期增高，治疗后稍下降提示好转。稽留流产时 EI 升高，出现圆形致密核细胞，舟形细胞少，较大的多边形细胞增多。

四、生殖道脱落细胞在妇科肿瘤诊断中的应用

宫颈/阴道细胞学诊断的报告形式主要有两种：分级诊断和描述性诊断。分级诊断即临床常用巴氏 5 级分类法，描述性诊断即 TBS 分类法及其描述性诊断内容，是目前我国多数医院采用的报告形式。

（一）巴氏分类法

巴氏Ⅰ级：正常。为正常阴道细胞涂片。

巴氏Ⅱ级：炎症。细胞核增大，核染色质分布尚均匀，但染色质较粗。

巴氏Ⅲ级：可疑癌。主要是有核异质现象，表现为核形不规则或双核，大而深染。对不典型细胞，性质尚难肯定。

巴氏Ⅳ级：高度可疑癌。细胞有恶性特征，但在涂片中恶性细胞较少。

巴氏Ⅴ级：癌。具有多量的典型癌细胞。

目前巴氏分级正在逐步被 TBS 分类法所取代，原因是以级别来表示细胞学改变的程度易造成假象，每个级别之间有严格的区别，使临床医师仅根据分类级别的特定范围处理患者，而事实上Ⅰ、Ⅱ、Ⅲ、Ⅳ级之间的区别并无严格的客观标准，主观因素存在较多；对癌前病变也无明确规定，可疑癌是指可疑浸润癌还是 CIN 不明确；不典型细胞全部作为良性细胞学改变也不合适；不能与组织病理学诊断名词相对应，也未包括非癌的诊断。

（二）TBS 分类法及其描述性诊断内容

1991 年国际癌症协会对宫颈/阴道细胞学的诊断报告正式采用了 TBS（the Bethesda system）分类法。我国近年来普遍推荐应用 TBS 分类法及其描述性诊断。TBS 描述性诊断报告主要包括以下内容：

1. 感染　原虫、真菌、细菌、病毒等，提示诊断感染性疾病。

2. 反应性细胞学改变　细胞对炎症、损伤、放疗和化疗的反应性改变；对激素治疗的反应性改变以及对宫内节育器（IUD）引起上皮细胞的反应性改变。

3. 鳞状上皮细胞异常　①不典型鳞状上皮细胞（Typical squamous cells，ASC），包括无明确诊断意义的不典型细胞（Atypical squamous cells of undetermined significance，ASCUS）和不排除高级别鳞状上皮内病变不典型鳞状细胞（Atypical squamous cells-cannot exclude HIS，ASC-H）。②低度鳞状上皮细胞内病变（low-grade squamous intraepithelial lesions，LSILs），宫颈上皮内瘤变（CIN）Ⅰ级。③高度鳞状上皮内病变

（high-grade squamous intraepithelial lesions，HSILs）：包括 CIN Ⅱ 、CIN Ⅲ 和原位癌。④鳞状细胞癌。

4. 腺上皮细胞改变　①不典型腺上皮细胞（AGC）。②腺原位癌（AIS）。③腺癌。

5. 其他恶性肿瘤。

宫颈细胞学检查是 CIN 及早期宫颈癌筛查的基本方法，也是诊断必需的步骤。建议应在性生活开始 3 年后，或 21 岁以后开始进行宫颈细胞学检查，并结合 HPV DNA 定期复查。

第二节　宫颈脱落细胞 HPV-DNA 检测

人乳头瘤病毒（Human papilloma virus，HPV）感染能够导致子宫颈上皮内瘤变（CIN）及子宫颈癌的发生，不同型别 HPV 致病能力不同，持续感染高危型 HPV 是促使子宫颈癌发生的最主要因素。因此，HPV 感染的早期发现、准确分型和病毒定量对于子宫颈癌防治具有重要意义。目前，检测 HPV 感染已作为子宫颈癌及其癌前病变的常规筛查手段在临床推广。

一、HPV 的生理特性

HPV 属于乳头多瘤空泡病毒科乳头瘤病毒属，是一种环状双链 DNA 病毒，有多种基因型，目前已确定的有 120 余种基因型，其中与生殖道感染有关的约 30 种。不同类型的 HPV 感染可导致不同临床病变。根据其生物学特征和致癌潜能将 HPV 分为高危型和低危型。高危型与癌及癌前病变相关，如 HPV16、18、31、33、35、39、45、51、52、56、58、59、66、68 等，低危型主要与轻度鳞状上皮损伤和泌尿生殖系统疣、复发性呼吸道息肉相关，如 HPV6、11、42、43、44 等。

HPV 适于在温暖、潮湿的环境生长，主要感染人体特异部位皮肤、黏膜的复层鳞状上皮。性接触为其主要的传染途径，性活跃妇女的 HPV 感染率最高，感染的高峰年龄在 18~28 岁。但大部分妇女的感染期较短，多 8~10 个月便自行消失，只有 10%~15% 的 35 岁以上的妇女呈持续感染状态，这种持续感染的妇女将有更高的宫颈癌风险。

二、HPV 感染与宫颈癌及其癌前病变的关系

目前，国内外已公认高危 HPV 持续感染是子宫颈癌发生的必要条件。高危型 HPV E6、E7 基因编码的原癌蛋白是导致子宫颈上皮癌变的重要因素。HPV16、18 亚型与宫颈癌的关系最为密切，其对宫颈移行带具高度的亲和力，HPV16 型与宫颈鳞癌相关，HPV18 型与宫颈腺癌相关性较大。

三、HPV 检测方法

大部分的 HPV 感染无临床症状或为亚临床感染，不能通过常规筛查发现，只能采用 HPV 检测发现。HPV 不能体外培养，不能用简便的血清学检测进行诊断和分型。临床常用免疫组化、原位杂交、核酸印迹或 PCR 等方法进行检测。

PCR 检测技术通过 HPV 通用引物 PCR 扩增待测基因片段使信号放大，再利用特

异性探针（或引物）与扩增产物杂交判断型别（分型），不仅可检测出低水平的病毒感染，而且可对 HPV 感染状态进行较准确的分类，是实验室和流行病学研究的理想工具。但缺点是它的灵敏性高，易因样品的交叉污染造成假阳性。新型集成技术应用 PCR 的高灵敏性、导流杂交技术的高特异性，并通过多重定性的检测提高准确性。该方法提供 HPV16 型、18 型和其他 12 型（HPV31、33、35、39、45、51、52、56、58、59、66 和 68）共 14 种高危 HPV 型别汇总的结果，将 HPV16 型、18 型两种高危型单列，有助于初筛过程中分层分析和进一步筛查处理。

杂交捕获法是目前临床使用的一种检测 HPV DNA 的非放射性技术。第二代杂交捕获法可同时检测 13 种高危型 HPV（16、18、31、33、35、39、45、51、52、56、58、59 和 68），其检测的灵敏度和特异度分别为 95% 和 85%，目前广泛地应用于子宫颈癌的筛查和复查。

病理组织学检查结合原位杂交技术应用组织或细胞在病理切片上和分子探针进行 HPV 杂交，不仅可观察组织学形态变化，也可进行分型检测，是较理想的病理学检测及研究方法。但目前国内尚缺乏稳定的探针，且操作较复杂，不适于大规模筛查。

四、HPV 检测的临床意义

高危型 HPV 感染的检测对于预防和早期发现子宫颈癌及其癌前病变有非常重要的意义。体现在以下几个方面：

1. 可与细胞学检查联合或单独使用进行子宫颈癌的初筛，有效减少细胞学检查的假阴性结果，适用于大面积普查，初筛并聚焦高风险人群。宫颈细胞学筛查，尤其是传统的宫颈巴氏涂片检查，存在相当比例的假阴性结果。将细胞学和 HPV 检测联合使用可达到极高的灵敏度和几乎 100% 的阴性预测值，细胞学和 HPV 均阴性者，发病风险较低，可适当延长筛查间隔时间，降低检测费用。

2. 预测受检者患子宫颈癌的风险。HPV 感染型别与宫颈病变的级别存在一定关系，不同型别对宫颈上皮的致病力亦不相同。如 HPV16 或 HPV18 阳性患者其 ASCUS 或 LSIL 转变为 CIN Ⅲ 的概率远高于其他型别阳性或未检测出者；而细胞学阴性而高危型阳性者，一般不作处理，但发病风险较高，对这类人群要坚持定期随访。

3. 对未明确诊断意义的不典型鳞状上皮细胞或腺上皮细胞（ASCUS），应用 HPV 检测可进行有效的分流。HPV 检测可将 CIN 从细胞学结果为未明确诊断意义的非典型鳞状细胞／腺细胞中有效检出，仅高危型 HPV 检测阳性者要进一步进行阴道镜及活检，对 HPV 检测为阴性患者进行严密随诊，避免因过度诊断和治疗给患者及医生造成负担。

4. HPV 检测可作宫颈高度病变手术治疗后的疗效判断和随访监测的手段，预测其病变恶化或术后复发的风险。宫颈手术后检测 HPV 阴性，提示病灶切除干净。若术后 HPV 检测阳性，提示有残余病灶及有复发可能，需严密随访。

五、HPV 检测的推荐筛查策略

年轻妇女 HPV 感染非常普遍，但大多数为一过性感染，所以不推荐对年轻妇女特别是青春期女性进行 HPV 检测初筛。WHO 推荐对 30~65 岁之间的妇女进行高危型 HPV 筛查，高危人群起始年龄应提前。临床上将感染、器官移植、长期应用皮质激素的妇女定义为高危妇女人群。尽管 30 岁以下妇女患子宫颈癌的危险性较低,但考虑到高危人群起始年龄应提前,因此,具有高危因素、己烯雌酚暴露史或细胞学结果在 ASCUS 级别以上的年轻妇女应进行 HPV DNA 检测,同时建议应从 25~30 岁开始初筛检测。细胞学及高危型 HPV DNA 检测均为阴性者,表明其发病风险很低,可将筛查间隔延长到 3~5 年。细胞学阴性而高危型 HPV DNA 阳性者发病风险增高,可 1 年后复查细胞学和高危型 HPV DNA 检测,若 HPV16/HPV18 型检测阳性,即使细胞学阴性也应该进一步行阴道镜检查,若为阴性,则 1 年后复查。

不发达地区,妇女应在性活跃及生育年龄期至少进行 1 或 2 次 HPV 检测,并对检测结果阳性的妇女进一步行细胞学检查。而在医疗发达地区,联合细胞学检查的筛查检测策略更为推荐。

第三节　女性内分泌激素测定

女性生殖内分泌激素包括下丘脑、垂体、卵巢分泌的激素。下丘脑 - 垂体 - 卵巢轴是一个完整的神经内分泌系统,各器官间的激素水平相互调节、相互制约。因此,测定下丘脑 - 垂体 - 卵巢轴各激素的水平,对于某些疾病的诊断、疗效的观察、预后的估计以及生殖生理和避孕药物作用机制的研究具有重要意义。

一、下丘脑促性腺激素释放激素测定

下丘脑合成释放促性腺激素释放激素(gonadotropin-releasing hormone,GnRH)。由于外周血流中 GnRH 的含量很少,半衰期又短,故测定 GnRH 有困难,目前主要采用 GnRH 刺激试验(即垂体兴奋试验)、氯米芬试验了解下丘脑和垂体的功能以及其生理病理状态。

(一) GnRH 刺激试验

【原理】　黄体生成素释放激素(luteinizing hormone releasing hormone,LHRH)能刺激垂体合成释放促性腺激素。给受试者注射外源性 LHRH 后在不同时相抽取外周血测定促性腺激素含量,可以了解垂体功能。促性腺激素水平升高,说明垂体功能良好;促性腺激素水平不升高或延迟升高,说明垂体反应性差,功能不良。

【方法】　将 LHRH100μg 溶于生理盐水 5ml 中,于上午 8 时静脉注射,于注射前和注射后的 15 分钟、30 分钟、60 分钟、90 分钟分别取静脉血 2ml,测定 LH 水平。

【结果分析】

1. 正常反应　LH 水平比基础值上升 2~3 倍,15~30 分钟出现高峰。

2. 活跃反应　高峰值达基础值的 5 倍。

3. 延迟反应　高峰出现时间比正常反应延迟。

4. 无反应或低弱反应　LH 水平始终处于低水平或稍有上升但不足 2 倍。

【临床意义】

1. 青春期延迟　试验呈正常反应。

2. 下丘脑功能减退　可能出现正常反应或延迟反应。

3. 垂体功能减退　试验呈无反应或低弱反应。见于希恩综合征、垂体手术或放射治疗垂体组织遭到破坏。

4. 卵巢功能不全　GnRH 兴奋试验呈活跃反应,促卵泡激素(follicle stimulating hormone,FSH)、黄体生成素(LH)基值均 >30U/L。

5. 多囊卵巢综合征　GnRH 兴奋试验呈现活跃反应,LH/FSH≥3。

(二)氯米芬试验

【原理】　氯米芬又称克罗米芬,具有较强的抗雌激素作用和较弱的雌激素活性,在下丘脑可与雌、雄激素受体结合,阻断性激素对下丘脑和腺垂体促性腺激素细胞的负反馈作用,刺激内源性 GnRH 释放,促进垂体分泌 FSH 及 LH,诱发排卵。氯米芬试验可用以评估闭经患者下丘脑 - 垂体 - 卵巢轴的功能,鉴别下丘脑和垂体病变。

【方法】　于月经来潮第 5 日开始,每日口服氯米芬 50~100mg,连服 5 日。服药后 LH、FSH 可分别增加 85%、50%,停药后即下降。若以后再出现 LH 上升达排卵期水平,诱发排卵为排卵型反应,排卵一般发生在停药后的第 5~9 日。若停药后 20 日不再出现 LH 上升为无反应。分别在服药第 1、3、5 日测 LH、FSH,第 3 周或经前抽血测孕酮。

【临床意义】　下丘脑病变时对 GnRH 刺激试验有反应,而对氯米芬试验无反应。另外,可通过 GnRH 兴奋试验判断青春期延迟是否为下丘脑或垂体病变所致。

二、垂体促性腺激素测定

【来源及生理作用】　促卵泡激素(FSH)和黄体生成激素(LH)是腺垂体分泌的促性腺激素。FSH 的生理作用主要是促进卵泡成熟及分泌雌激素。LH 的生理作用主要是促进排卵和黄体生成,以促使黄体分泌孕激素和雌激素。

【临床应用】

1. 测定 LH 峰值　可以了解排卵情况,估计排卵时间,有助于不孕症的治疗。

2. 测定 LH/FSH 比值　如 LH/FSH≥2~3,可以协助诊断多囊卵巢综合征。

3. 协助判断闭经原因　FSH 及 LH 水平低于正常值,提示闭经原因在腺垂体或下丘脑。FSH 及 LH 水平均高于正常,病变在卵巢。

4. 诊断性早熟　有助于区分真性和假性性早熟。真性性早熟由促性腺激素分泌增多引起,FSH 及 LH 呈周期性变化。假性性早熟的 FSH 及 LH 水平较低,且无周期性变化。

三、垂体催乳素测定

【来源及生理作用】　催乳素(prolactin,PRL)由腺垂体催乳素细胞分泌。受下丘脑催乳素抑制激素(主要是多巴胺)和催乳素释放激素的双重调节。PRL 的主要功能是促进乳房发育及泌乳,与卵巢类固醇激素共同作用促进分娩前乳房导管及腺体发育。PRL 还参与机体的多种功能,特别是对生殖功能的调节。

【正常值】　不同时期血 PRL 正常范围为:非妊娠期 <1.14mmol/L;妊娠早期 <3.64mmol/L;妊娠中期 <7.28mmol/L;妊娠晚期 <18.20mmol/L。

【临床应用】

1. 垂体肿瘤患者伴 PRL 异常增高时,应考虑有垂体催乳素瘤。

2. 闭经、不孕及月经失调患者,需除外高催乳素血症,故无论有无泌乳均应测 PRL。

3. PRL 水平升高还见于长期哺乳、性早熟、卵巢早衰、黄体功能欠佳、原发性甲状腺功能低下、神经精神刺激、药物作用(如避孕药、大量雌激素、氯丙嗪、利血平等)因素等。

4. PRL 水平降低多见于垂体功能减退、单纯性催乳素分泌缺乏症等。

四、雌激素测定

【来源及生理作用】　妇女未妊娠时体内雌激素主要由卵巢产生,妊娠后体内雌激素主要由卵巢、胎盘产生,少量由肾上腺产生。雌激素(estrogen,E)有三种:雌酮(estrone,E_1)、雌二醇(estradiol,E_2)及雌三醇(estriol,E_3)。雌激素中 E_2 活性最强,是卵巢产生的主要激素之一;绝经后妇女体内的雌激素以雌酮为主;E_3 是雌酮和雌二醇的降解产物,妊娠期间胎盘产生大量 E_3,测血或尿中 E_3 水平可了解胎儿 - 胎盘功能状态。

青春期前少女体内雌激素处于较低水平,随年龄增长自青春期至性成熟期女性雌激素水平不断增高。在正常月经周期中,雌激素水平随着卵巢周期性变化而变化。卵泡期早期雌激素水平最低,以后逐渐上升,至排卵前达高峰,以后又逐渐下降,至排卵后达低点,随后又开始上升,在排卵后 7~8 日达到第二个高峰,但低于第一个峰,后迅速降至最低水平。绝经后妇女卵巢功能衰退,雌激素水平低于卵泡期早期,雌激素主要来自雄烯二酮的外周转化。

【临床应用】

1. 监测卵巢功能　测定血 E_2 或 24 小时尿总雌激素水平。

(1) 诊断无排卵:雌激素无周期性变化,常见于无排卵性功能失调性子宫出血、多囊卵巢综合征、某些绝经后子宫出血。

(2) 判断闭经原因:①雌激素水平呈正常的周期性变化,表明卵泡发育正常,提示为子宫性闭经。②若雌激素水平偏低,闭经原因可能是卵巢功能低下,考虑原发或继发性卵巢功能低下或受药物影响而抑制,也可见于高催乳素血症、下丘脑 - 垂体功能失调等。

(3) 监测卵泡发育:应用药物诱导排卵时,测定血中 E_2 水平是监测卵泡发育、成熟的指标之一,用以指导 hCG 用药及确定取卵时间。

(4) 诊断性早熟:临床多以 8 岁以前出现第二性征发育诊断性早熟,血 E_2 水平升高 >275pmol/L 为诊断性早熟的激素指标之一。

2. 监测胎儿 - 胎盘单位功能　正常妊娠 29 周尿雌激素迅速增加,足月妊娠 E_3 排出量平均为 88.7nmol/24h 尿。若妊娠 36 周后尿中 E_3 排出量连续多次均 <37nmol/24h 尿或骤减 >30%~40%,提示胎盘功能减退。若 E_3<22.2nmo1/24h 尿或骤减 >50%,提示胎盘功能显著减退。

五、孕激素测定

【来源及生理作用】　人体孕激素由卵巢、肾上腺皮质和胎盘产生。孕激素含量随着月经周期性变化而变化,卵泡期孕激素水平极低,排卵后卵巢黄体产生大量孕激素水平迅速上升,在月经中期 LH 峰后的第 6~8 日血浓度达高峰,月经前逐渐下降至卵泡期水平。妊娠 6 周内孕激素主要来自卵巢黄体,妊娠中晚期则主要由胎盘分泌,妊娠期间血清孕酮水平随孕期增加而稳定上升。

孕酮的作用主要是进一步使子宫内膜增厚,血管和腺体增生,有利于胚胎着床;抑制子宫收缩,有利于胚胎及胎儿在宫腔内生长发育;降低母体免疫排斥反应。同时孕酮还能促进乳腺腺泡发育,为产后泌乳做准备。

【临床应用】

　　1. 了解黄体功能　黄体功能不足时,黄体期血孕酮水平低于生理值;黄体萎缩不全时,月经来潮 4~5 日血孕酮仍高于生理水平。

　　2. 监测排卵　血孕酮水平 >15.9nmol/L,提示有排卵。孕酮水平下降,见于无排卵性月经或无排卵性功能失调性子宫出血、原发性或继发性闭经、多囊卵巢综合征、口服避孕药或长期使用 GnRH 激动剂。

　　3. 观察胎盘功能　妊娠期胎盘功能减退时,血中孕酮水平下降。先兆流产时,孕酮值若有下降趋势有可能流产。单次血清孕酮水平 ≤15.6nmol/L(5ng/ml),提示为死胎。

　　4. 孕酮替代疗法的监测　孕早期切除黄体侧卵巢后,应用天然孕酮替代疗法时应监测血清孕酮水平。

六、雄激素测定

【来源】　女性体内的雄激素主要有睾酮和雄烯二酮,大部分来自肾上腺皮质,小部分来自卵巢。睾酮主要由卵巢和肾上腺分泌的雄烯二酮转化而来,其生物活性介于活性很强的睾酮和活性很弱的脱氢表雄酮之间。血清中的脱氢表雄酮主要由肾上腺皮质产生。绝经前,血清睾酮是卵巢雄激素来源的标志,绝经后雄激素主要来自肾上腺皮质。

【临床应用】

　　1. 多囊卵巢综合征　患者血清雄激素可能正常,也可能升高。若治疗前雄激素水平升高,治疗后应下降。可作为评价疗效的指标之一。

　　2. 高催乳素血症　有雄激素过多症状和体征,常规雄激素测定在正常范围者,应测定血清催乳素水平。

　　3. 应用雄激素制剂或具有雄激素作用的内分泌药物如达那唑等,用药期间有时需做雄激素测定。

　　4. 卵巢男性化肿瘤　可在短期内出现进行性加重的雄激素过多症状。

　　5. 女性多毛症　测血清睾酮水平正常时,多系毛囊对雄激素敏感所致。

　　6. 肾上腺皮质增生或肿瘤时,血清雄激素异常升高。

　　7. 两性畸形的鉴别　女性假两性畸形,睾酮水平在女性正常范围内;男性假两性畸形及真两性畸形,则在男性正常范围内。

七、人绒毛膜促性腺激素测定

【来源及生理作用】　人绒毛膜促性腺激素(human chorionic gonadotropin,hCG)由合体滋养层细胞产生,少数情况下肾上腺、肺及肝脏肿瘤也可产生 hCG。

　　正常妊娠时,排卵后的第 6 日受精卵滋养层形成时开始产生 hCG,约 1 日后能测到血浆 hCG,以后迅速升高,每 1.7~2 日上升 1 倍,在排卵后 14 日约达 100U/L,妊娠 8~10 周达峰值(50 000~100 000U/L),以后迅速下降,在妊娠中晚期,hCG 仅为高峰时的 10%。

临床常测定特异的 β-hCG 浓度。

【临床应用】

1. 诊断早期妊娠　临床上常用于早早孕诊断。当血 hCG 定量测 <3.1μg/L 为妊娠阴性,血浓度 >25U/L 为妊娠阳性。目前应用广泛的早早孕诊断试纸方便、快捷。此法可检出尿中 hCG 最低量为 25U/L。

2. 滋养细胞肿瘤的诊断和监测　葡萄胎时血 hCG 浓度经常 >100kU/L,且维持高水平不降。葡萄胎清宫后 hCG 应大幅度下降,若 hCG 下降缓慢或下降后又上升;或足月产、流产和异位妊娠后 4 周以上,hCG 仍持续高水平或一度下降后又上升,在排除妊娠物残留后,可诊断妊娠滋养细胞肿瘤。妊娠滋养细胞肿瘤治疗有效时,hCG 水平下降,因此在化疗过程中,应每周检测一次,连续 3 次阴性,则可停止化疗。

3. 异位妊娠　血、尿 β-hCG 维持在低水平,每隔 2~3 日测定 β-hCG 一次,无成倍上升应怀疑异位妊娠。

4. 性早熟和肿瘤　下丘脑或松果体胚细胞的绒毛膜瘤或肝胚细胞瘤以及卵巢无性细胞瘤、未成熟畸胎瘤分泌 hCG 可导致性早熟,其中血清甲胎蛋白升高是肝胚细胞瘤的标志。肠癌、肺癌、肝癌、胰腺癌、卵巢腺癌、胃癌亦可分泌 hCG 导致成年妇女月经紊乱,故成年妇女突然发生月经紊乱伴 hCG 升高时,应注意考虑上述肿瘤。

八、人胎盘催乳素测定

【来源及生理变化】　人胎盘催乳素(human placental lactogen,HPL)是与胎儿生长发育有关的重要激素,由胎盘合体滋养细胞产生、贮存及释放。其生理作用主要为促进胎儿生长及母体乳腺腺泡发育等。

HPL 自妊娠 5 周始即能从孕妇血中测出。随妊娠进展,水平逐渐升高,于孕 39~40 周时达高峰,产后迅速下降,7 小时内消失。

【临床应用】　妊娠晚期连续动态观察 HPL,可以监测胎盘功能。于妊娠 35 周后,多次测定血清 HPL 值均在 4mg/L 以下或突然下降 50% 以上,提示胎盘功能减退。HPL 水平与胎盘大小成正比,如糖尿病合并妊娠时胎儿较大,胎盘也大,HPL 值可能偏高。因此,临床应用时还应结合其他监测指标综合分析,以提高判断的准确性。

第四节　产前筛查及产前诊断常用检查方法

产前诊断又称出生前诊断或宫内诊断,指在出生前对胎儿的先天性缺陷和遗传性疾病进行诊断,包括一些相应的疾病筛查,对胎儿宫内治疗及选择性流产具有一定的指导意义。

一、产前筛查技术

(一)非整倍体染色体异常的筛查

非整倍体染色体异常产前筛查的目的是通过检验孕妇的血液,来判断胎儿患病的危险程度,如为高风险,就应当进行确诊性的检查。

1. 筛查标志物　产前筛查孕妇血清甲胎蛋白(alpha-fetoprotein,AFP)、人绒毛膜促性腺激素(human chorionic gonadotropin,hCG)、游离雌三醇(unconjugated estriol,$μE_3$)、

抑制素 A(inhibin A)、妊娠相关性血浆蛋白(pregnancy associated plasma protein-A，PAPP-A)等。

2. 早孕期筛查　早孕期筛查可联合检测孕妇血清 β-hCG、PAPP-A 以及超声监测胎儿颈项后透明带厚度(nuchal translucency，NT)。早孕期筛查时间为 10~14 周。

3. 中孕期筛查　我国多采用三联生化检查,即在孕中期(孕龄 16~21 周)检测孕妇血清 AFP、hCG、μE_3。将血生化检查结果、实际孕龄(实际孕龄根据标准超声切面测量的胎儿双顶径进行测算)、孕妇年龄、体重、孕产次、有无吸烟史等信息,采用专用分析软件进行综合分析,计算胎儿患唐氏综合征的危险度。血清生化指标中增加 inhibin A 可能有助于提高检出率。

(二) 胎儿畸形超声筛查

胎儿畸形超声筛查通常是指妊娠 18~24 孕周的系统胎儿超声检查,条件允许的医院在妊娠 9~14 周可进行胎儿颈项透明层、胎儿鼻骨及其他严重畸形的筛查。

目前超声主要用于检查有无下列异常:①中枢神经系统发育异常:如脑积水、无脑儿、脊柱裂、脑膜膨出、脊膜膨出、小头畸形等。②消化系统发育异常:如腹裂畸形、脐膨出、消化道闭锁(食管闭锁、幽门狭窄或闭锁、肛门闭锁)等。③泌尿系统发育异常:如多囊肾、肾发育不全、肾盂积水、肾缺如等。④心血管系统发育异常:如室间隔缺损、房间隔缺损等。⑤胎儿骨骼发育异常:多指(趾)畸形、短肢畸形、无指(趾)畸形、缺指(趾)畸形等。⑥羊水过多、羊水过少、胎儿水肿等。⑦胎儿唇裂、腭裂、眼距宽、小下颌等。

应注意的是,某些部位如果显示欠佳,可在其后 2~4 周内再复查;因胎位、羊水、母体等因素的影响,在超声检查中不能很好地显示清楚,超声报告应说明哪些结构显示欠佳;胎儿畸形的产前超声图像种类繁多,同一畸形在不同的妊娠时限,其声像也可能不同,再加上仪器的局限性和胎儿、母体方面的影响因素,因此,漏诊往往不可避免,要做到胎儿畸形筛查和诊断的知情同意。

(三) 无创产前检查技术(non-invasive prenatal test，NIPT)

孕妇的外周血血清中含有胎儿游离 DNA,对胎儿 DNA 进行测序分析,是无创产前检查技术的基础。首先抽取孕妇的外周血,提取游离胎儿 DNA,利用高通量 DNA 测序技术,诊断染色体倍数异常和基因突变。目前临床用来诊断的疾病有 13、18、21-三体等染色体异常。适用于以下几种情况:①年龄≥35 岁,不愿选择有创产前诊断的孕妇。②早孕期 B 超胎儿 NT 值增高或其他解剖结构异常,不愿选择有创产前诊断的孕妇。③唐氏筛查结果为高风险,不愿选择有创产前诊断的孕妇。④不适宜进行有创产前诊断的孕妇,如胎盘前置、Rh 血型阴性、先兆流产或珍贵儿、病毒携带者等。⑤羊水穿刺细胞培养失败不愿意再次接受者。⑥自愿选择行无创产前检测的孕妇。但不适用于孕妇有染色体异常、多胎等情况。

二、染色体病的产前诊断常用技术

目前,染色体疾病的产前诊断主要依靠细胞遗传学方法,获取胎儿细胞和胎儿的染色体是重要环节,需进行宫内取材。宫内取材应慎重,应有明确的适应证,并在知情同意的基础上进行。因为该操作具有一定的创伤性,可能导致羊膜腔感染、胎儿丢失等并发症,绒毛取材还可能导致胎儿肢体畸形。检查完毕后应注意观察胎心变化和产兆,必要时使用宫缩抑制剂。

1. 绒毛穿刺活检 一般选择孕龄 10~13 周在超声引导下经宫颈或经腹腔进入宫腔穿刺取材。检查内容:①细胞遗传学检查:如唐氏综合征等。②基因病诊断:如苯丙酮尿症等。③酶学检查:先天性代谢病。④宫内感染病原学检查。

2. 羊膜腔穿刺术 羊膜腔穿刺术是经羊膜腔穿刺取羊水进行羊水成分分析的一种出生前的诊断方法,一般在妊娠 16~21 周进行。通过羊水检查可判断胎儿性别、了解胎儿有无遗传性或先天性疾病,还可了解胎儿各脏器的成熟度等。

3. 脐血穿刺术 一般选择孕龄 18 周后,在超声引导下对胎儿、胎盘、脐带准确定位,确定穿刺点后穿刺取材,孕龄 22~25 周时穿刺成功率最高。检查内容同绒毛检查。

4. 胎儿镜检查 多在孕龄 18~20 周进行。胎儿镜经腹壁进入羊膜腔,可观察胎儿外形和体表结构,并可进行胎血采集和胎儿组织活检,进行产前诊断或宫内输血治疗。因流产率较高,应严格掌握适应证。

5. 胚胎植入前诊断 对于某些遗传病,为达到减少人工流产率和预防遗传病的目的,利用体外受精的方法,在植入前进行遗传学诊断,如常见的染色体数目异常、囊性纤维变性、脆性 X 综合征、假肥大型营养不良症等。

第五节 羊 水 检 查

【适应证】

1. 产前诊断 细胞遗传学检查(染色体核型分析)及先天性代谢异常的产前诊断。

2. 判断胎儿肺成熟度 用于高危妊娠引产前胎儿成熟度的判定,便于选择分娩的最佳时机。

3. 宫内感染病原体检测 如风疹病毒、巨细胞病毒或弓形虫感染。

【检查方法】

经腹壁羊膜腔穿刺术。

【临床应用】

1. 细胞遗传学及先天性代谢异常的检查 多在妊娠 16~21 周进行:

(1) 染色体异常:利用羊水细胞培养作染色体核型分析,可诊断染色体数目异常或结构异常。如常见的染色体异常 13、18、21- 三体,性染色体异常如特纳综合征等。

(2) 基因病:目前已能用合成 DNA 化学、分子克隆和重组 DNA 技术等相互结合作遗传病的基因诊断。从羊水细胞提取胎儿 DNA,针对某一基因作直接或间接分析。现能进行产前诊断的基因病包括苯丙酮尿症、血友病甲及乙、地中海贫血、假肥大型进行性肌营养不良症等。

(3) 先天性代谢异常:先天性代谢病涉及各代谢系统,如脂代谢病、氨基酸代谢病、碳水化合物代谢病等,是由于遗传密码发生突变而引起某种蛋白质或酶的异常或缺陷。经羊水细胞培养作某些酶的测定,可诊断因遗传基因突变引起的某种蛋白质或酶的异常或缺陷。如测定半乳糖 -1- 磷酸盐尿苷酰转移酶,诊断半乳糖血症;测定氨基己糖酶 A 活力,诊断类脂质蓄积引起的泰 - 萨克斯病(Tay-Sachs disease)等。

2. 胎儿肺成熟度检查

(1) 卵磷脂与鞘磷脂比值(L/S)测定:胎儿肺泡 II 型上皮细胞分泌的表面活性物

质,能使胎肺表面张力减低,可预防新生儿呼吸窘迫综合征的发生。肺泡表面活性物质主要成分是磷脂,维持肺泡在呼气终末时不会完全塌陷。卵磷脂与鞘磷脂在妊娠34周前含量相似,鞘磷脂含量在整个孕期变化不大,而卵磷脂于妊娠35周开始迅速合成,至37周达高峰,羊水中的含量随之急剧增多。当羊水中L/S比值≥2时,提示胎儿肺已成熟。对高危妊娠需提前终止妊娠者,测定羊水中L/S比值,以了解胎儿肺的成熟程度,对防治新生儿呼吸窘迫综合征、降低围生儿死亡率有重要意义。

(2) 磷脂酰甘油测定:磷脂酰甘油是肺泡表面活性物质中磷脂成分之一,约占总磷脂的10%。妊娠35周后会出现,代表胎儿肺已成熟,以后继续增长至分娩。磷脂酰甘油测定判断胎儿肺成熟度优于L/S比值法,磷脂酰甘油出现一般不会发生新生儿呼吸窘迫综合征,而阴性时,即使L/S比值≥2,仍有发生新生儿呼吸窘迫综合征的可能。

3. 检测宫内感染　孕妇有风疹病毒等感染时,可行羊水的病原体或特异性的生物标志物检测。如羊水白细胞介素-6升高,可能存在亚临床的宫内感染,可导致流产或早产风险。

4. 协助诊断胎膜早破　对可疑胎膜早破者,可用pH试纸检测阴道内排液的pH值。胎膜早破时,因羊水偏碱性,pH值应>7。亦可取阴道后穹隆处液体一滴置于玻片上,烘干后在光镜下检查,胎膜早破时可见羊齿植物叶状结晶和少许毳毛。

5. 胎儿血型预测　有助于新生儿ABO溶血病的诊断、预防和治疗。抽取羊水检查血型物质,预测胎儿血型。若胎儿与母体血型相同或胎儿为O型,不会发生新生儿溶血。若诊为ABO血型不合,应加强产前监测与娩出后新生儿的抢救准备。

第六节　女性生殖器官活组织检查

生殖器官活组织检查简称活检,是自生殖器官病变处或可疑部位取小部分组织作病理学检查。常用的取材方法有局部活组织检查、诊断性宫颈锥形切除、诊断性刮宫。

一、活组织检查

(一) 外阴活组织检查

【适应证】

1. 外阴部赘生物或久治不愈的溃疡需明确诊断及排除恶变者。

2. 外阴特异性感染,如尖锐湿疣、结核等。

3. 确定外阴色素减退疾病的类型及排除恶变者。

【禁忌证】

1. 月经期。

2. 外阴急性化脓性炎症。

3. 可疑恶性黑色素瘤。

【方法】　患者取膀胱截石位,常规消毒铺盖无菌巾,以0.5%利多卡因在取材部位做局部浸润麻醉。小赘生物可自蒂部剪下或用活检钳钳取,局部压迫止血,病灶面积大者行部分切除。标本置10%甲醛溶液中固定后送病检。

(二) 阴道活组织检查

【适应证】　阴道赘生物、阴道溃疡灶。

【禁忌证】　急性外阴炎、阴道炎、宫颈炎、盆腔炎。

【方法】　患者取膀胱截石位，阴道窥器暴露活检部位并消毒。活检钳钳取可疑部位组织，对肿物表面有坏死的，要取至深层新鲜组织。无菌纱布压迫止血，必要时阴道内放置无菌带尾纱布或棉球压迫止血，嘱其 24 小时后自行取出。活检组织置 10% 甲醛溶液中固定后送病理检查。

(三) 宫颈活组织检查

【适应证】

1. 宫颈脱落细胞学涂片检查巴氏Ⅲ级或Ⅲ级以上；宫颈脱落细胞学涂片检查巴氏Ⅱ级，经抗感染治疗后仍为Ⅱ级；TBS 分类鳞状上皮细胞异常者。

2. 阴道镜检查时阳性或反复可疑阳性者。

3. 疑有宫颈癌或慢性特异性炎症，需进一步明确诊断者。

【方法】

患者取膀胱截石位，阴道窥器暴露宫颈，将宫颈黏液及分泌物用干棉球揩净，局部消毒。用活检钳在宫颈外口鳞 - 柱状上皮交接处、病变处或可疑病变处取材，可疑宫颈癌者选 3、6、9、12 点 4 处取材。为提高取材准确率，可在阴道镜检下行定位活检，或在宫颈阴道部涂以碘溶液，在碘不着色区取材。局部用带尾棉球压迫止血，嘱患者 24 小时后自行取出。标本置 10% 甲醛溶液中固定后送检。

【注意事项】

1. 月经前期不宜做活检，以免与活检处出血相混淆，且月经来潮时创口不易愈合，有增加内膜在切口种植的机会。

2. 妊娠期原则上不做活检，以避免发生流产或早产，但临床高度怀疑宫颈恶性病变者仍应检查。

3. 患有阴道炎症者应治愈后再取活检。

(四) 子宫内膜活组织检查

【适应证】

1. 鉴别月经失调类型。

2. 检查不孕症病因。

3. 排除子宫内膜器质性病变。

【禁忌证】

1. 生殖道急性、亚急性炎症，严重急性全身性疾病。

2. 可疑妊娠。

3. 体温 >37.5℃者。

【取样时间及部位】

1. 卵巢功能检查，可在月经期前 1~2 日取材，常在月经来潮 6 小时内取，自宫腔前、后壁各取一条内膜；闭经排除妊娠后可随时取样。

2. 原发不孕者，应于月经前 1~2 日取材，如为分泌相内膜，提示有排卵，内膜仍呈增生期改变则提示无排卵。

3. 功能失调性子宫出血者，如疑为子宫内膜增生症，应在月经期前 1~2 日或月经来潮 6 小时内取材；疑为子宫内膜不规则脱落，应于月经第 5~7 日取材。

4. 疑为子宫内膜结核者，应于经前 1 周或月经来潮 6 小时内诊刮。诊刮前后应给抗结核治疗，以防诊刮导致结核病灶扩散。

5. 疑为子宫内膜癌者，随时取材。

【方法】

1. 排空膀胱后，取膀胱截石位，检查子宫大小及位置。

2. 常规消毒铺巾。窥器暴露宫颈，并行宫颈及宫颈外口消毒。

3. 以宫颈钳固定宫颈，探针测宫颈管及宫腔深度。

4. 专用活检钳取适量子宫内膜组织。若无专用活检钳可用小刮匙代替，将刮匙送达宫底部，自上而下沿宫壁刮取并夹出组织，置于无菌纱布上，再取另一条。

5. 术毕，取下宫颈钳。10% 甲醛溶液固定组织送检。检查申请单要注明末次月经时间。

二、诊断性刮宫

诊断性刮宫简称诊刮，是刮取子宫内膜和内膜病灶行活组织检查，作出病理学诊断，是诊断宫腔疾病最常采用的方法。同时怀疑宫颈管有病变时需分段诊刮，即对宫颈管及宫腔分别进行诊断性刮宫。

（一）一般诊断性刮宫

【适应证】

1. 不孕症或闭经，了解子宫内膜改变。

2. 怀疑子宫内膜结核者，诊刮有助于确诊。

3. 子宫异常出血或阴道排液需证实或排除宫颈管癌、子宫内膜癌等。

4. 功能失调性子宫出血长期多量出血或流产宫腔内有组织残留时，彻底刮宫有助于诊断，并有迅即止血效果。

【禁忌证】　各种病原体所致的急性阴道炎、急性宫颈炎，急性或亚急性盆腔炎性疾病。

【方法】　受检者排尿后，取膀胱截石位，消毒外阴，宫颈及宫颈外口。用宫颈钳夹持宫颈前唇或后唇，用探针测量宫颈管及宫腔深度。将刮匙送达子宫底部，自上而下沿宫壁刮取内膜组织（避免来回刮），夹出组织，置于无菌纱布上。收集全部组织，固定于 10% 甲醛溶液中送检。检查申请单要注明末次月经时间。

（二）分段诊断性刮宫

【适应证】　区分子宫内膜癌及宫颈管癌。分段诊刮适用于绝经后子宫出血或老年患者疑有子宫内膜癌，或需要了解宫颈管是否被侵犯时。

【方法】　先不探查宫腔深度，以免将宫颈管组织带入宫腔混淆诊断。用小刮匙自宫颈内口至外口顺序刮宫颈管一周，将所刮取组织置纱布上，然后刮匙进入宫腔刮取子宫内膜。刮出的宫颈管组织及宫腔内膜组织分别装瓶、固定，送病理检查。

（三）诊刮时注意事项

1. 不孕症或功能失调性子宫出血患者，应选在月经前或月经来潮 6 小时内刮宫，以判断有无排卵或了解黄体功能。

2. 疑子宫内膜结核者，应于经前 1 周或月经来潮 6 小时内取材。刮宫时要特别注意刮取子宫两角部内膜,因该部位阳性率较高。

3. 术者在操作时应注意避免过度刮宫伤及子宫内膜基底层,造成子宫内膜炎或宫腔粘连,甚至导致闭经。

4. 刮宫的主要并发症有出血、感染和子宫穿孔。术中严格无菌操作,动作轻柔,术后2周内禁性生活及盆浴,以防感染。

5. 若刮出物肉眼观察未见明显癌组织时,应全面刮宫,以防漏诊。若肉眼观察高度怀疑为癌组织时,刮出物以够用为度,不应过度刮宫,以防出血、癌扩散或子宫穿孔。

三、诊断性宫颈锥切术

【适应证】

1. 宫颈刮片细胞学检查多次找到恶性细胞,而宫颈多处活检及分段诊刮病理检查均未发现癌灶者。

2. 宫颈活检为 CIN Ⅲ 需要确诊,或可疑为早期浸润癌,为明确病变累及范围及确定手术范围时。

【禁忌证】

1. 急性、亚急性生殖道炎症。

2. 有出血倾向者。

【方法】

1. 受检者在硬膜外或蛛网膜下腔阻滞麻醉下取膀胱截石位,外阴、阴道常规消毒,铺无菌巾。

2. 导尿后,阴道窥器暴露宫颈并消毒阴道、宫颈及宫颈外口。

3. 宫颈钳钳夹宫颈前唇并向外牵引,扩张宫颈管并做宫颈管搔刮术。宫颈涂碘液在病灶外或碘不着色区外 0.5cm 处,以尖刀在宫颈表面做环形切口,深约 0.2cm,包括宫颈上皮及少许皮下组织。按 30°~50° 向内作宫颈锥形切除。根据不同的手术指征,可深入宫颈管 1~2.5cm,呈锥形切除。也可采用环行电切除术行锥形切除。

4. 于切除标本的 12 点处做一标志,以 10% 甲醛溶液固定,送病理检查。

5. 创面用无菌纱布压迫止血。若有动脉出血,可缝扎止血,也可加用吸收性明胶海绵、凝血酶等止血。

6. 需行子宫切除者,子宫切除手术最好在锥切术后 48 小时内进行,可行宫颈前后唇相对缝合封闭创面止血。若不能在短期内行子宫切除或无需做进一步手术者,则应行宫颈成形缝合术或荷包缝合术,术毕探查宫颈管。

【注意事项】

1. 用于诊断者,不宜用激光刀、电刀,以免破坏边缘组织影响诊断。

2. 用于治疗者,应在月经干净后 3~7 日内施行。

3. 术后用抗生素预防感染。

4. 术后 6 周探查宫颈管有无狭窄。

5. 2 个月内禁性生活及盆浴。

第七节　常用穿刺检查

一、经阴道后穹隆穿刺术

经阴道后穹隆穿刺术是妇产科常用的辅助诊断方法。阴道后穹隆顶端与直肠子宫陷凹贴接,直肠子宫陷凹是腹腔的最低部位,腹腔内的积液(血液、脓液、渗出液)易积于该处,可经阴道后穹隆穿刺抽取积液检查,协助诊断。

【适应证】

1. 疑盆腔内有积液、积脓、积血者,穿刺抽液检查了解积液性质。

2. 位于直肠子宫陷凹内的肿块,可经后穹隆穿刺抽吸肿块内容物检查以明确肿块性质。若怀疑恶性肿瘤需明确诊断时,可行细针穿刺活检,送组织学检查。

3. 各种助孕技术取卵时,可在 B 型超声引导下经阴道后穹隆穿刺进行。

4. 在 B 型超声引导下进行卵巢子宫内膜异位囊肿或输卵管妊娠部位注药治疗。

5. 盆腔脓肿穿刺引流及局部注射药物。

【禁忌证】

1. 严重盆腔粘连,尤其疑有子宫后壁与肠管粘连。

2. 较大肿块,完全占据直肠子宫陷凹并已凸向直肠。

3. 准备采用非手术治疗的异位妊娠不宜穿刺,以免引起感染。

【方法】

1. 患者排空膀胱后取膀胱截石位。

2. 常规消毒外阴,铺无菌孔巾。

3. 行妇科检查,了解阴道后穹隆是否膨隆及子宫、附件情况。

4. 放置阴道窥器,充分暴露宫颈及阴道后穹隆并消毒。

5. 宫颈钳钳夹宫颈后唇,暴露阴道后穹隆后再次消毒。

6. 用 22 号穿刺针接 5~10ml 注射器,确定针头无堵塞,在后穹隆中央与宫颈管平行刺入,当有落空感(进针深约 2~3cm)后开始抽吸,必要时可适当改变方向(朝向可疑病变处)或深浅度,如无液体抽出,可边退针边抽吸。行细针穿刺活检时采用特制的穿刺针,方法相同。

7. 穿刺结束,拔出穿刺针。穿刺点如有活动性出血,可用棉球压迫止血。血止后取出阴道窥器。

【注意事项】

1. 掌握好穿刺方向,不可过分向前或向后,以免损伤直肠和子宫。

2. 穿刺深度一般以 2~3cm 为宜,不可刺入过深,以免超过液平吸不出积液而延误诊断。

3. 宫外孕内出血量少、血肿位置高或与周围组织粘连时,可能抽不出血液。故阴道后穹隆穿刺未抽出血液,不能完全排除宫外孕。

4. 必要时可先行 B 型超声检查,协助诊断直肠子宫陷窝有无液体及液体量,以提高穿刺的准确度。

5. 抽吸物若为血液应放置 5 分钟,若凝固则为血管内血液;或滴在纱布上出现红晕,为血管内血液;放置 6 分钟后仍不凝固,可判定为腹腔内出血。

6. 抽出的液体应根据初步诊断,分别进行涂片、常规检查、药敏试验、细胞学检查等。

二、经腹壁羊膜腔穿刺术

经腹壁羊膜腔穿刺术是在妊娠中晚期用穿刺针经腹壁、子宫壁进入羊膜腔抽取羊水用于临床分析诊断,或注入药物或生理盐水用于治疗。

【适应证】

1. 产前诊断

(1) 对产前筛查怀疑有异常胎儿的高危孕妇进行羊膜穿刺抽取羊水细胞检测,进行羊水细胞染色体核型分析、基因及基因产物检测,以明确胎儿性别、确诊胎儿染色体病及遗传病等。

(2) 需要羊水生化测定,如进行胎儿成熟度检测。

(3) 羊膜腔造影显示胎儿体表情况等。

2. 治疗

(1) 促进胎儿肺成熟:胎儿未成熟,但必须在短时间内终止妊娠,可行羊膜腔内注入地塞米松 10mg。

(2) 引产终止妊娠:胎儿异常或死胎需做羊膜腔内注药(依沙吖啶等)引产。

(3) 羊水异常:羊水过多而胎儿发育正常,需放出适量羊水以改善症状及延长孕期,提高胎儿存活率。羊水过少而胎儿发育正常,可间断向羊膜腔内注入适量生理盐水,以预防胎盘和脐带受压,减少胎儿发育不良或胎儿窘迫。

(4) 促进胎儿发育:用于治疗胎儿生长受限者,可向羊膜腔内注入氨基酸。

(5) 宫内输血:母儿血型不合需给胎儿输血。

【禁忌证】

1. 产前诊断　①孕妇存在流产征兆。②术前 24 小时内两次体温在 37.5℃以上。

2. 引产终止妊娠　①心、肝、肺、肾疾病在活动期或严重功能异常。②有急性生殖道炎症。③各种疾病的急性期。④术前 24 小时内两次体温在 37.5℃以上。

【术前准备】

1. 孕周选择　胎儿异常引产者,宜在妊娠 16~26 周之内;产前诊断者,宜在妊娠 16~22 周,此时子宫轮廓清楚,羊水量相对较多,易于抽取,不易伤及胎儿,且羊水细胞易存活,培养成功率高。

2. 穿刺部位选择

(1) 手法定位:助手固定子宫,于宫底下 2~3 横指中线或两侧选择囊性感明显部位作为穿刺点。

(2) B 型超声定位:可在 B 型超声引导下直接穿刺,也可穿刺前先行胎盘及羊水暗区定位标记后操作,穿刺时尽可能避开胎盘,在羊水量相对较多的暗区进行。

3. 中期妊娠引产术前准备　检测患者生命体征,进行全身检查及妇科检查,注意有无盆腔肿瘤、子宫畸形及宫颈发育情况;测血、尿常规,出凝血时间,血小板计数和肝、肾功能。

【方法】

1. 孕妇排尿后取仰卧位,腹部皮肤常规消毒,铺无菌孔巾。

2. 在选择好的穿刺点用利多卡因行局部浸润麻醉。

3. 用 22 号或 20 号腰穿针垂直刺入腹壁,穿刺阻力首次消失表示进入腹腔,继续进针又有阻力表示进入宫壁,阻力再次消失表示已达羊膜腔。拔出针芯可见羊水溢出。抽取所需羊水量或注入药物。

4. 将针芯插入穿刺针内,迅速拔针,穿刺部位敷以无菌干纱布,加压 5 分钟后胶布固定。

【注意事项】

1. 为避免感染,应严格无菌操作。

2. 进针不可过深过猛,尽量一次成功,避免多次操作。最多不得超过两次。

3. 穿刺前应查明胎盘位置,应尽量避开胎盘。经胎盘穿刺者,经穿刺孔羊水可进入母体血循环而发生羊水栓塞。应警惕羊水栓塞发生可能,穿刺与拔针前后应注意孕妇有无呼吸困难、发绀等异常。

4. 羊水中的有形物质阻塞针头可能抽不出羊水,有针芯的穿刺针可避免该情况的发生。必要时调整穿刺方向、深度即可抽出羊水。

5. 若抽出血液,出血可来自腹壁、子宫壁、胎盘或刺伤胎儿血管,应立即拔出穿刺针并压迫穿刺点,加压包扎。若胎心正常,可于一周后再行穿刺。

6. 术后应严密观察受术者穿刺后反应。

第八节　输卵管通畅检查

一、输卵管通液术

输卵管通液术是通过导管向宫腔内注入液体,根据注液阻力大小、有无回流及注入液体量和患者的感觉等判断输卵管是否通畅。此方法既可检查输卵管是否通畅,又对轻度的输卵管粘连有一定的治疗功效。由于操作简便,无需特殊设备而广泛应用于临床。

【适应证】

1. 不孕症患者,疑有输卵管阻塞者。

2. 检验和评价输卵管再通术或输卵管成形术的效果。

3. 对输卵管黏膜轻度粘连有疏通作用。

【禁忌证】

1. 内外生殖器炎症急性期。

2. 体温高于 37.5℃。

3. 月经期或有不规则阴道流血。

4. 严重的全身性疾病,如心、肺功能异常等。

5. 可疑妊娠。

【术前准备】

1. 时间　月经干净后 3~7 日。

2. 术前 3 日禁性生活。

3. 术前半小时肌内注射阿托品 0.5mg,以预防输卵管痉挛。

4. 患者排空膀胱。

【方法】

1. 患者取膀胱截石位。

2. 双合诊了解子宫位置及大小,常规消毒外阴、阴道,铺无菌巾。

3. 放置阴道窥器充分暴露宫颈,再次消毒阴道穹隆及宫颈。

4. 以宫颈钳钳夹宫颈前唇,沿宫腔方向置入宫颈导管,并使其与宫颈外口紧密相贴。

5. 用 Y 形管将宫颈导管与压力表、注射器相连,压力表应高于 Y 形管水平,以免液体进入压力表。

6. 将注射器与宫颈导管相连,并使宫颈导管内充满 0.9% 氯化钠注射液或抗生素溶液(庆大霉素 8 万 U、地塞米松 5mg、透明质酸酶 1500U、注射用水 20ml,可加用 0.5% 利多卡因 2ml 以减少输卵管痉挛)。排出空气后沿宫腔方向将其置入宫颈管内,缓慢推注液体,压力不超过 160mmHg。

7. 观察推注时阻力大小、经宫颈注入的液体是否回流、患者下腹部是否疼痛等。

【结果评定】

1. 输卵管通畅　顺利推注液体 20ml,无阻力,压力维持在 60~80mmHg 以下;或开始稍有阻力,随后阻力消失,无液体回流,患者也无不适感。

2. 输卵管通而不畅　推注液体有阻力,再经加压推注又能注入,说明有轻度粘连已被分离,患者感轻微腹痛。

3. 输卵管阻塞　注入液体 5ml 即感有阻力,压力持续上升而不见下降,患者感下腹胀痛,停止推注后液体又回流至注射器内。

【注意事项】

1. 所用无菌液体温度以接近体温为宜,以免液体过冷造成输卵管痉挛。

2. 注入液体时必须使宫颈导管紧贴宫颈外口,防止液体外漏。

3. 术后 2 周禁盆浴及性生活,酌情给予抗生素预防感染。

二、子宫输卵管造影

子宫输卵管造影是通过导管向宫腔及输卵管注入造影剂,行 X 线透视及摄片,根据造影剂在宫腔、输卵管及盆腔内的显影情况了解宫腔形态、输卵管是否通畅或阻塞部位。该检查损伤小,诊断准确率达 80%,且具有一定的治疗作用。

【适应证】

1. 了解宫腔形态,确定有无子宫黏膜下肌瘤、子宫内膜息肉,有无宫腔粘连及异物,有无子宫畸形及宫颈内口是否松弛等。

2. 了解输卵管是否通畅及其形态、阻塞部位。

3. 内生殖器结核非活动期。

【禁忌证】

1. 内、外生殖器急性或亚急性炎症。

2. 严重的全身性疾病,如心、肺功能异常等。

3. 妊娠期、月经期、产后、流产后、刮宫术后 6 周内。

4. 碘过敏者。

【术前准备】

1. 造影时间　月经干净后 3~7 日。

2. 术前 3 日禁性生活。

3. 作碘过敏试验。

4. 术前半小时肌内注射阿托品 0.5mg。

5. 术前排空膀胱,便秘者术前行清洁灌肠,以使子宫保持正常位置,避免出现外压假象。

6. 造影剂　目前常用碘造影剂:76% 泛影葡胺和 40% 碘化油。76% 泛影葡胺为水剂,吸收快,检查时间短,但子宫输卵管边缘部分显影欠佳,细微病变不易观察,有的患者在注药时有刺激性疼痛;40% 碘化油为油剂,刺激小,过敏少,密度大,显影效果好,但吸收慢,检查时间长,易引起异物反应,形成肉芽肿或形成油栓。

【方法】

1. 患者取膀胱截石位,常规消毒外阴、阴道,铺无菌巾。

2. 检查子宫位置及大小。以阴道窥器扩张阴道,充分暴露宫颈,再次消毒宫颈及阴道穹隆,用宫颈钳钳夹宫颈前唇,探针探查宫腔。

3. 将 40% 碘化油充满宫颈导管,排出宫颈导管内空气,沿宫腔方向将其置入宫颈管内。缓慢推注碘化油,在 X 线透视下观察碘化油流经宫腔及输卵管情况并摄片。24 小时后再摄盆腔平片,以观察腹腔内有无游离碘化油。若用泛影葡胺液造影,应在注射后立即摄片,10~20 分钟后第二次摄片,观察泛影葡胺液流入盆腔情况。

【结果评定】

1. 正常子宫、输卵管　宫腔呈倒三角形,双侧输卵管显影形态柔软,24 小时后摄片盆腔内见散在造影剂。

2. 宫腔异常　子宫黏膜下肌瘤可见宫腔充盈缺损;子宫内膜结核内膜呈锯齿状不平,宫腔失去原有的倒三角形态;子宫畸形时有相应显示。

3. 输卵管异常　输卵管发育异常,可见过长或过短的输卵管、异常扩张的输卵管、输卵管憩室等;输卵管不通,24 小时后盆腔 X 线摄片盆腔内未见散在造影剂;输卵管积水见输卵管远端呈气囊状扩张;输卵管结核时显示输卵管形态不规则、僵直或呈串珠状,有时可见钙化点。

【注意事项】

1. 宫颈导管插入不要太深,以免损伤子宫,甚至导致子宫穿孔。

2. 碘化油充盈宫颈导管时必须排尽空气,以免空气进入宫腔造成充盈缺损,引起误诊。

3. 注碘化油时推注不可过快,用力不可过大,防止损伤输卵管。

4. 注入碘化油后,如果子宫角圆钝,输卵管不显影,则考虑输卵管痉挛,可保持原位,肌内注射阿托品 0.5mg 或针刺合谷、内关穴,20 分钟后再透视、摄片;或停止操作,下次摄片前先使用解痉药物。

5. 如果发现造影剂进入异常通道,同时患者出现咳嗽,要警惕发生油栓的可能,应立即停止操作,取头低脚高位,严密观察。

6. 术后 2 周禁盆浴及性生活,可酌情给予抗生素预防感染。

三、妇科内镜输卵管通畅检查

近年随着妇科内镜的临床应用,逐渐开展了腹腔镜直视下输卵管通液检查、宫腔镜下经输卵管口插管通液检查和腹腔镜联合检查等方法,其中腹腔镜直视下输卵管通液检查准确率达 90%~95%,但腹腔镜仍是创伤性手术,故并不推荐作为常规检查方法。

第九节　妇科肿瘤标志物检查

肿瘤标志物是肿瘤细胞异常表达所产生的蛋白抗原或生物活性物质,可在肿瘤患者的组织、血液或体液及排泄物中检测出,有助于肿瘤诊断、鉴别诊断及监测。

1. 癌抗原 125　CA125 在多数卵巢浆液性囊腺癌表达阳性,阳性准确率可达 80% 以上,是目前世界上应用最广泛的卵巢上皮性肿瘤标志物,在临床上广泛应用于鉴别诊断盆腔肿块,检测卵巢癌治疗后病情进展以及判断预后等,特别在监测疗效方面相当敏感。常用血清检测阈值为 35kU/L。

CA125 对宫颈腺癌及子宫内膜癌的诊断也有一定敏感性。子宫内膜异位症患者血 CA125 水平增高,但很少超过 200kU/L。治疗有效时 CA125 降低,复发时有升高。

2. 甲胎蛋白　甲胎蛋白(alpha-fetoprotein,AFP)是胚胎期的蛋白产物,但在出生后某些器官恶性病变时可以恢复合成 AFP 的能力,如肝癌细胞和卵巢的生殖细胞肿瘤。AFP 对卵巢恶性生殖细胞肿瘤尤其是内胚窦瘤的诊断及监视有较高价值。血清正常值为 $<10\mu g/L$。

3. 癌胚抗原　癌胚抗原(carcinoembryonic antigen,CEA)属于一种肿瘤胚胎抗原,多种妇科恶性肿瘤如宫颈癌、子宫内膜癌、卵巢上皮性癌、阴道癌及外阴癌等,CEA 均表达阳性,因此 CEA 对肿瘤类别无特异性标记功能。但借助 CEA 测定手段,动态监测跟踪各种妇科肿瘤的病情变化和观察治疗效果有较高的临床价值。血浆正常阈值因测定方法不同而有出入,一般不超过 $2.5\mu g/L$,当 $CEA>5\mu g/L$ 时视为异常。

第十节　超声检查

超声检查因其诊断准确且对人体损伤小、可重复,广泛应用于妇产科领域。

一、超声检查的种类

(一)B 型超声检查

B 型超声检查是应用二维超声诊断仪,将探头所在部位脏器或病灶的断面形态及其与周围器官的关系,以强弱不等的光点、光团、光环或光带,显示在荧屏上,并可作动态观察和照相。有经腹壁超声检查及经阴道超声检查两种。

1. 经腹壁超声检查　检查时要求膀胱适度充盈,形成良好的"透声窗",便于观察盆腔内脏器和病变。

2. 经阴道超声检查　经阴道超声检查不必充盈膀胱,图像分辨率高,尤其对肥胖患者或盆腔深部器官的观察,阴道超声效果更佳。但对较大的超出盆腔的包块无法获得完整图像。无性生活史者不宜选用。

(二)彩色多普勒超声检查

彩色多普勒属于脉冲波多普勒，是一种面积显像技术，在同一面积内有很多声束发射和被接收回来，用计算机编码技术，构成一幅血流显像图。在妇产科领域中常用3个指标来评估血管收缩期和舒张期血流状态，即阻力指数（resistance index，RI）、搏动指数（pulsation index，PI）和收缩期/舒张期（systolic phase/diastolic phase，S/D）。

(三)三维超声诊断法

三维超声诊断法（3-dimension ultrasound imaging，3-DUI）可显示超声的立体图像，使胎儿表面结构显示更清晰更直观，并能得到传统2D超声不能获得的切面。三维超声诊断法对心脏、大血管等许多脏器在方位观察上有突出的优越性。

二、超声检查在产科领域中的应用

1. B型超声检查 通过B型超声可以检测胎儿发育是否正常，有无胎儿发育畸形，可确定胎盘位置、检测胎盘成熟度以及羊水量等。

（1）早期妊娠：妊娠5周时宫腔内可见圆形光环，为妊娠囊。妊娠5~6周时，在妊娠囊内可见强回声光环，为卵黄囊。妊娠6~7周时，妊娠囊内见胚芽，胚芽径线2mm时可见原始心管搏动。妊娠8周胚胎初具人形，此时可测量顶臀长（crown-rump length，CRL），以估计胎儿的孕周。

（2）中晚期妊娠

1）胎儿主要的生长径线测量：表示胎儿生长发育的径线有双顶径（biparietal diameter，BPD）、胸径（thoracal diameter，TD）、腹径（abdominal diameter，AD）和股骨长度（femur length，FL）等，其中BPD表示胎儿总体发育情况。若BPD≥8.5cm，提示胎儿成熟。

2）估计胎儿体重：体重是判断胎儿成熟度的一项重要指标。很多超声仪器中带有根据多参数（BPD、AC、FL）推算胎儿体重的公式。

3）胎盘定位及成熟度检查：妊娠12周后胎盘显示为轮廓清晰的半月形弥漫光点区。根据胎盘发育成熟中结构的变化，将胎盘成熟度进行分级：0级为未成熟，多见于中孕期；Ⅰ级为开始趋向成熟，多见于孕29~36周；Ⅱ级为成熟期，多见于孕36周以后；Ⅲ级为胎盘已成熟并趋向老化，多见于孕38周以后。

4）检测羊水量：单一羊水最大暗区垂直深度>8cm时为羊水过多；<2cm为羊水过少。羊水指数法（Amniotic fluid index，AFI），则为测量四个象限最大羊水深度相加之和，若AFI>25cm为羊水过多；AFI<5cm为羊水过少。

（3）异常妊娠

1）鉴别胎儿是否存活：若胚胎停止发育则见妊娠囊变形，胚芽退化枯萎；胎死宫内表现为无胎心及胎动，胎儿轮廓不清，脊柱变形，颅骨重叠，羊水暗区减少等。

2）判断异位妊娠：宫腔内无妊娠囊，在一侧附件区探及形状不规则、边界不十分清楚的包块。若在包块内探及圆形妊娠囊，囊内见到胚芽或原始心管搏动，则能在破裂或流产前确诊。若已破裂或流产，则在直肠子宫陷凹或腹腔内可见液性暗区。

3）诊断葡萄胎和多胎妊娠。

4）判断前置胎盘和胎盘早剥。

（4）诊断胎儿畸形：可探测无脑儿、脑积水、唇裂、脊柱裂、多囊肾等。

2. 彩色多普勒超声检查

（1）母体血流：子宫动脉血流阻力升高预示子宫-胎盘血流灌注不足。

（2）胎儿血流：若脐动脉血流阻力升高，提示胎儿窘迫、胎儿生长受限，或与子痫前期有关；若脐动脉血流在舒张末期消失进而出现舒张期反流，提示胎儿处于濒危状态。

（3）胎儿心脏超声：彩色多普勒可以从胚胎时期原始心管一直监测到分娩前的胎儿心脏。

3. 三维超声扫描技术　利用三维超声扫描技术，可以观察胎儿发育，诊断胎儿异常。有助于诊断胎儿唇裂、腭裂、脑畸形、耳朵和颅骨异常、心脏异常等。三维超声透明成像模式可以显示脊柱连续性和生理弯曲。此外，三维超声可以用于测量胎儿器官体积大小和估计胎儿体重。

三、超声检查在妇科领域中的应用

1. B型超声检查

（1）子宫肌瘤：目前腹部超声能分辨直径 0.5cm 的子宫前壁肌瘤，并可对肌瘤进行较精确定位。

（2）子宫腺肌病和腺肌瘤：子宫腺肌病的声像图像呈现为子宫均匀性增大，子宫断面回声不均；子宫腺肌瘤，呈现子宫不均匀增大，其内散在小蜂窝状无回声区。

（3）卵巢肿瘤：经阴道超声检查可发现盆腔深部小肿块，显示其内部细微结构方面有明显优势，已成为早期筛查卵巢癌的重要辅助项目。

（4）盆腔炎性疾病：盆腔炎性包块与周围组织粘连，境界不清；积液或积脓时为无回声或回声不均。

（5）监测卵泡发育：正常卵泡每日增长 1.6mm，排卵前卵泡直径约达 20mm。通常自月经周期第 10 日开始连续监测卵泡大小，以了解卵泡发育及排卵情况。

（6）探测宫内节育器：能准确显示宫内节育器在宫腔内的位置及节育器的形状。

（7）介入超声的应用：在阴道超声引导下对盆腔囊性肿块进行穿刺；对成熟卵泡进行采卵；选择性胚胎减灭术。

2. 彩色多普勒超声检查　彩色多普勒超声能很好判断盆、腹腔肿瘤的边界，显示肿瘤内部血流分布，尤其是卵巢恶性肿瘤及滋养细胞肿瘤，其内部血流信息明显增强，有助于诊断。

3. 三维超声扫描技术　可以较清晰地显示盆腔脏器及可能病变组织的立体结构，图像逼真、清晰，有助于盆腔脏器疾患的诊断，特别是良、恶性肿瘤的诊断和鉴别诊断。

第十一节　内　镜　检　查

内镜检查是用连接于摄像系统和冷光源的内窥镜，窥视人体体腔及脏器内部，已用于妇产科疾病的诊断和治疗。常用的内镜有阴道镜、宫腔镜、腹腔镜，此外还有胎儿镜、输卵管镜和羊膜镜。

一、阴道镜检查

阴道镜检查是利用阴道镜将被观察的局部上皮放大 10~40 倍,以观察肉眼看不到的微小病变,在可疑部位行定位活检,以提高宫颈疾病确诊率,也用于外阴皮肤和阴道黏膜的相应病变和相关疾病的观察。阴道镜分为光学阴道镜和电子阴道镜两种。

【适应证】

1. 宫颈刮片细胞学检查巴氏Ⅲ级或Ⅲ级以上,或 TBS 提示 AGS 阳性以上和(或)高危型 HPV-DNA 阳性者。

2. 肉眼观察有可疑癌变,可疑病变处指导性活检。

3. 有接触性出血,肉眼观察宫颈无明显病变者。

4. 阴道和外阴病变:阴道和外阴上皮内瘤变、早期阴道癌、阴道腺病、梅毒、结核、尖锐湿疣等。

5. 宫颈、阴道及外阴病变治疗后复查和评估。

【禁忌证】

1. 外阴、阴道、宫颈急性炎症期。

2. 局部活动性出血。

【检查方法】

1. 阴道镜检查前应排除阴道感染性疾病。检查前 24 小时内应避免阴道、宫颈操作及治疗。

2. 患者取膀胱截石位,阴道窥器暴露宫颈阴道部,用棉球擦净宫颈分泌物。

3. 将镜头放置距外阴 10cm 的位置,镜头对准宫颈,先用低倍镜观察宫颈外形、颜色、血管及有无白斑。

4. 用 3% 醋酸(蒸馏水 97ml+ 纯冰醋酸 3ml)棉球浸湿宫颈表面,可更清楚地观察病变表面的形态和境界。

5. 宫颈黏膜碘试验 涂复方碘液(碘 30g、碘化钾 0.6g,加蒸馏水至 100ml),使富含糖原的正常鳞状上皮着色,呈深棕色,称为宫颈黏膜碘试验阳性;柱状上皮、未成熟化生上皮、不典型增生上皮及癌变上皮不含糖原,涂碘后均不着色,称为宫颈黏膜碘试验阴性。观察不着色区域的分布,在可疑病变部位或异常图像部位取多点活检送病理检查。

6. 40% 三氯醋酸(蒸馏水 60ml+ 纯三氯醋酸 40ml) 使尖锐湿疣呈刺状突起,与正常黏膜界限清楚。

【结果判断】

异常阴道镜图像几乎均出现在转化区内,宫颈黏膜碘试验均为阴性。

1. 上皮变化 若出现白色上皮、白斑,应常规取活组织检查,病理学检查可为化生上皮、不典型增生或有恶性病变。

2. 血管改变 血管异常增生可发现点状血管、镶嵌、异型血管等图像,病理学检查可以从不典型增生至原位癌。

3. 早期宫颈浸润癌 醋白上皮增厚,结构不清;局部血管异常增生,管腔扩大,走向紊乱,形态特殊;涂 3% 醋酸后,表面呈玻璃样水肿或熟肉状。宫颈黏膜碘试验阴性或着色极浅。

二、宫腔镜检查与治疗

宫腔镜是一种用于宫腔及宫颈管疾病检查和治疗的内镜。宫腔镜检查是应用膨宫介质扩张宫腔，通过光导玻璃纤维束和柱状透镜将冷光源经宫腔镜导入宫腔内，直视下观察宫颈管、宫颈内口、子宫内膜及输卵管开口，以便针对病变组织直观准确取材并送病理检查。大多数宫腔和宫颈病变可以在宫腔镜下同时进行手术治疗。

【适应证】

1. 异常子宫出血的诊断。
2. 不孕症、复发性流产寻找宫内因素。
3. 宫腔粘连、宫颈管异常的治疗。
4. 子宫腔内异物取出，如嵌顿性节育环、流产残留等。
5. 子宫黏膜下肌瘤、子宫内膜息肉、子宫内膜及子宫纵隔切除。

【禁忌证】

1. 绝对禁忌证
(1) 生殖道急性感染；
(2) 心、肝、肾衰竭急性期及其他不能耐受手术者；
(3) 近3个月内有子宫手术史或子宫穿孔史者。
2. 相对禁忌证
(1) 月经期及活动性子宫出血者；
(2) 宫颈裂伤或松弛，灌流液大量外漏者；
(3) 宫颈瘢痕，不能充分扩张者。

【操作步骤】

1. 检查时间以月经净后1周内为宜；术前禁食6~8小时。
2. 膨宫液　使用单极电切或电凝时，膨宫液体必须选用非导电的5%葡萄糖溶液，双极电切或电凝则可选用0.9%氯化钠溶液，后者可减少过量低渗液体灌注导致的过度水化综合征。
3. 受检者取膀胱截石位，消毒外阴、阴道，宫颈。宫颈钳夹持宫颈，探针了解宫腔方向和深度，扩张宫颈至大于镜体外鞘直径半号。排空灌流管内气体后，边向宫腔内冲入膨宫液（5%的葡萄糖溶液），边将宫腔镜缓缓插入宫腔。冲洗宫腔内血液至液体清净，调整液体流量，使宫腔内压达到所需压力，宫腔扩展即可看清宫腔和宫颈管。

【术后随访及处理】

1. 宫腔镜检查可在门诊进行，术后观察30分钟，酌情给予抗生素预防感染。
2. 宫腔镜手术后，按硬膜外或静脉麻醉术后常规处理。注意阴道流血情况，流血多者，静脉注射或滴注缩宫素；应用抗生素3~5天以预防感染。

【并发症】

1. 损伤和出血　警惕宫颈裂伤、子宫穿孔和出血。一经发现，应立即处理。
2. 低钠水中毒　大量葡萄糖溶液吸收入血循环，导致血容量过多及低钠血症，严重者可引起死亡。手术过程中，必须严格测量出入宫腔的液体量，进入血液循环量不应超过1L。
3. 其他　心脑综合征、术后宫腔粘连等。

三、腹腔镜检查与治疗

腹腔镜手术是在密闭的盆、腹腔内进行检查或治疗的内镜手术。20世纪80年代后期，由于腹腔镜设备、器械不断更新，腹腔镜手术范围逐渐扩大，有诊断性腹腔镜手术和手术性腹腔镜手术。

【适应证】

1. 怀疑子宫内膜异位症，腹腔镜是确诊的金标准方法。并可行病灶电凝或切除，剥除卵巢巧克力囊肿，分离粘连等。

2. 不明原因的急、慢性腹痛和盆腔痛的诊断。

3. 了解腹盆腔肿块部位、性质或取活检诊断。

4. 不孕、不育查找病因及治疗。

5. 输卵管妊娠的治疗。

6. 双侧输卵管结扎术。

7. 卵巢良性肿瘤、子宫肌瘤切除手术。

8. 多囊卵巢综合征：行卵巢打孔术替代楔形切除术。

9. 子宫切除手术。

【禁忌证】

1. 绝对禁忌证

（1）严重心肺功能不全，不能耐受麻醉者。

（2）凝血系统功能障碍。

（3）大的腹壁疝或膈疝。

（4）绞窄性肠梗阻。

（5）弥漫性腹膜炎。

（6）腹腔内广泛粘连。

（7）腹腔内大出血。

2. 相对禁忌证

（1）过度消瘦或过度肥胖。

（2）既往有腹膜炎病史或下腹部手术史。

（3）盆腔肿块过大，超过脐水平。

（4）妊娠时间超过16周。

【术前准备】

1. 肠道、泌尿道、阴道准备、腹部皮肤准备，尤应注意脐孔的清洁。

2. 麻醉选择　诊断性腹腔镜可选用局麻或硬膜外麻醉，手术性腹腔镜多采用静脉全麻。

【操作步骤】

患者取仰卧位，常规消毒腹部及外阴、阴道，放置导尿管和举宫器（无性生活史者不用举宫器）。切开脐孔下缘皮肤10~12mm，用气腹针穿刺进入腹腔，充入 CO_2，使腹腔内压力达12mmHg，拔去气腹针。用套管针从切口处穿刺，将腹腔镜自套管针鞘送入腹腔，即可见盆腔内器官。按顺序常规检查盆腔内各器官。检查后根据盆腔疾病进行输卵管通液、病灶活检等进一步检查。如需行腹腔镜手术，根据不同的手术种类选择下腹部不同部位穿刺,形成 2~3 个放置手术器械的操作孔,插入必要的器械进行操作。

【并发症】

1. 出血性损伤　术中出血、腹壁血管损伤、腹膜后大血管损伤。

2. 脏器损伤　主要是肠管、膀胱及输尿管损伤。

3. 与气腹相关的并发症　如皮下气肿、气胸和气体栓塞等。

4. 其他并发症　腹腔镜切口疝、体位摆放不当导致的神经损伤等。

以上并发症多因手术操作不熟练、电器械使用不当或周围组织粘连导致解剖结构异常等所致,手术者应熟悉手术操作和解剖,若损伤,应及时发现并进行处理。

（赵　萍）

扫一扫
测一测

复习思考题

1. 简述 HPV 检测的临床意义。

2. 简述宫颈活组织检查的适应证。

3. 简述子宫内膜活组织检查的取样时间及部位。

4. B 型超声诊断羊水量异常的指标是什么?

5. 简述输卵管通液术的适应证和禁忌证。

6. 宫腔镜检查的并发症有哪些?

7. 腹腔镜检查与治疗的并发症有哪些?

第二十七章

妇产科常用手术

学习要点

1. 掌握 会阴切开缝合术、胎头吸引术、产钳术、前庭大腺囊(脓)肿造口术操作要点。

2. 熟悉 会阴切开缝合术、胎头吸引术、产钳术、前庭大腺囊(脓)肿造口术的适应证、禁忌证。

3. 熟悉 会阴切开缝合术、胎头吸引术、产钳术、前庭大腺囊(脓)肿造口术的术前准备及术后处理。

4. 具备独立完成会阴切开缝合术、胎头吸引术、产钳术、前庭大腺囊(脓)肿造口术的能力。

5. 能与产妇(或患者)进行良好的沟通及康复指导。

第一节 会阴切开缝合术

会阴切开缝合术是在胎儿经阴道分娩时,为减少会阴阻力,避免会阴严重裂伤而施行的一种手术。方式有会阴侧斜切及正中切开两种(图 27-1)。

【适应证】

1. 阴道助产术,如产钳术、胎头吸引术、臀位牵引术时。

2. 子宫收缩乏力,第二产程延长者,胎儿宫内窘迫、妊娠高血压疾病、妊娠合并心脏病等为缩短第二产程。

3. 防止会阴严重裂伤,如会阴过紧、会阴体过长、会阴坚韧、胎儿过大。

4. 预防早产儿颅内出血。

【麻醉】 阴部神经阻滞及局部浸润麻醉。通常选用

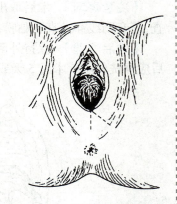

图 27-1 会阴切开两种术式

左侧斜切开。在切开术前,阻滞左侧阴部神经,术者左手指在阴道内触及左坐骨棘作引导,右手持带长针头(10cm)的注射器(20 号),内有 0.5% 普鲁卡因 30ml。先在肛门与坐骨结节中间偏坐骨结节处注射一小皮丘,再向坐骨棘内下方刺入,回抽无血后,注射 10ml,然后边退针边注药 5~10ml,将针退至皮下,沿切口作扇形局部浸润麻醉(图 27-2)。做会阴切开术时,只阻滞切开侧阴部神经即可;若行臀位牵引术、产钳术等助

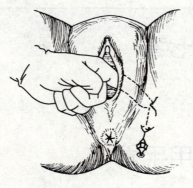
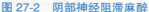

图 27-2　阴部神经阻滞麻醉

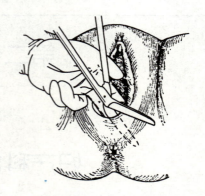

图 27-3　会阴侧斜切开

娩手术,应行双侧阻滞,以使会阴组织松弛。

【切开】　术者左手示指和中指伸入胎先露和阴道侧后壁之间,保护胎儿并指示切口位置,右手持会阴切开剪刀自会阴后联合处斜向左下方与正中线成 45° 角(会阴高度膨隆时,应采用 60°~70° 角),剪刀刃应紧贴阴道黏膜,且与皮肤垂直,于宫缩会阴绷紧时,一次全层剪开(注意皮肤与黏膜切口长度一致),切口长约 4~5cm(图 27-3)。渗血用纱布压迫止血,小动脉出血时应予结扎。

【缝合】　胎儿及胎盘娩出后,检查产道其他部位有无裂伤,阴道内暂填一带尾纱布卷,以防宫腔血液外流影响视野,依解剖层次逐层缝合。以左手示、中指撑开阴道壁,暴露阴道黏膜切口,用中号圆弯针,用 1-0 号可吸收线或 1-0 铬制肠线从切口顶端稍上方开始间断或连续缝合切缘黏膜和黏膜下组织,直至处女膜环处(图 27-4)。以同样针线间断缝合肌层,对称缝合恢复原解剖关系,注意要对合整齐,勿留死腔(图27-5),再以同样针线间断缝合皮下脂肪(图 27-6),最后用中号弯角针,1-0 丝线间断缝合皮肤(图 27-7),如实记录缝合皮肤针数。

【注意事项】　术后取出阴道内纱布卷,常规做阴道检查,了解有无空洞。肛门检查,若有肠线穿过直肠黏膜,应立即拆除,重新缝合。

【术后处理】　保持外阴清洁干燥,用消毒液棉球擦洗外阴 2 或 3 次 /d,尤其排便后应擦洗外阴。术后 5 天或 6 天拆线。

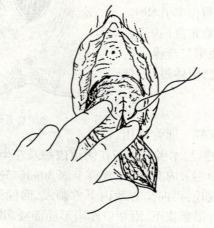

图 27-4　间断缝合阴道黏膜

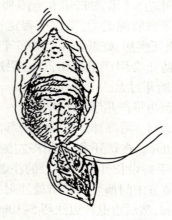

图 27-5　间断缝合肌层

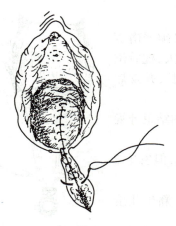

图 27-6　缝合皮下脂肪

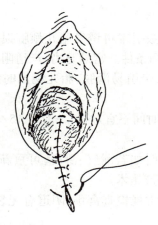

图 27-7　间断缝合皮肤

第二节　胎头吸引术

胎头吸引术是用胎头吸引器(图 27-8)置于胎头上,形成一定负压后,进行牵引或旋转,协助胎儿娩出的手术。

【适应证】

1. 宫缩乏力,第二产程延长者。

2. 母婴合并症需缩短第二产程,如妊娠高血压疾病、妊娠合并心脏病、瘢痕子宫不宜过度用力者,胎儿宫内窘迫。

【术前准备】

术前必须作详细的阴道检查。胎头吸引术只适用于头先露、活胎、宫口开全、胎膜已破、头盆相称的病例,双顶径在坐骨棘水平以下。

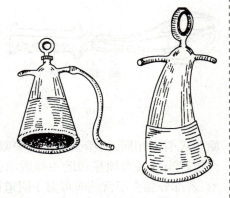

图 27-8　胎头吸引器

【手术步骤】

1. 放置吸引器　应先检查胎头吸引器,确保无损坏,无漏气。以左手分开阴唇和阴道后壁,右手持吸引器,先将其下缘沿阴道后壁放入,再将吸引器紧贴胎头,全部滑入,要用一手中指、示指沿吸引器边缘扪胎头是否与开口端紧密连接,注意避开胎头的囟门和骨缝,仔细检查吸引器与胎头之间是否夹有宫颈组织或阴道壁,同时调整吸引器使其弯度向上,牵引横柄与胎头矢状缝一致。

2. 抽气形成负压　用 50~100ml 注射器慢慢抽出空气(负压应控制在 500mmHg 以下,一般以 400mmHg 为宜),使胎头在由小至大的负压下,逐渐形成产瘤,以减少胎头血肿的形成。抽吸后,用止血钳夹住橡皮管,稍等待 2 分钟(图 27-9)。

3. 牵引　宫缩时,嘱产妇向下屏气,术者手持牵引柄沿骨盆轴方向,按分娩机制进行牵引。先向下向外牵引,当胎头枕部达耻骨联合下缘时,术者上提吸引器,使胎头仰伸娩出。注意用力均匀,不要过猛,配合宫缩及腹压,宫缩间歇时暂停牵引,当胎头娩出后,即可解除负压,取下吸引器,继之娩出胎体。

【注意事项】

1. 胎头吸引术可诱发胎儿颅脑损伤,必须严格掌握其适应证和条件。宫缩乏力,产道阻力较大,枕后位及巨大儿时,牵引易滑脱,胎儿娩出时间较长,并发症较多。

2. 牵引时间不宜过长,一般以 15 分钟内结束分娩为宜。

3. 牵引时如若漏气、滑脱,可重新放置,但发生 2 次者,应改用产钳术。

4. 术后常规检查宫颈、阴道有无裂伤。新生儿按高危儿护理。

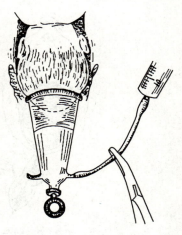

图 27-9　抽吸负压形成产瘤

第三节　产　钳　术

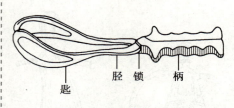

图 27-10　产钳的构造

匙　　胫　锁　柄

产钳术是应用产钳牵引胎头助娩胎儿的手术。产钳术是解决难产的重要手段。产钳的种类有数种,目前常用的一种为短弯型,分为左下叶和右上叶,每叶长 20~25cm,分匙部、胫部、锁部及柄部,为适应产道的弯曲和胎头的弧度,产钳有 2 个弯曲,骨盆弯和胎头弯(图 27-10)。产钳的作用,一是牵引,二是旋转。其适应证与胎头吸引术相同,但胎头吸引术失败时,可改用产钳术,臀位后出胎头困难时也可用产钳。当胎头双顶径和胎头骨质部分已达到坐骨棘水平以下时,可以采用低位产钳术,若部分胎头于宫缩时可露于阴道口施行的产钳术称为出口产钳术。

【术前准备】　产妇取膀胱截石位,消毒、铺巾、导尿、阴道检查,施术条件同胎头吸引术。

【手术步骤】

1. 放置产钳　放置钳叶前,术者应先鉴定左右钳叶。右手 4 指伸入胎头与阴道左侧壁之间触膜胎耳,左手以执笔式握住产钳柄左叶,使钳叶垂直,弯度朝前,由阴道口左后方插入,沿右手掌与胎头之间,慢慢滑入,同时将钳柄下移至水平位,钳匙置放于胎耳前方,由助手固定产钳左叶位置;然后术者再以右手持钳柄,左手 4 指置于胎头与阴道右后壁之间,以同法放置产钳右叶(图 27-11)。

2. 合拢钳锁　原则是第二叶依循第一叶,切忌强行扣合,避免夹住宫颈、脐带和胎儿组织(图 27-12)。

3. 检查产钳放置状况　检查产钳是否放置于胎儿面颊部位,深浅程度,有无偏斜,以及产钳及胎头之间有无软组织夹入。

4. 牵拉　术者双手握住钳柄向外、向下试行牵拉,使胎头俯屈,胎头拨露时取水平位牵拉(图 27-13),当枕部达耻骨联合下缘时,钳柄上提,使胎头仰伸,逐渐出头(图 27-14),当胎头额部娩出后,即可取下产钳,先松开锁部,取下产钳右叶,再取出左叶,

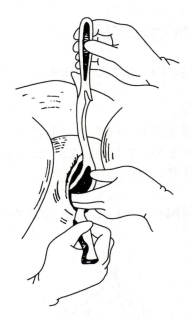

图 27-11　置右叶产钳

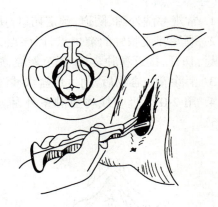

图 27-12　产钳扣合

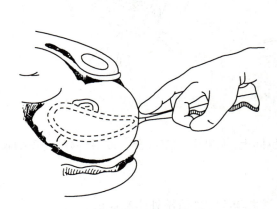

图 27-13　试行牵引

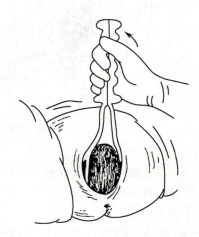

图 27-14　渐向前上方牵引

按分娩机制逐步娩出胎体。

【注意事项】

1. 胎位一定要检查清楚后再上产钳,以防发生并发症,如软产道损伤、眼球压伤、头面部软组织损伤、胎儿颅内出血。

2. 牵引不可过快、过猛、左右摇晃,用力要均匀,忌全身用力,宫缩时徐徐牵拉,间歇时停止牵引,并将两钳柄部稍分开,以减少钳匙对胎头的挤压,同时要听胎心。

3. 牵引方向应循产轴牵引,胎头通过会阴要慢、稳,以防损伤阴道软组织,牵引困难时一定要及时查明原因。

4. 术后处理同胎头吸引术。

第四节　前庭大腺囊(脓)肿造口术

前庭大腺囊(脓)肿治疗方法有多种,现多行造口术,方法简单,出血少,恢复快,并能保持腺体的功能。

【手术步骤】

1. 常规冲洗外阴、阴道,预定切口,切开前再重新消毒切口部位,局部麻醉。

2. 取囊肿或脓肿的突出点,以该点为中心,在囊肿皮肤与黏膜交界处,略偏黏膜侧,纵行切开,接近囊肿全长,深至囊腔,放出囊液(图 27-15)。

3. 消除囊内容物后,用生理盐水冲洗囊腔。

4. 用 2-0 可吸收线将囊肿壁外翻缝合,与周围皮肤行间断缝合,形成囊口(图 27-16)。

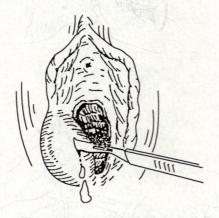 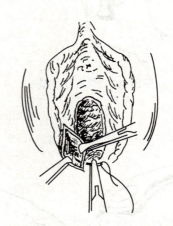

图 27-15　在皮肤黏膜交界处切口　　　　图 27-16　外翻缝合囊肿壁

5. 二氧化碳激光造口术　切口部位同上,无出血不需缝合。效果良好,既无瘢痕形成,又可保留腺体功能。

【术后处理】

1. 保持局部清洁,每日用无刺激性消炎药物棉球清洗外阴和局部。

2. 术后 4 天,用 1∶5000 高锰酸钾液坐浴,每天 2 次。

3. 一个月内禁止性生活。

(赵　萍)

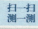

扫一扫
测一测

复习思考题

1. 简述会阴切开缝合术的注意事项及术后处理。

2. 简述胎头吸引术的适应证、注意事项。

3. 简述产钳术的适应证、注意事项。

主要参考书目

1. 谢幸,苟文丽.妇产科学[M].第8版.北京:人民卫生出版社,2013.

2. 丰有吉,沈铿.妇产科学[M].第2版.北京:人民卫生出版社,2011.

3. 陈灏珠,林果为,王吉耀.实用内科学[M].第14版.北京:人民卫生出版社,2013.

4. 庄广伦.现代辅助生殖技术[M].北京:人民卫生出版社,2005.

5. 张惜阴.实用妇产科[M].第2版.北京:人民卫生出版社,2004.

6. 王泽华.实用妇产科[M].第5版.北京:人民卫生出版社,2004.

7. 糜若然.实用妇产科手术技巧[M].天津:天津科学技术出版社,2001.

8. 黄会霞,冯玲.妇产科学[M].第1版.北京:人民卫生出版社,2016.

复习思考题答案要点和模拟试卷

《西医妇产科学》教学大纲

57检